무엇이 좋은 의사를 만드는가

의(醫)의 실무에서 덕에 대하여

The Virtues in Medical Pratice
by Edmund D. Pellegrino & David C. Thomasma

무엇이 좋은 의사를 만드는가
— 의(醫)의 실무에서 덕에 대하여 —

교 회 인 가 • 2024년 2월 29일
제1판 제1쇄 • 2024년 6월 7일
제1판 제2쇄 • 2024년 8월 20일

지은이 • 에드먼드 펠리그리노 · 데이비드 토마스마
옮긴이 • 김수정 · 김정아
펴낸이 • 원종철
펴낸곳 • 가톨릭대학교출판부
등 록 • 1989년 1월 13일(제300-1989-1호)
주 소 • 03083 서울시 종로구 창경궁로 296-12
전 화 • 02-740-9718
전 송 • 02-745-9793
전자우편 • cukpress@catholic.ac.kr
홈페이지 • http://press.catholic.ac.kr
인쇄제작 • 재영아트

ISBN 978-89-7108-374-1 93510

값 25,000원

무엇이 좋은 의사를 만드는가

의(醫)의 실무에서 덕에 대하여

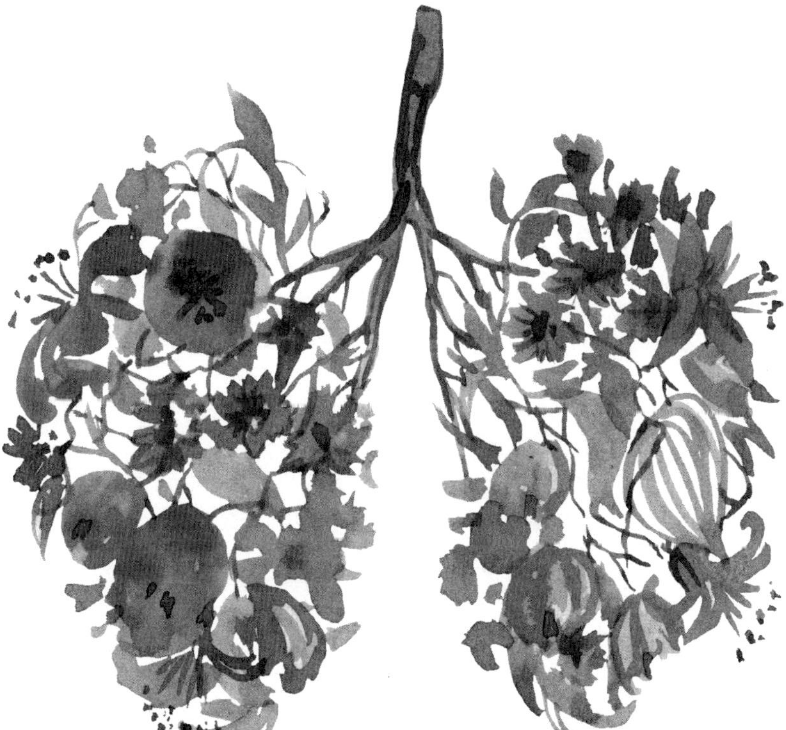

에드먼드 펠리그리노 · 데이비드 토마스마 지음
김수정 · 김정아 옮김

가톨릭대학교출판부

추 천 사

1910년 카네기 재단의 후원을 받아 작성된 의학교육에 대한 「플렉스너 보고서」(Flexner Report)가 발표된 이후에 의학은 보다 체계적인 과학화의 길을 걸어 왔다. 덕분에 의학은 질병 치료에 획기적인 전기를 마련하였고, 의사 역시 의과학자로서의 명성과 지위를 획득하게 되었다. 이러한 과학과 밀착된 의학의 발전은 질병 극복이라는 희망적이고 긍정적인 열매를 맺었지만, 다른 한편으로 환자들을 소외시키는 결과도 야기했다. '환자 중심'보다는 '질병 중심'의 현대 생의학 의료 모델에서 환자는 질병으로 인해 고통받는 인격적 존재로 포용되기보다는 질병을 가진 하나의 개체로 전락하기 쉽다. 환자로서 병원 체험을 했던 의사 에이미 프리드만은 오늘날 의료 현장에 대해 이렇게 고백하였다. "나는 한 명의 인간이 아니라 빠르게 움직이는 보건 의료 공장의 컨베이어 벨트 위에 놓여 있는 제품처럼 느껴졌다." 그는 "공장 컨베이어 벨트" "제품"이라는 용어를 통해 오늘날 환자가 느끼는 의료 현실을 상징적으로 대변하였다.

이 책의 공저자이며 '현대 의료윤리학의 아버지' '현대 의철학의 선구자'로 국제적으로 명성을 떨친 에드먼드 펠리그리노는 현대 의학이 의학 스스로의 본질이나 가치를 상실하였음에 주목하였다. 또한 의학의 본모습을 회복시키기 위해 의철학에 심혈을 기울였다. 그는 다음과 같이 의학을 함축적으로 정의하였다. "의학은 가장 과학적인 인문학이고, 가장 경험적인 예술이며, 가장 인문적인 과학이다"(Medicine is the most humane of sciences, the most empiric of arts, and the most scientific of humanities). 의학에 대한 그의 정의(定義)는 가장 인본주의적인 과학으로서 의학의 핵심 본질을 꿰뚫고 있다. 이러한 의학의 정의에 기반하여 의학에서 인본주의 역할, 의학에서의 덕 윤리의 위상에 이르기까지 의철학의 선구자로서 그의 활발한 연구 덕분에 우리는 현대 의료 문제를 근원적으로 조망하는 데 큰 도움을 얻고 있다.

이 책은 부제에서 알 수 있듯이 좋은 의사로 살아가는 데 성품이나 유덕함, 즉 덕 윤리가 의료에서 왜 중요하고 필요한지를 서술하고 있다. 의사는 의학 지식과 의술을 기본적으로 갖추어야 할 뿐 아니라, 그가 의료를 잘 수행하기 위해서는 원칙과 규칙을 준수하는 것 이상의 유덕함을 지닌 성품을 갖추어야 한다. 요컨대, 의사에게는 안정된 도덕적 성품과 더불어 환자에게 신뢰를 줄 수 있는 덕목을 갖추는 것이 필요하다. 이 책은 연민, 실천적 지혜, 정의, 용기, 절제, 통합성, 자기 이익의 소거 등 환자에게 신뢰를 주는 덕목들을 열거하고 있다. 그리고 이러한 덕이 '의료적인 선(善)'에 도달하는데 어떻게 작용하는지 분석하고 있다. 또한 유덕함은 의사 개인만이 아닌 의사 단체에도 해당함을 언급한다. 의료 전문직 단체 안에서 내부 도덕성이 굳건하게 형성될 때만이 개인은 의료 지식에 대한 책임 있는 자율권을 행사할 수 있으며, 사회에 보탬이 되는 보건 의료 정책을 입안하고, 의료 시스템을 개선하는 데 끊임없이 노력하게 될 것이다.

오늘날 의료에서 덕을 언급하는 것이 낡은 것으로 치부될 수 있다. 하지만 덕을 아리스토텔레스가 정의한 "목적이나 목표에 잘 도달하게 하는 성품이나 태도"라는 관점에서 이해한다면, 그것은 의료적인 선에 도달하는 데 반드시 함양해야 할 요소가 될 것이다. 오늘날 의료 기관이 대형화되고 상업화와 무한 경쟁 사회로 내몰리는 상황 속에서 환자는 고객으로 미화되고 의료는 상품으로 전락하는 위험에 처해 있다. 의사 역시 사업가, 과학자, 노동자, 기업의 대표 등 다양한 역할로의 전이가 일어나 정체성의 혼란을 겪고 있다. 의료인은 치유자로서 자신의 소명에 비추어 무엇을 행하고 행하지 않을 것인지 지속적으로 묻고 성찰하며 살아가야 하는 존재이다. 이러한 혼돈의 시대에 의료의 본질과 목적에 비추어 의사의 역할, 환자와 의사의 관계, 훌륭한 의료인의 삶 등에 대해 논하고 있는 이 책의 일독을 권한다.

가톨릭대학교 의과대학
인문사회의학과 교수
김평만 신부

감사의 글

이 책을 펴내는 데 도움을 준 마르티 패첼과 도리스 토마스마에게 감사한다. 또 참고 문헌을 찾아 주고 본론을 확인하고 육필 원고를 컴퓨터로 옮겨 적는 데 도움을 준 데이비드 밀러에게도 감사한다. 끝없는 초고와 수정 원고 작업 등 우리의 지난한 집필 과정에서 이분들 각각은 항상 유머를 잃지 않으면서 인내에 인내를 거듭하면서도 세심하게 우리를 지원해 주었다. 이분들의 도움은 우리에게 엄청 귀중했다. 이들 모두에게 아주 감사할 따름이다. 또 원고 탈고에 세심하게 일일이 도움을 준 조셉 다니엘 캐시디 도미니코회 신부님에게도 감사를 표하고 싶다.

지은이 E.D. 펠리그리노는 1988년 9월 이탈리아 벨라지오에 있는 빌라 세르벨로니에서 거주 학자로 있을 수 있도록 일정 기간 지원해 준 록펠러 파운데이션에 감사를 표현하고 싶다. 그 이상으로 학자적 노력에 최적인 지원이나 환경을 상상할 수 없을 정도이다.

지은이 D.C. 토마스마는 1991년 7월부터 12월까지 연구년을 제공해 준 시카고 로욜라 대학의 지원에 감사한다. 이렇게 해서 이 책의 상당 부분을 차지한 완전한 초고를 쓸 수 있었다.

차 례

서 문

아주 최근까지도, 윤리 일반과 특히 생명 의료윤리는 대체로 원칙 기반이었다. 덕 기반의 윤리는 거의 관심을 받지 못했다. 그러나 윤리 역사의 대부분은 좋은 삶을 사는 것과 좋은 사람이 되는 것, 즉 우리가 덕이라고 부르는 어떤 바람직한 품성을 습득하는 것을 강조했다. 실제로 그리스와 인도와 중국 고대의 의료윤리 강령들은 모두 덕 기반이었다. 고대 의료윤리의 지시 사항과 금지 사항은 의사의 품성이야말로 환자의 안녕을 궁극적으로 보장하며, 전문직업적(professional) 기준과 실무의 기본이 된다고 기대하였다. 미국 의사협회(American Medical Association)의 첫 번째 윤리 강령에 지대한 영향을 미친 토머스 퍼서벌(Thomas Percival)과 그의 18세기 동료들인 제임스 그레고리(James Gregory)와 존 그레고리(John Gregory)의 윤리학도 마찬가지라고 할 수 있다.[1)]

엘리자베스 앤스콤(Elizabeth Anscombe)과 알래스데어 매킨타이

1) Edmund D. Pellegrino, "Foreword: Thomas Percival, The Ethics Beneath the Etiquette", *Medical Ethics, or a Code of Institutions and Precepts Adapted to the Professional Conduct of Physicians and Surgeons*, Thomas Percival, MD(reprinted from the 1805 version), Birmingham, AL: Classics of Medicine Library, 1985, pp.1~65.

어(Alasdair MacIntyre), 그리고 이후 이들을 추종해 온 여타의 현대 윤리학자들은 최근에 덕 윤리를 재검토하고, 철학에서 이런 전통의 풍부함을 재발견하고 이를 재정립했다.[2)3)] 그 결과 덕, 덕목, 그리고 유덕한 사람에 대한 참된 부흥이 일어났다. 생명 의료윤리학자들의 저술에서도 이와 유사한 덕의 쇄신은 이제 막 시작되었다.[4)] 이것은 윤리 일반에서의 노고만큼이나 중요한 것이 될 전망이다.

일부, 덕 윤리에 대한 이러한 관심은 대단히 성공적이었던 원칙 기반의 윤리를 풍부하게 하고자 하는 바람에서 비롯되었다. 그러나 최근 원칙 기반의 윤리는 윤리에 대한 도식화된 접근 때문에 비판을 받고 있다. 이러한 유형의 윤리는 자율성과 선행과 정의와 같은 일반 원칙들을 개별 사안에도 기본 원칙으로 삼아 적용하기 때문에, 도덕적으로 곤경에 처하게 하거나 행위자의 품성 문제로 비화하는 등 실제 삶에서 일어날 수 있는 상황을 충분히 고려하지 못했다. 원칙 기반의 윤리가 완전하지는 않지만, 그런데도 많은 것을 제공해 줄 수 있는데, 그중 가장 중요한 것은 일시적이지 않고 더 보편화가 가능한 관점을 지향한다는 점이다. 개인, 기관, 그리고 사회는 자신들의 행동을 평가할 수 있는 기준과 지침이 필수적이다. 특히 도덕적 삶에 대한 더 완전한 그림을 그리기 위해서는 이런 기준과 지침이 반드시 덕 기반의 윤리

---

2) G.E.M. Anscombe, *Ethics, Religion, and the Politics*, New York: Thomas Nelson, 1961; and *From Parmenides to Wittgenstein*, Minneapolis: University of Minnesota Press, 1981.

3) Alasdair MacIntyre, *After Virtue*, 2d ed, Notre Dame, IN: Notre Dame University Press, 1984.

4) James Drane, *Becoming a Good Doctor: The Places of Virtue and Character in Medical Ethics*, Kansas City, MO: Sheed and Ward, 1988.

와 연결되어야만 한다.

다행히, 오늘날 윤리 담론에서 덕 윤리에 대한 새로운 개방적 접근이 있다. 이 개방성은 한편으로는 원칙 기반 윤리의 성공에서, 다른 한편으로는 이 같은 윤리의 미흡함에서 생겨났다. 또한 이는 부분적으로 윤리학자들이 임상 환경에서 경험하는 바가 많아졌기 때문이기도 하다. 임상 환경에서 볼 때, 원칙이 선택되고, 해석되고, 원칙 간에 우선순위가 매겨지고, 적용되는 방식이 개별 임상 참여자들의 품성에 달려 있다는 것은 명백하다.

덕 윤리를 원칙으로 정립된 윤리 이론들과 연계시키고자 하는 노력은 인정할 만하지만, 지금까지는 그리 성공적이지 못했다. 비첨(Beauchamp)과 칠드레스(Childress)가 진지하게 시도했지만, 종국에는 대체적으로 원칙들에 집중했다.[5] 그들은 의료 문제와 관련한 도덕적 숙고에서 덕 이론이 특별한 위치를 차지하고 있다는 것을 지적하긴 했지만, 덕 이론이 의무 기반 윤리를 대체할 수는 없다고 주장했다.

> 마치 덕 기반 이론이 의무 기반 이론보다 더 중요하다거나 이를 대체할 수 있는 것처럼, 윤리 이론에서 덕목이 차지하는 특별한 역할은 덕목이 윤리 이론에서 첫째가는 역할을 한다는 증거로 해석되어서는 안 된다. 이 두 종류의 이론들은 다른 강조점을 가지지만 양립 가능하며 서로 모자란 부분을 보충해 준다.[6]

제임스 드레인(James Drane)과 윌리엄 엘로스(William Ellos)가 의

5) Tom Beauchamp / James Childress, *Principles of Biomedical Ethics*, 3d ed., New York: Oxford University Press, 1989, pp.374~399.
6) *Ibid.*, p.379.

료윤리에서 덕목이 차지하는 위치에 대해서 이보다 더 강한 주장을 했는데, 이는 다음에 살펴볼 것이다.[7)]

우리의 접근법은 한 가지 중요한 면에서 앞서 언급한 접근들과 다르다. 앞서 언급한 여타의 시도들은 덕 이론을 원칙 기반 이론과 연계시켰지만, 분별이라는 덕, 즉 토마스 아퀴나스(Thomas Aquinas)가 명명한 대로[8)] 행위에 있어 올바른 이성을 정립하는 것(*recta ratio agibilium*)을 통해서 그렇게 한 것은 아니다. 더 중요한 것은, 이런 이론들이 분별 및 여타의 덕목들과 의(醫)의 본성 및 전문직업적 헌신(professional dedication)과의 본질적인 관련성을 간과한다는 점이다. 따라서 의료윤리에 있어서 덕 이론과 원칙 기반 이론은 의(醫)의 본성 그 자체, 다시 말해 의(醫)의 철학과 밀접하게 연결되어야만 한다. 현시대에 맞는 의(醫) 철학을 구성하고자 했던 우리의 이전 노력은 우리를 이러한 결론으로 이끌었고 지금 이 책을 쓰도록 촉구했다.[9)]

---

7) 제4장을 참조하라: William Ellos, *Ethical Practice in Clinical Medicine*, London: Routledge, 1990.

8) 아퀴나스에게 있어서 어떤 행위가 행위 주체로서 의지에 의해 통제될 수 있다면 그 행위는 도덕적이다. 어떤 행위가 도덕적이 되기 위해서는 진리에 의해 명령된 것으로서 자유의 가능성이 존재해야 한다. 말하자면, 이성이 명령하는 것은 어떤 행위를 선한 도덕적 목적으로 지시하는 데 필수적이다(*Summa Theologiae*, 1a 2ae, Q. 1-5). 아퀴나스에게 있어서 목적은 도덕적 행위의 종(種)을 결정한다. 이것은 목적이(때로는 의도가, 때로는 행위의 물리적 목적이, 때로는 행위자의 목표가, 때로는 앞의 모든 것이) 도덕적 행위의 본성 그 자체를 정립한다는 뜻이다. 하지만 목적이 필연적으로 행위의 올바름을 정립하는 것은 아닌데, 왜냐하면 행위의 올바름은 다른 요소들을(행위의 객관적인 악, 상황을 참작하는 것 등) 통한 분석에도 종속하기 때문이다. Brain Thomas Mullady, O.P., *The Meaning of the Term "Moral" in St. Thomas Aquinas*, Vatican City: Libreria Editrice Vaticana, 1986.

9) Edmund D. Pellegrino / David C. Thomasma, *A Philosophical Basis of Medical Practice*, New York: Oxford University Press, 1981; *For the Patient's Good: The Restoration of Beneficence in Health Care*, New York: Oxford University Press, 1988.

이 책은 덕 이론을 생명 의료윤리, 특히 의료 전문직 윤리에 적용하고자 시도한다. 이 책에서 우리는 자연적인 덕목에 대하여 탐구한다. 다시 말해, 덕 기반 윤리의 철학적인 근거, 고대와 중세 전통 안에서의 역사적 토대, 그리고 오늘날 의료 실무에서 이러한 이론의 적용을 다룬다. 여기에서 우리의 접근은 아리스토텔레스(Aristoteles)와 토마스 아퀴나스(Thomas Aquinas)적 의미에서 목적론적인 것으로, 실무로서 의(醫)의 덕목들을 의(醫)의 목적과 연결시키는 것이다.

의(醫) 철학은 이러한 덕 이론에 필수적이다. 왜냐하면 의(醫) 철학은 목적을 규정하기 때문인데, 목적이야말로 덕목이 지향하는 것이며, 덕목의 정당성을 부여해 주기 때문이다. 정녕, 우리가 검토하고 의(醫)에 적용하는 덕목을 선택하는 것은 의(醫) 철학이라는 맥락 속에서 이루어진다. 의료 전문직(health profession)의 도덕적 본질은 아픔과 질병에 대한 반응이 만들어 내는 치유자와 환자의 특별한 관계에 있다고 우리는 주장해 왔다.

이런 이유 때문에, 이 책에서 우리가 관심 두고 있는 덕목은 (치유와 돌봄 및 치료를 포함하는) 돌봄의 관계로부터 나오는 덕목들과 믿음과 치유, 신뢰, 희망, 연민, 용기, 충실함 등과 같이 타인을 돌보겠다는 신념에 함축된 공적인 신뢰로부터 나오는 덕목들이다. 물론 이외에도 다른 많은 덕목이 있다. 우리의 고찰이 모든 것을 다 고려하는 것은 아니다. 오히려 선택된 것은 의사와 환자의 관계에 대한, 우리의 의(醫) 철학의 초점으로부터 나온 것이다. 우리는 원래 해당 덕목 논의와 함께 다루었을 특정 이론을 반드시 수용하지는 않으면서, 결과적으로는 응용 윤리와 윤리 이론의 관계를 병렬로 배치시킨다. 그런데도 우리는 또한 그 덕목들의 개념과 실천에 깔려 있는 이론적인 쟁점들에도 관심이 있다. 간혹 적당한 시점에 우리는 이러한 문제들도 간략하게 다룰 것이다. 2장에서는 의(醫)에서 덕목들이 도덕적인 원칙과 의무와 가지는 관계라는 골치 아픈 문제를 놓고 씨름한다. 13장에서는 현재의 논의가 분석 방식에 어떤 영향을 미치는지를 확인하기 위해 의(醫)에 덕 윤리를 적용한다. 그리고 14장에서 우리는 의료적 덕이 과연 가르쳐질 수 있는 것인가 하는 문제에 집중한다.

우리는 좋은 의사가 되는 데 수반되는 일련의 덕목들을 설명하고자 한다. 따라서 의(醫)라는 기획 자체가 그러하듯, 우리는 이론과 실천의 중간에 자리 잡고 있다. 덕목을 구체화하는 데에 있어서, 우리는 많은 부분 실재론자인 토마스 아퀴나스의 입장을 취할 것이다. 그러면서도 의(醫) 철학에 관한 우리의 앞선 두 책에서 그러했듯이[10] 다른 사상가들의 통찰을 선택적으로 이용할 것이다. 다양한 철학자들과 도덕 신학자들의 혜안에 기댄 이러한 접근은 의료 실무의 다양한 모습이 더 잘 드러나게 해 줄 것이다.

이러한 이유로, 이 책은 덕 윤리에 관한 관심의 부활, 구체적으로는 덕 윤리가 의료윤리에 적용된 경우를 다룬다. 이는 다음의 논제들을 제기하는데, ① 의료윤리에 있어서 덕은 불가피한 요소이다. ② 덕 윤리는 분석적인, 소위 곤경의 윤리학(quandary ethics)의 기여를 고려하도록 재정립되어야 한다. ③ 좋은 의사를 특징짓는 덕목은 일반적 덕 윤리와 특수한 덕 윤리가 융합되어 나온 것이다. ④ 다른 전문직 역할이나 사회적인 역할에서도 그러하듯이, 의(醫)의 덕목은 인간 행위로서의 의(醫)의 본성에서 나

10) 옮긴이 주: 주석 9번을 참조하라.

온다. ⑤ 의(醫)의 목적으로부터 의사의 덕목을 도출하는 것은 덕 윤리를 '단독적'으로 다룰 때 발생하는 몇몇 어려움에서 벗어나게 해 준다. ⑥ 원칙 기반, 의무 기반, 덕 기반 윤리 간의 어떠한 연결이 그려져야 한다. ⑦ 도덕철학과 도덕 심리학 사이의 관계, 즉 선(善)에 대한 인식과 선(善)을 행하려는 동기 사이의 관계를 제시해야 한다.

이것은 의료윤리를 훨씬 뛰어넘는 의미를 지닌 철학적으로 야심 찬 기획이다. 그러나 우리의 초점은 의료윤리, 치유 관계, 그 관계의 현상학, 그리고 의(醫)라는 특정 활동의 본성으로부터 좋은 의사의 품성을 도출하는 현상학에 머무를 것이다. 의(醫) 밖에 있는 질문들의 함의는 대부분 독자의 해석으로 남겨 둘 것이다. 덕과 품성의 윤리, 그리고 그것들이 현재 의료윤리를 지배하고 있는 다른 이론과의 관계를 탐구하는 데에 의(醫)가 전형적인 예를 제공한다고 말하는 것으로 충분하다.

모든 논증이 정리된 후에야 비로소, 우리는 인간의 본성이 있다는 것, 그리고 신체적·사회적으로 성장해 가면서도 이러한 본성이 시간과 공간을 충분히 초월하며 그리하여 본성에 관한 명제가 성립될 수 있다는 생각을 받아들이게 된다. 이러한 명제 중에 어떤 것들은 의(醫) 자체에 체현되어 있고, 또 다른 어떤 것들은 윤리학에서 수백 년 동안 다루어져 왔다. 매킨타이어처럼 겉보기에 양립 불가능한 도덕 담론의 영역과 전통이 있다는 점을 우리가 수용한다 해도, 인간 존재와 인간 활동 사이에는 충분한 연결고리가 있고, 각각의 전통 속에 살아가는 사람들은 다른 도덕 탐구 체계 속의 통찰과 가정, 논리, 그리고 적용 가능성에 대하여 논할 수 있다. 윤리신학이 의료윤리와 도덕 탐구의 논의 모두에 기여한 바를 인정하면서도, 이 연구는 성경, 종교 전통이나 그리스도교적 권위에 의존하지 않고, 철학적인 논증에만 한정한다.

이 책은 덕 이론에 관심 있는 의사들과 철학자들, 전문직 윤리의 위상에 관심 있는 교양 있는 대중을 위해 저술되었다. 간호 전문직들과 다른 의료 전문직들은 우리가 논의한 바의 많은 부분이 유추를 통해 적용 가능하다는 것을 알게 될 것이다. 그들의 전문 분야에는 우리가 탐구하지 않은 특수한 윤리적 문제가 저마다 분명히 있다. 우리는 그 전문직과 그들과 함께 일하는 윤리학자에 의해서 문제가 더 적절하게 연구될 수 있다고 생각한다. 아울러 의료 실무에 있어서 덕목에 관한 우리의 탐구가 간호, 사회복지, 그리고 다른 의료 전문직에 관한 비슷한 연구들을 자극할 수 있기를 바란다.

이 서문에서 우리는 향후 의료윤리의 초점을 의사와 환자의 인간성(personhood)에, 좋은 인간이 되려고 하던 고대의 추구에 다시 맞출 것을 촉구한다. 어떤 윤리 이론을 옹호하든, 즉 원칙(principle)이나 의무 기반(duty-based)이든, 결의론(casuistical)이든, 정감주의(emotivist)든, 상황 윤리(situational)든 혹은 직관주의자(intuitionist) 윤리든, 도덕 행위의 실행에 있어서 도덕 행위자는 변함없는 요소다. 덕, 덕목, 그리고 유덕한 사람은 피할 수 없는 개념이다. 이 책을 통해서 이 점이 더욱 명확해지기를 바란다.

제1부

이론

THEORY

제 1 장

덕 이론

의(醫)는 도덕적 공동체다. 이는 의가 본질적으로 도덕적 기획이며, 그 구성원들이 공통의 도덕적 목표를 공유하기 때문이다. 따라서 이들 구성원은 어떤 공유된 도덕성의 원천, 즉 의(醫)의 목적과 목표 및 지향점과 일치하는 도덕적 삶을 규정할 어떤 기본 규칙, 원칙, 품성적 특질에 의해 인도되어야 한다. 수 세기 동안, 이런 원천은 의사의 품성이었으며, 덕 윤리는 당대의 도덕철학과 조화를 이루며 전문직 윤리의 개념적 기반이 되었다. 현대에 와서 덕은, 원칙 및 규칙 기반 윤리에 의해 대체되었는데, 그 이유에 대해서는 추후 간략히 살펴보게 될 것이다.

이 장에서는 덕의 개념, 중세 이후와 현대에서 덕 개념의 변천 과정, 그리고 가장 최근의 윤리 일반과 의료윤리에서 덕의 재출현을 검토할 것이다. 다음 장에서는 덕 기반 이론을 원칙 및 의무 기반 이론과 연계할 것이다. 제1장과 제2장은 이 책의 서론에 해당한다. 이 책에서는 의(醫)에서 가장 고유한 덕목을 정의하고, 좋은 의사가 보여야 하는 품성적 특질을 설명하고, 덕이 의료 실무를 구체화하는 방법을 규정할 것이다.

덕의 개념

덕 개념의 역사는 편의상 네 시기로 나눌 수 있다. ① 고전-중세 시기인데, 이 당시 덕은 모든 도덕철학의 중심이었다. ② 중세 이후와 근대 시기로, 이때 덕은 여전히 중시되었지만 새롭게 체계를 세운 도덕철학의 출현으로 인해 재형성되었다. ③ 실증주의적-분석적 시기인데, 이때 덕 윤리는 전통적인 규범 윤리 대부분과 함께 쇠퇴했다. ④ 최근 시기에 들어서서 덕은 도덕의 기초로서 부흥하였다. 각 시기마다 덕의 개념은 당시 지배적인 도덕철학에 의해 형성되었다. 이런 철학의 흔적들은 현대적으로 재정비된 덕 개념에서 발견할 수 있다. 그러나 일반적으로 덕과 덕목의 중심적 개념은 현재에도 고전-중세 종합에 기초하며, 특히 아리스토텔레스의 『니코마코스 윤리학』(*Nicomachean Ethics*), 에우데모스 윤리학』(*Eudemian Ethics*), 『대윤리학』(*Magna Moralia*)에 뿌리를 두고 있다.

고전 시대: 소크라테스, 플라톤, 아리스토텔레스

고전·중세·르네상스 도덕철학에서 지배적이었던 덕의 정의들은 다음과 같은 몇 가지 공통점을 갖고 있다. ① 철학의 목표는 어떻게 하면 좋은 삶을 살 수 있는지 가르치는 것이다. ② 덕과 개별 덕목은 좋은 사람이 되고, 좋은 삶을 사는 데 필수이다. ③ 인간 본성에는 잠재성이 있는데, 덕은 인간 존재가 그런 잠재성을 발휘할 수 있도록 해 준다. ④ 덕목은 이성에 의해 발견될 수 있으며, 덕목이 발휘되는 데에는 이성의 인도가 필요하다.

서구 세계에서 덕의 개념은 그리스 철학자로부터 기원한다. 소피스트(Sophist)들은 플라톤과 아리스토텔레스가 개념을 규정할 수 있도록 길을 마련했다. 그들은 누구에게나 덕을 가르칠 수 있으며, 덕은 권력을 행사하는 데 필수적이라고 믿었다. 소피스트들에게 덕은 이성 단독의 산물이었다. 이성에 의해 설명될 수 없는 것은 덕이 아니었다.[1)]

소크라테스는 덕에 관한 근본적인 질문들을 제기했고, 그 이후로 도덕철학이 씨름해 온 덕에 대한 근본적인 질문을 던졌다. 그는 메논의 입을 빌려 이렇게 묻는다. "소크라테스, 덕을 가르침이나 실행을 통해 습득하는 것인지, 혹은 가르침이나 실행에 의해서가 아니라면 덕이 자연적으로 생기는 것인지, 혹은 다른 방식으로 생겨나는 것인지 말해 줄 수 있나요?"(*Meno* 70a). 갑질나게도 소크라테스는 이런 질문들에 답하지 않았고, 그 때문에 이러한 질문들은 여전히 우리 주위를 맴돌고 있다. 이러한 질문들에 대한 부분적인 그리고 때로는 상충하는 답들은 플라톤의 다른 대화록에서 그리고 덕의 개념을 명확히 하고자 한 모든 후속 시도들에서 찾아볼 수 있다.

소크라테스, 혹은 소크라테스의 입을 빌려 플라톤은 덕이 지

---

1) Giovanni Reale, *A History of Ancient Philosophy*, John R. Catan(ed. and tr.), Albany: State University of New York Press, 1987.

식, 즉 인간에게 선(善)이 되는 것에 대한 지식이라고 말했다. 만일 인간이 잘 행동하지 못한다면 이는 무지 때문이다. 플라톤은 선(善)에 대한 무지 때문이 아니라면, 어느 누구도 악을 모색하지 않는다고 믿었다. 그러므로 지혜(*Sophia*)는 가장 탁월한 덕이 되었다. 비록 개별 도덕 덕목들의 정의(定義)에 대해서는 회의적이긴 했지만(*Laches* 와 *Charmides*), 플라톤은 덕 자체를 좋은 삶의 탁월함(*Aretê*)에 대한 지식(*Episteme*)으로 인식했다. 그는 덕목들 자체는 정의(正義), 지혜 등과 같은 순수한 형상들에 얼마나 부합하는가에 따라 규정될 수 있다고 보았다.

특징적으로, 플라톤은 상이한 대화록에서 상반되는 의견들을 고찰했다. 초기 대화록에서 그는 개인적 덕을 강조했지만, 후기 대화록에서는 좋은 사람이 번영할 수 있는 사회 유형을 강조했다. 『프로타고라스』와 『메논』에서는 지식으로서의 덕에 반하는 주장을 펼치는데, 덕이 가르쳐질 수 없다면 지식이 될 수 없기 때문이다. 하지만 『에우튀데모스』(*Euthydemus*)에서는 덕이 지식이라고 주장하면서 앞의 주장과 반대되는 입장을 취한다. 『국가』(*Republic*)에서 주요 강조점은 정의에 있다. 덕에 대한 논의에서 플라톤은 느낌, 정서, 감정을 무시하는 것처럼 보인다. 그에게 좋음은 너무나 매력적인 것이어서, 악덕이란 것은 단지 좋음이 악덕한 사람에 의해 좋음으로 인식되지 못한 것만을 의미할 뿐이다.

플라톤의 관심은 덕에 대한 보편적 이론을 발전시키는 것이었다. 그가 강인함, 절제, 정의, 지혜와 같은 '주요' 덕목들을 열거하기는 했지만, 그는 아리스토텔레스처럼 윤리를 실천 학문으로 보지 않았다. 실제로, 아리스토텔레스의 많은 논증은 플라톤의 보편화 시도에 대한 비판이다. 그래서 『정치학』(*The Politics*, 1260 a

5)에서 아리스토텔레스는 어떤 보편적 이론에서든 생길 수 있는 기만에 대해 경고하고, 『대윤리학』(1182 a 20)에서는 소크라테스의 이론이 감정의 위상을 누락하고 있음을 지적한다. 아리스토텔레스에게서 윤리의 목적은 실천적인 것으로, 좋게 되고 잘 행동하는 것이다(NE 1102 b 26; NE 1144 b 18).

그리하여 윤리학은 특정한 유형의 진리, 즉 인간 행위의 목적인 행복에 대한 진리를 추구하며, 행복은 탁월함에 따른 활동의 결과다(NE 1177 a 12 12-18). 그래서 윤리학은 개인의 선을 추구하는 학문이지만 정치학은 사회적 선을 추구하는 학문이다. 여기서 개인의 선은 이기적 관심을 의미하는 것이 아니라, 인간으로서 인간의 선(the good of the person *qua* person), 말하자면 행복에 대한 본성으로 인도되는 인간 존재(human being)로서 인간(person)의 선이다. 다시 말해서, 행복은 실제로 악일 수 있는 이기적 관심의 추구와 동의어가 아니다.

아리스토텔레스는 덕을 "그 존재가 탁월함에 있게 되며 그 존재의 작용이 잘 행해지는 좋은 상태로 이끌어 주는" "품성 상태"라고 정의한다(NE 1106 a 15 17). "그러므로 만일 이것이 모든 경우에 사실이라면, 인간 존재의 탁월함도 또한 사람을 좋게 만들고 그 사람이 자기 일을 잘하게 해 주는 품성 상태일 것이다"(NE 1106 a 22-24). 덕을 품성과 등치시키면서, 아리스토텔레스는 '품성'(character)을 의미하는 '에티케'(*ethiké*)라는 그리스어 의미에 충실했다.

덕에 대한 아리스토텔레스의 모든 탐구는, 그가 말한 대로, "탁월함이 무엇인지 알기 위해서가 아니라, 좋게 되기 위해서다. 우리는 행위의 본성, 즉 우리가 어떻게 행위해야 하는지를 고찰해야만 한다. 그러나 행위에 대한 모든 설명이 정확하게 주어질 수는 없다"(NE 1104 a). 아리스토텔레스는 도덕성에 대한 어떠한 규범집도 제안하지 않고 "의료나 항해에서 그러하듯이 행위자는 각 사례에서 그 경우에 적절한 것을 고려해야만 한다"고 주장했다(NE 1104 a).

품성적 특질에 대한 아리스토텔레스의 강조는 행위자의 특정 행위들이 아니라 행위자가 습성적으로(habitually) 자신의 행위에서 드러내는 성향들에 대한 것이다. 덕목들은 어떤 사람을 좋게 하고 그가 자기 일을 더 잘할 수 있도록 해 주는 특질이다. 그래서 덕목들은 인간에 대해서 그리고 좋은 삶을 사는 '일'에 대해서 목적론적인 성격을 갖는다.

덕목들은 또한 선택과 관련이 있다. 좋음을 인지한다고 해서 반드시 좋음을 행하는 것은 아니다. 그래서 아리스토텔레스는 플라톤이 하지 않은 방식으로 감정과 정서를 고려하는 것을 받아들였다. 유덕한 사람의 행위는 세 가지, 즉 어떠한 행위에 있어서든 좋음에 대한 지식, 좋음을 그 자체로 선택하는 것, 그 지식과 선택이 좋은 품성으로부터 비롯되는 것으로 전개된다. 올바름과 좋음이 인식될 뿐만 아니라 선택될 수 있도록 보장하는 것이야말로 좋은 품성의 특질이다.

그러므로 아리스토텔레스에게서 덕은 단순히 좋은 것에 대한 느낌이나 좋은 선택을 하는 능력이 아니다. 덕은 잘 행동하는 습성적 성향이다. 덕은 덕목들을 습성적으로 행한 결과다. 그래서 덕은 훈련과 실천으로 가르칠 수 있다. 이로써 아리스토텔레스는 소크라테스에게 던진 메논의 질문 중 하나에 답한다. 즉 덕목은 가르칠 수 있다. 덕은 습성의 특정한 속성을 가지고 있지만, 그렇다고 그것은 파블로프(Pavlov)식의 반사적인 행동은 아니다. 덕은 이성의 인도를 받아 생긴 습성이다. 이것은 자동적이거나 생각 없는 반사, 혹은 단순히 좋음에 대한 본래적 지식에 대한 직관적 반응이 아니다. 여기에 분별의 덕이 개입하는데, 이 개념은 나중에 더 구체적으로 논의하려 한다.

아리스토텔레스는 덕을 지적 덕목과 도덕적 덕목으로 나눈다. 지적 덕목은 기예(art), 학문(science), 직관(intuition), 사고(reasoning), 그리고 실천적 지혜(practical wisdom)다(NE 1139 b 16). 이것들은 이성적 삶과 관련된다. 도덕적 삶에 적합한 여타의 덕목들, 즉 도덕적 덕목도 있다. 『니코마코스 윤리학』의 대부분은 구체적 도덕 덕목들에 대해 상세하게 고찰한다. 아리스토텔레스는 플라톤과 마찬가지로, 네 가지 주요 덕목을 받아들이지만, 담대함(magnanimity)과 같은 다른 것들도 덧붙인다.

아리스토텔레스의 덕 이론의 가장 큰 약점은 중용에 대한 가르침이다. "탁월함은 중간에 놓인 것으로 보이는 것을 선택하는 것과 관련된 상태다. 이것은 실천적 지혜를 갖춘 사람이 결정하는 방식으로 결정된다"(NE 1107 a 1). 그러나 모든 덕목이 극단 사이의 중간에 위치할 수 있는 것은 아니다. 예컨대, 우리가 지나치게 정의로울 수 있겠는가?[2] 아리스토텔레스는 그의 다른 글들에서 내용이 각기 다른 구체적 덕목의 목록을 제시할 때 이 문제를 더 심각하게 만든다. 아리스토텔레스는 정의, 지혜, 절제와 같은 몇몇 중심 덕목들에 대해서 플라톤과 소크라테스에 동의한다. 그는 여기저기서 다른 목록을 열거하면서, 덕 일반으로부터 구체

2) 그러나 아리스토텔레스에게 정의는 결핍이나 지나침과 같은 양극단이 없는 유일한 덕이다.

적 덕목에 대한 고려로 이동할 때 머뭇거린다. 덕목이 하나인지 다수인지에 대한 메논의 질문에 답하는 소크라테스처럼, 아리스토텔레스도 덕의 본성과 개별적 덕목들의 관계를 분명하게 제시하지 못한다. 그러나 그는 '핵심적'이거나 주요한 덕목을 정의하는 데 있어서 대부분의 다른 철학자들과 일치한다. 우리는 중용에 대한 가르침을 방어하는 것이 필수적이라고 생각하지 않는다. 아리스토텔레스의 덕 이론은 중용에 대한 가르침 없이도 설 수 있으며, 특히 우리가 의료윤리에서 하고자 하는 대로, 현대 덕 윤리가 정립될 수 있는 토대가 될 수 있다.

도덕적 결정과 행위자의 품성을 연결시킨다는 면에서, 아리스토텔레스의 이론은 도덕 심리를 강조하는 후대의 도덕 이론들에 매우 중요한 영향을 끼쳤다. 덕목을 품성에 연결시키는 것은 도덕적 인지, 도덕적 동기, 도덕적 행동을 서로 관련짓는 방식을 가능하게 한다. 이것은 또한 전문직을 수행하는 데 필수적인 기술(skills)이나 폰 라이트가 "기술의 훌륭함"(technical goodness)[3]이라 부르는 것보다는, 좋은 사람이 되는 데 필요한 기술(skills)들에 더 강조점을 두는 것이기도 하다. 의료윤리에서의 덕목에 관한 장들에서 우리는 이런 관련성을 더욱 자세하게 재검토할 것이다.

아리스토텔레스는 덕을 윤리의 중심으로 삼는 데 있어 플라톤보다 더 나아갔다. 그의 중용으로서 덕에 대한 정의가 지닌 약점을 제외하고는, 아리스토텔레스의 덕 개념, 그리고 그 개념이 좋음과 인간 본성의 철학 및 감정에 대해서 갖는 관련성은 정합적인 도덕철학을 구성하며 덕과 유덕한 사람에 대한 여전히 살아

3) C.H. von Wright, *The Varieties of Goodness*, New York: Humanities Press, 1963.

있는 개념을 구성한다.

스토아학파

고전적이고 중세적인 덕의 개념에 아리스토텔레스와 플라톤만큼 영향을 끼친 이들은 초기·중기·후기 스토아 사상가들이다. 500년의 역사 동안, 스토아학파는 덕의 윤리에 있어 주요한 영향력을 행사했다. 이는 헬레니즘 세계의 윤리를 형성했고 교양 있는 로마인들의 주류 도덕철학이 되었다. 또한 그리스도교 윤리의 초기 발전에 영향을 주었으며 18세기 영국의 교양 있는 신사들의 사고를 감화시켰다. 스토아학파적인 의료 저술가들의 전문직 윤리는 히포크라테스적인 의료 정신에 연민과 인본주의 요소를 가미했다.[4]

스토아 윤리는, 아리스토텔레스의 윤리처럼, 인간 본성과 선(善)의 이론에 연결되어 있다. 스토아 도덕철학의 요지는 자연(nature)이라는 개념과 자연의 법칙이었다. 인간 존재는 자연의 일부다. 인간 존재는 신의 창조의 힘뿐만 아니라 자연의 법칙들에 대한 적응의 필연성을 공유한다. 인류의 선과 행복은 선의와 자연의 질서정연함에 내재하며, 인간은 행복하기 위해서 이에 따라 살아야만 한다. 이것이 바로 '아파테이아'(*apatheia*, 방해되는 감정의 부재)이며 '에우티미아'(*euthymia*, 영적 평화와 안녕)에 이르는 길이

4) Ludwig Edelstein, *Ancient Medicine: Selected Papers of Ludwig Edelstein*, O. Temkin / C.L. Temkin(ed.), Baltimore, MD: Johns Hopkins University Press, 1967; see E.D. Pellegrino / A.A. Pellegrino, "Humanism and Ethics in Roman Medicine: Translation and Commentary on a Text of Scribonius Largus", *Literature and Medicine* 7(1988), pp.22~38.

다.[5)]

스토아학파는 덕이야말로 인간이 이런 목적에 도달할 수 있는 수단이라고 가르쳤다. 하느님은 자유롭고 선의(benevolent)가 있듯이, 인류는 덕을 행함으로써 자유로워지고 선의를 갖게 될 수 있다. 주요 덕목은 지혜·용기·절제·정의로서, 플라톤과 아리스토텔레스가 가르친 덕목과 동일하다. 이 덕목들은 우리가 무엇이 좋고 나쁜지, 무엇을 두려워해야 하는지, 어떻게 욕망을 제어해야 하는지, 어떻게 각자 몫을 분배해야 하는지 분별할 수 있도록 하는 태도이기도 하다. 선의(benevolence)는 스토아학파에서 특정한 위치를 차지한다. 모든 사람은 하느님 아버지 아래 형제다. 심지어 노예들조차 선의와 정의의 자격이 있다. 따라서 우리의 주요한 책임은 동료들을 섬기는 것이다.

스토아학파는 다른 어떠한 덕 기반 윤리 체계보다 더 강력하게, 덕은 그 자체로 보상이라고 주장했다. 스토아학파는 또한 세네카(Seneca, Lucius Annaeus), 에픽테토스(Epiktētos), 누구보다도 키케로(Cicero)와 같은 로마 스토아학파의 저술에서 의무의 개념을 특히 강조했다. 의무에 대한 키케로의 설명서인 『의무에 관하여』(*De Oficiis*)는 현대에 이르기까지 고전적인 교육을 받은 사람이면 누구에게나 강력한 영향을 미쳤다. 이 책에서 키케로는 역할별 의무(role-specific duties)라는 개념을 전했는데, 이는 로데스의 파나에티우스(Panaetius of Rhodes)가 스토아 중기에 소개한 것이다. 스토아학파의 저술에서 의무 개념과 덕 개념을 분리하기는 어렵다. 의무에 대한 충실함이 거의 덕의 정의인 것으로 보이며, 이는 칸

---

5) John M. Rist, *Stoic Philosophy*, London: Cambridge University Press, 1969; Reale, *Ancient Philosophy*.

트(Kant)의 덕 정의와 매우 유사하다.

스토아학파들은 현명한 사람을 유덕한 사람의 전형(典型)으로 보았다. 현명한 사람이란 덕을 행하고, 욕구로부터 자신을 해방하며, 모든 역경에 직면해서도 평온함을 실천함으로써, 스토아학파의 하느님과 같이, 환경으로부터 자유롭고 독립적인 사람이다. 완벽하게 현명한 사람이 드물기는 했지만, 마르쿠스 아우렐리우스(Marcus Aurelius Antoninus)와 에픽테토스(Epiktētos)와 같은 인물들은 그 현명한 사람의 전형적인 예로 후세대, 심지어 우리 시대에까지 많은 영감을 주고 있다.

고대 후기에서 덕에 대한 고전적 개념의 아리스토텔레스적 변형이나 스토아적 변형을 이 책에서 추적하고자 하는 것은 아니다. 후기 플라톤주의자, 스토아학파, 유대교와 그리스도교 및 이슬람 사상가들의 가르침에 대한 오래된 개념 간 관계의 역사는 복잡하다. 이런 각각의 세계관은 인간 삶의 본질, 인간의 운명 그리고 좋은 삶을 규정하는 원칙들의 원천에 대해 그 나름의 정의(定義)가 있었다. 이런 관점들은 상호 작용하면서 고전적 개념을 재형성했다. 신법(神法) 개념과 영성적 삶은 유덕한 행동을 구성하는 중요한 결정 요소가 되었다. 우리는 어떤 덕 이론이든 개인을 지지하는 공동체에 그 뿌리를 두고 있다는 점을 강조하고자 한다. 여기서는 덕 윤리와 공동체의 상관관계가 다음에 이어지는 덕 윤리의 중요한 예시인 중세 토마스 아퀴나스 윤리학의 초석을 놓았다는 것으로 충분하다.

중세 시기

중세 시대에 덕에 대한 고전적 개념은 덕 개념을 그리스도교 복음의 덕 윤리와 화합시킴으로써 다듬어졌다. 이런 통합을 이뤄낸 주요한 인물이 토마스 아퀴나스였다. 그의 기념비적인 『신학대전』(*Summa theologiae*)의 많은 부분을 덕 윤리에 할애했는데, 덕 윤리야말로 그의 도덕철학의 중심이었다. 이는 아리스토텔레스의 철학과 아우구스티누스(Augustinus) 및 성서신학을 화합시키려는 그의 원대한 기획과 일관된다.

아퀴나스는 자연적 덕목에 대한 아리스토텔레스 철학의 많은 부분을 조정해 신학적 덕의 개념에 덧붙이고, 아리스토텔레스의 분별 개념을 크게 확장하여 더 풍성하게 했으며 아리스토텔레스가 단순히 건드리기만 한 의도성(intentionality)과 같은 도덕 심리의 영역을 고찰했다.

아리스토텔레스와 마찬가지로 아퀴나스에게 윤리는 목적론적인 것이었다. 인간 행위의 도덕적 성질은 인간 삶의 궁극적 목적과의 관련성으로부터 파생된다. 덕목들은 이런 목적에 부합하는 행위를 하도록 하는 습성적 성향이다. 아리스토텔레스처럼, 아퀴나스는 덕에서 중요한 자리를 이성에 부여한다. "인간을 좋게 만들고 인간의 일을 이성에 부합하도록 하는 것은 인간의 덕에 속한다"(S.T. 2-2ae, 122.1).

인간 실존의 궁극적 목적이 영적(spiritual)이기 때문에, 아퀴나스는 자연적 덕목이 믿음(faith)·소망(hope)·사랑(charity)이라는 초자연적 덕목으로 완성될 필요가 있다고 가르쳤다. 이런 덕목은 자연적 덕목과는 달리 실천을 통해 획득되는 것이 아니다. 이런 덕목은 그것의 목적으로서 하느님에게로 향해 있다. 이런 초자연적 덕목 중 가장 으뜸가는 덕목은 사랑이다. 자연과 초자연이라는 덕목의 두 가지 범주는 아퀴나스의 관점에서 상충하지 않는다. 왜냐하면 신앙과 이성은 서로 상보적이기 때문이다.

아퀴나스는 플라톤과 아리스토텔레스가 규정한 고전적 주요 덕목을 수용하면서, 실천적 지혜 혹은 분별에 특별한 지위를 부여했다. 분별(prudence)은 도덕적 덕목과 지적 덕목을 연결하는 다리다. 분별의 덕이야말로 이성을 행위의 선한 목적에 적합한 성향으로 만든다. 그래서 덕은 올바른 의도, 올바른 사고, 올바른 행동을 통합시키도록 우리의 성향을 짓게 한다. 의도의 문제가 그러하듯이 분별의 문제는 의료윤리와 특히 관련이 있는데, 이 주제는 책의 뒷부분에서 다룰 것이다.

중세 이후의 변형

덕의 개념은 극적인 변화를 겪었고, 아리스토텔레스와 토미즘의 통합이 중세 이후 철학에서 반복적으로 도전을 받게 되면서 도덕철학에서 덕 개념의 위상 역시 변화를 겪었다. 이런 변화상은 실제로 현대 도덕철학의 발전 관련 이야기라 할 수 있는데, 너무 복잡해서 여기서는 충분히 설명할 수 없다. 그러나 오늘날 강력한 영향력을 행사하는 방식으로 덕의 의미를 재형성한 동력들 몇 가지를 대략적으로라도 살펴보는 것은 유익하겠다.

덕의 개념은 아리스토텔레스주의, 토미즘, 스콜라주의와 매우 밀접하게 관련되어 있어서, 르네상스와 계몽주의에서 이런 사상 체계가 도전을 받으면서 덕의 개념도 쇠퇴를 겪었다. 고전-중세 통합에 반해서 작용한 동력들 몇 가지는 형이상학과 스콜라적 방법론에 대한 불신, 아리스토텔레스적인 학문의 한계 등이었다. 목적론적이고 신학적인 논증들은 학문으로서 기반을 잃었고, 경험주의는 인간 지식에 기여할 수 있는 바를 실험이라는 방법으로 논증했다.

기존에는 인간의 본성이 이성에 의해 파악되고 어떤 궁극적 목적에 의해서 규정이 가능했다면, 이제 더 '현실적인' 접근, 즉 홉스(Hobbes)의 현실주의적 인류학이나 권리, 사회 계약, 개인주의를 통해서 재정련된 로크(Locke)의 윤리가 호응을 얻었다. 흄(Hume)과 그의 영국 동료들은 인간이 어떤 행위는 승인하고 다른 것은 승인하지 않도록 이끄는 본래적 도덕 감정의 개념을 고찰하면서 윤리에 대한 논의를 도덕 심리학의 영역으로 이동시켰다. 칸트는 도덕 형이상학 전체를 재구성하고 도덕적 준칙을 통한 고대 스토아적인 의무 개념을 재정리했다. 흄이나 영국 경험론자들과 상반되게, 그는 윤리학에서 중심적 위치를 이성에 부여했다. 칸트에게 도덕성 전체를 규정하는 것은 바로 의무였기 때문에, 의무는 결과와 상관없이 수행되는 것이었다. 다른 한편, 제러미 벤담(Jeremy Bentham)과 존 스튜어트 밀(John Stuart Mill)에게는 결과가 행위의 도덕적 성질을 궁극적으로 결정짓는 것이었다. 케임브리지 플라톤주의자들과 같은 다른 이들은 선에 대한 직관력을 바탕으로 그들의 도덕 체계를 구축했지만, 어떤 이들은 여전히 선이 정의될 수 있다는 것을 부정했다.

그런 혼란한 시기의 도덕철학과 함께 덕의 개념 또한 많고 다양했으며 가끔 모순적이기도 했다. 특히 고전적 작가들의 글에 관한 연구가 되살아났던 그 시기 동안, 중요한 저술가들 대부분은 덕에 관해 자신만의 목소리를 냈다. 우리는 이전 덕의 개념이 희미해진 이후 나타난 혼란스러운 해석들을 보여 주는 몇 가지 사례를 열거할 것이다.

예컨대 몽테뉴(Montaigne)는 덕을 "우연적이고 우발적인 순수함"으로 규정했다. 데카르트(Descartes)는 "영혼의 강인함", 말브랑슈(Malebranche)는 "질서에 대한 사랑"이라고 불렀다. 흄에게 덕은 "덕을 고려하고 관상하는 모든 이가 동의하거나 승인할 수 있는 마음의 성질"이었다. 칸트는 "품성으로 굳어진 모든 의무와 이성적 의지가 동시에 발생하는 것"이라고 덕을 규정했다. 의무는 정언명령(定言命令, categorical imperative)에 대한 존중과 동의어인데, 칸트는 이것을 두 가지 방식으로 말했다. "네 의지의 준칙이 언제나 동시에 보편적인 법칙 수립이라는 원리로서 타당하도록 행위하라." 그리고 "너 자신의 인격이든 다른 이의 인격이든 네가 인간성을 대우하는 방식, 즉 목적으로 대우하고 결코 단지 수단으로 취급하지 않는 방식으로 행동하라"가 그것이다.[6] 이런 명령들은 욕구나 결과에 상관없이 적용된다.

칸트의 인간 인격에 대한 존중과 벤담과 밀의 공리는 전통적으로 덕을 강조하던 윤리와는 구별되는 '원칙 기반' 윤리라는 개념을 정립했다. 윤리학은 대체로 행위자보다 행위를 더 강조하는 추세에 있었다. 비록 칸트의 경우에는 의도가 도덕적 행위에서 가장 중요하며, 따라서 행위자에게 속한 것이라고 보았지만 말이다. 이후 시지윅(Sidgwick)에 의해 공리주의가 재정련되며 공리는

6) Immanuel Kant, *Grounding for the Metaphysics of Morals*, James W. Ellington (tr.), Indianapolis, IN: Hachett Publishing Co., 1981, AK. 421, p.30 and AK. 429, p.36.

정식화된 철학적 전개 없이도 상식(常識)에 의해 인지할 수 있는 자명한 원칙이 되었다. 시지윅과 로스(Ross)의 작업은 오늘날 원칙 기반 윤리의 지배적인 유형의 토대다. 이것은 타당한 반대 이유가 제시될 수 없다면 규범적인 것으로 받아들여지는 몇 개의 조건부 원칙들로 시작한다.

덕 반대 이론

우리는 다음 장에서 원칙 기반 윤리를 덕 기반 윤리와 비교하면서, 원칙과 덕이 어떻게 서로 연계될 수 있는지를 제안하는 가운데, 원칙 기반 윤리로의 이동에 대해 좀 더 논의하고자 한다. 이제 우리는 고전·중세 철학에 대한 르네상스와 계몽주의의 지속적인 비판 이후 기존의 오래된 덕 개념이 어떻게 변화되었는지에 관한 검토를 마무리해야 한다. 매킨타이어는 덕 기반 윤리라는 정교하게 짜인 옷감이 후기 계몽주의에서 풀어져 버리는 것에 대해 탁월하게 요약했다. 우리의 목표는 몇몇 철학 속에서 덕 반대 지류(支流)들에 대해 간략히 언급하고, 덕 기반 윤리의 가치가 다시 인정을 받으면서 오늘날 출현하고 있는 덕의 몇 가지 정의를 제시하며 이번 장을 마무리하는 것이다.

덕 반대 지류는 심지어 플라톤(Platon)의 대화록에서 덕의 고전적 정의들이 틀을 잡아가던 무렵부터 등장했다. 『고르기아스』에서, 칼리클레스(Callicles)는 덕이 좋은 사람이 되거나 좋은 사회를 형성하는 선결 조건이라는 소크라테스의 주장에 의문을 제기한다. 몇몇 사람은 칼리클레스를 니체(Nietzsche, 1844~1900)의 선구자로 본다. 『국가』에서 트라시마코스(Thrasymachus)는 덕에 대해 또 다른 도전을 하는데, 이번에는 정의의 덕이다. 정의는 권력을 가진 사람들에 의해서 결정되는 것이라고 트라시마코스는 주장한다. 이 정의(justice)는 정당성이나 여타의 다른 기반을 갖지 않는다. 비슷한 맥락으로, 다시 『국가』에서 칼리클레스와 글라우콘(Glaucon) 두 사람 모두 덕 일반과 개별 덕목, 특히 좋은 사회를 위한 덕의 중요성에 관한 소크라테스의 이론들에 회의를 표한다.

마키아벨리(Machiavelli)식의 덕 반대 사고는 오늘날 아주 호소력이 강하다. 그 이유는 '덕 없음'(nonvirtue, 不德)이라는 룰에 따라 살아가는 치열한 경쟁 사회에서 모두가 생존의 어려움을 주장하기 때문이다. 마키아벨리는 권력을 행사할 때, 자연적 덕목이나 그리스도교적 덕목에 대해서 걱정하지 말라고 군주에게 충고한다. 군주의 관심은 국가의 방위와 안녕이며, 이 때문에 경우에 따라서는 잔인하거나 대담해야 한다. 국민과 다른 군주들이 유덕하지 않다면, 어떠한 군주도 덕에 대한 소명을 표하면서 권력을 유지할 수 없다. 대신 마키아벨리는 고전적 덕보다는 남자다움, 용기, 군사적·정치적 힘 등 오늘날 마초이즘에 가까운 '덕'(*virtu*)을 신봉했다.

의(醫, medicine), 법(法, the law), 복음 사역(福音使役, the ministry)과 같이 전통적으로 덕에 경의를 표했던 직업들에서조차, 오늘날 많은 이에게 덕의 생존 가치에 대한 마키아벨리의 냉소주의가 특별한 매력으로 다가온다. 의료인들과 법률가들은 덕과 윤리가 훌륭한 이상이지만 경쟁적이고 자유 시장적이며 관료화된 사회에서는 따르기 불가능하다는 의견을 점점 더 많이 갖게 되었다.

마키아벨리와 홉스의 윤리적 회의주의와 유사한 덕 반대 지류 중 특히 영향력이 있는 것은 아인 랜드(Ayn Rand)의 주장이다.[7]

랜드는 이기심이란 덕을 높이 평가하면서, 만일 우리가 자기 이익이라는 창조적 에너지를 자유로이 표출한다면 모두를 이롭게 할 것이라고 애덤 스미스(Adam Smith)와 다소 유사한 결론을 내렸다. 랜드에게서 정직은 자기 이익과 생존에 기여하기 때문에 가치가 있지만, 기존의 가치 이론들의 관점에서는 옹호될 수 없었다. 덕 반대 윤리의 현대적인 의료적 원형은 선행을 자기 이익으로 대체한, 의료의 "새로운 윤리"라는 엥겔하르트(Engelhardt)와 라이(Rie)의 제안에서 확인할 수 있다. 이들은 의료에 대한 자유 시장적 접근을 수용하는 것이 수정이 필요한 새로운 의료윤리의 출발점이 되어야 한다고 주장한다. 사실상 이들은 미국에서처럼 돈을 낼 수 있는 환자들은 받고, 지불 능력이 없는 환자들은 공공 의료 시스템으로 내팽개치는 것이 덕일 수 있다고 주장한다. 왜냐하면 이것이야말로 가난한 사람들에 대한 사회의 고유한 의무[8]에 대해 사회가 고심하도록 압박할 것이기 때문이다. 이런 관점은 우리가 지지하는 입장과 너무 상반되기 때문에 여기서는 반박을 시도하지 않겠다. 이러한 관점은 응당 비판을 받아야 옳지만, 아직 본격적인 비판을 받지는 못했다. 그러나 만일 우리 책의 논증이 어떤 식으로든 건전하고 견실하다면, 의(醫) 도덕 중 가장 최신의 이런 덕 반대 이론에 대해 그 자체로 반박이 될 수 있을 것이다.

덕 반대 이론들에 있어서 우리는 또 한 명의 의사이자 덕 반대론자인 버나드 맨더빌(Bernard Mandeville)을 살펴볼 필요가 있

7) Ayn Rand, *The Virtue of Selfishness*, New York: New American Library, 1965.

8) H. Tristrum Engelhardt, Jr., / Michael Rie, "Morality for the Medical-Industrial Complex: A Code of Ethics for the Mass Marketing of Health Care", *New England Journal of Medicine* 319(16)(October 20, 1988), pp.1086~1089.

다. 맨더빌은 『벌들의 우화』(*Fable of Bees*)에서 자기 탐욕, 사치심, 질투와 같은 악덕들이 진정한 덕목이라고 주장한다. 이것들은 이윤이 남는 거래, 고용, 생산성을 창출해서, 사회의 번성을 보장한다. 맨더빌의 우화에서 벌들이 덕에 몰입할 때 벌집은 번성하지 못한다. 이러한 덕에 대한 비슷한 지류의 냉소주의가 다른 철학 그리고 대중의 생각 속을 맴돈다. 전문직 종사자의 삶이나 교육의 바람직한 목표로서 덕을 내세울 때면 언제나 이런 생각이 표면화된다.

덕의 전통적인 가르침에 대해 가장 강력하고도 정교한 공격을 한 사람은 니체였다. 니체는 '초인'(*Ubermensch*)을 통해 유대교와 그리스도교에서 가르치는 덕목을 노예와 거세된 의지 박약자의 덕목이라고 명명한다. 따라서 니체에게 그리스도교의 덕목은 악한 것이다. 이러한 덕목은 가치 없는 자기 긍정의 힘으로 도덕성을 뛰어넘는 초인에게는 전혀 중요하지 않다. 그는 자기 고유의 가치를 창조한다. 그는 타인의 가치에 복종하지 않는다. 만일 그가 타인에 대해 의무를 지닌다면, 그것은 자신과 같은 엘리트 인간에 대해서만 그러하다.

더 근본적인 것은 니체의 『도덕의 계보』(*Zur Genealogie der Moral*)에 나오는 주요한 주장이다. 여기서 그는 덕목의 중요성을 포함하는 도덕철학의 전통 전체가 "권력에의 의지"의 가면이라고 주장한다. 사고에 의해 도달할 수 있는 것으로서 항상 진리인 일련의 객관적 도덕 원칙이나 덕목 따위는 없으며, 또 있을 수도 없다. 단지 무엇이 옳은지 그른지에 대한 일련의 관점만이 있을 뿐이다. 오히려 매킨타이어가 인용하듯이, "그런 〔단일하며 백과사전식 합리성을 가진〕 관점에 동조하는 것은 항상 나쁨, 부적절하게 관리된 원한과 적의의 표시이다. 오히려 생명의 행태는 그런 우상들을 파괴하고 고정된 유형을 깨뜨리는 파열을 통해 극적으로 새로운 무언가가 출현할 수 있기를 요구한다."[9]

니체와 또 다른 덕 반대 도덕 이론들에 대한 반응을 더 자세히 논하는 것은 우리의 주요 기획이 아니다. 니체에 관한 한, 매킨타이어는 아리스토텔레스-토미즘 전통에 새롭고도 강력하게 다시금 정당성을 부여하면서 이런 시도를 하고 있다. 그러나 그 자신이 인정하듯, 근본적으로 상반되는 도덕 이론 간의 현격한 차이는 변증법적으로 설득력 있게 좁혀지지 않는다.[10] 추상적 상태로서의 덕 이론이 다소 설득력이 떨어지더라도, 의(醫)와 같이 정의 가능한 목적을 지닌 실천 분야에서는 설득력이 있을 수 있다는 희망에서 의료윤리에 관한 우리의 관점, 즉 의료윤리에서 덕목이 중요한 역할을 한다는 관점을 제시하는 것으로 일단 만족하려 한다.

현대에서 덕의 부활

최근 도덕철학에서 덕의 위상과 관련한 관심의 부활은 일련의 새로운 정의의 탄생에 활력을 불어넣었다. 고대 개념이 어떻게 지속적으로 발전해 왔고 이런 의미가 지시하는 것을 살펴보기 위해 이 중 몇 가지 정의를 논의하는 것은 가치가 있다.

9) Alasdair MacIntyre, *Three Rival Versions of Moral Enquiry Encyclopedia, Genealogy, and Tradition*, Notre Dame, IN: University of Notre Dame Press, 1990, p.43.

10) Alasdair MacIntyre, *After Virtue*, 2d ed., Notre Dame, IN: Notre Dame University Press, 1984.

그중 가장 영향력 있는 것은 매킨타이어가 자신의 책 『덕의 상실』(*After Virtue*)에서 내린 정의로 이는 다른 어떤 작업보다도 덕 윤리에 새로운 활기를 불어넣었다. 이 책은 덕의 고전적 전통의 쇠퇴를 추적하며 그 결과로 빚어진 도덕적 합의의 상실이 어떻게 도덕적 담화를 어렵고 절망적으로 만들었는지 보여 준다. 매킨타이어는 덕을 다음과 같은 특성으로 구별되는 성향이나 획득된 성질로 보아야 한다고 제안한다. 그 특성은 다음과 같다. ① 인간이 공동체적 실무에 내재적인 선을 획득하는 데 필수적이다. ② 개인이 그 안에서 자기 삶의 선(善)을 찾을 수 있는 공동체적 정체성을 지속시킨다. ③ 실무와 개인의 삶에 필수적인 역사적 맥락을 제공하는 전통을 지속시킨다. 덕을 정의하는 이러한 요소들은 도덕철학의 '백과전서적'(encyclopedic) 관점과 '계보주의적'(genealogical) 관점 둘 다에 대한 매킨타이어의 반응을 보여 준다.

이는 한편으로 보편적이며 이성적으로 도달 가능한 일련의 단일화된 진리에 대한 백과전서파들의 믿음과, 다른 한편으로 역사적으로 규정된 다수의 상반되는 다양한 관점들에 대한 계보주의자들의 견해 사이에서 "제3의 길"을 제공한다. 제3의 길은 매킨타이어의 최근 책에서 상세하게 다루어졌다.[11]

필리파 풋(Philippa Ruth Foot)은 덕이란 개인과 사회가 선을 인지하고 의지를 행사하는 능력에 기여하는 것이라고 정의하며 기능주의자의 관점을 취한다. 덕목들은 선에 반대해서 행동하려는 경향[12]을 바로잡아 주는 것이다. 스탠리 하우어워즈(Stanley Hauer-

11) MacIntyre, *Three Rival Versions*.

12) Phillipa Foot, *"Virtues and Vices" and Other Essays in Moral Philosophy*,

was)는 서사와 공동체를 공유하는 사람들의 영혼이야말로 덕목을 형성하는 요소라고 하면서 매킨타이어에 가까운 입장을 취한다.[13)]

핀코프는(Pincoffs) 타인의 호감을 사게 하는 것이라면 그게 무엇이 되었건 덕이라 규정하면서 영국 경험론자들의 도덕 감정론을 확장시킨다. 그 결과 그의 덕목 열거는 너무나 길어져서 우리에 관한 어떤 것이 도대체 어떤 시점에, 어떤 장소에서 혹은 어떤 상황에서 덕이 아닐 수 있는지 궁금하게 만든다. 존 케이시(John Casey)는 『이단의 덕』[14)]이라는 도발적인 제목의 책에서 덕은 결정되는 것이며, 자유 의지의 산물이 아니기 때문에 덕에는 '덕'이 없다고 말한다. 그의 관점은 덕이 단순히 유전자 풀(gene pool)의 생존을 보장하기 위해서 결정된 메커니즘일 수도 있다고 한 에드워드 윌슨(Edward Wilson)의 주장과 유사하다.[15)]

마지막으로 윤리에서 '다른 목소리'에 관한 캐럴 길리건(Carol Gilligan)의 제안은 도덕 심리에 대한 새로운 통찰을 제공하는데, 도덕 심리는 덕에 관한 어떤 정의를 따르든 유관하다.[16)] 그녀의 관점은 특정한 '인간적' 성향을 덕목으로 제안한다는 점에서 여러모로 고전적 관점과 상보적이다. 길리건은 이런 덕목이 남성보다 여성의 전통적인 도덕 심리에 부합한다고 주장한다. 다른 목

Berkeley: University of California Press, 1978.

13) Stanley Hauerwas, *Truthfulness and Tragedy: Further Investigations in Christian Ethics*, Notre Dame, IN: Notre Dame University Press, 1977.

14) John Casey, *Pagan Virtue*, New York: Oxford University Press, 1990.

15) Edward O. Wilson, *Sociobiology*, Cambridge, MA: Belknap/Harvard University Press, 1980.

16) Carol Gilligan, *In a Different Voice: Psychological Theory and Women's Development*, Cambridge, MA: Belknap/Harvard University Press, 1982.

소리는 젠더 문제에만 국한되지 않고, 도덕적 사고와 행동 방식 및 도덕적 가치들의 위계에도 적용된다.

결 론

덕의 의미와 관련한 변천과 다양한 정의를 고려해 볼 때, 의료윤리 덕목들의 위치에 관해 탐구하면서 우리는 어떤 개념을 사용할 것인가? 우리는 각 정의의 장단점을 논하지 않고, 아리스토텔레스와 토마스 아퀴나스의 고전적 정의만을 선택적으로 사용할 것이다. 비록 이후 등장한 정의 중 몇 가지는 미묘한 부분에 대한 이해를 풍부하게 해 주었지만, 우리는 후속적 정의가 본질적 개념에 무언가를 부가했다고 생각하지 않는다. 매킨타이어가 고전적 개념을 실무에 적용시킨 것이 특히 유익했고, 우리는 그 실무에 의(醫)를 포함시킨다. 우리가 고전적 정의만을 선택한 이유는 앞으로 논증을 펼치면서, 특히 의(醫)에 관한 이론과 의료윤리에 대한 의(醫)와 의료윤리 이론의 목적론적인 선호에서 드러날 것이다.

윤리와 고대 그리스 철학, 스토아 윤리, 중세 사상과 근현대 사상 사이의 상호 연관성은 역사적으로 대단히 흥미롭다. 이러한 세계관이 제시한 각기 다른 덕의 개념, 좋은 삶, 인간 본성과 운명의 차이점과 유사점이 중세와 근현대 시기에 출현한 덕의 개념을 형성했다. 이런 연관성의 일부는 뒤따르는 장들에서 우리가 의(醫)의 개별 덕목들을 논할 때 더 분명해질 것이다.

덕 이론의 역사에 대한 우리의 짤막한 개요에서 볼 수 있는 것처럼, 윤리 이론 일반뿐만 아니라 덕 이론 자체도 엄청난 발전이 있었다. 우리가 의료윤리에서 원칙과 규범 및 공리를 의료 실무의 일부인 명백한 임상적 결의론과 연계하려 시도하면서, 최근 몇 년에야 비로소, 덕 이론에 대한 관심이 되살아났다. 예거(Werner Jarger)는 아리스토텔레스의 중용으로 덕에 대한 가르침이 그리스 의(醫)로부터 온 것일 수도 있다는 주장을 했다. 이런 가르침은 역시 몸의 조화와 균형, 영혼의 조화와 균형으로서 건강에 대한 플라톤 개념의 덕택이기도 하다. 아리스토텔레스가 얼마나 자주 의(醫)를 그의 방법과 윤리학의 모델로 사용했는지 또한 주목해 보라.17) 이런 언급들은 의(醫)의 목적과 의료 실무자들의 덕목 사이에 중요한 관련성이 있음을 보여 주는데, 이 점은 3장에서 고찰하겠다.

정책과 지침의 확산에도 불구하고, 만일 환자뿐만 아니라 개별 의사가 선하고 일반적으로 신뢰받는 쪽으로 습성적으로 성향 지워지지 않는다면, 노골적인 기만에서부터 직접적인 해악에 이르기까지 의(醫)와 의료 실무에서 끔찍한 결과들이 발생할 것이 분명해 보인다. 덕목과 의료 실무에 필요한 자질 사이의 관계에 대한 우리의 고찰은 다음 장에서 시작된다.

---

17) Edmund D. Pellegrino / David C. Thomasma, *A Philosophical Basis of Medical Practice*, New York: Oxford University Press, 1981, pp.15~16.82~99: Aristotle, "De Sensu", in *The Works of Aristotle*, J.L. Beare(tr.), W.E. Ross(ed.), New York: Oxford University Press, 1931, Ch. I, p.436a; *Nichomachean Ethics*, viii, 1155a; *De Partibus Animalium*, I, 640a; *Rhetoric* I, c.i, 1355a-b.

의(醫)에서 덕 윤리에 대한 반박

덕 이론을 의(醫)와 연계하려는 우리의 제안은 4원칙(four-principle approach)[18] 추종자들, 즉 주로 의무론적 도덕 이론 지지자들의 반박에 직면하게 될 것이다. 요약하자면 다음과 같다.

1. 구체적인 의료 실무의 덕목과 특징이 그 즉시로 명백히 드러나는 것은 아니다

비치(Veatch)는 역사를 통해서 매우 다양한 덕목이 증진됐음을 논증했는데, 이들 덕목 중 몇몇은 성인(成人) 환자-의사 관계의 자율성 모델에 반한다. 어떤 덕목을 강조할 것인가에 관한 결정은 문화에 구속되는 것이다.[19] 그래서 덕 이론이 선택하는 덕목이 잘못된 것일 때 잘못된 행동을 형성하는 경향을 보인다.

우리는 의(醫)의 긴 역사를 통해서 의(醫)에 고유한 치유 목적과 관련이 있는 주요한 덕목에 초점을 맞춤으로써 이런 반박에 답한다. 물론 품성적 특질이 문화의 영향을 받지만, 이를 무비판적으로 수용하는 것은 아니다. 특히나 오늘날 의료윤리에 이해 생겨난 의(醫)에 대한 자기비판이 증가하는 환경에서는 더욱 그

---

18) 옮긴이 주: 비첨(Tom L. Beauchamp)과 칠드레스(James F. Childress)가 『생명의료윤리의 원칙들』(*Principles of Biomedical Ethics*)에서 제안한 접근이다. 이 접근은 자율성 존중, 해악 금지, 선행, 정의의 원칙들을 생명 의료윤리의 도덕적 문제들을 성찰하기 위한 적절한 시작점을 형성하는 공통 도덕(common morality)으로부터 파생된 일반적 규범의 분석적 틀로서 기능하는 일련의 도덕 원칙들로 제안한다. Tom L. Beauchamp / James F. Childress, *Principles of Biomedical Ethics*, 8th ed., New York: Oxford University Press, 2019, p.13.

19) Robert Veatch, “Against Virtue: A Deontological Critique of Virtue Theory in Medical Ethics”, *Virtue in Medicine*, Vol.17 of *The Philosophy and Medicine Series*, Earl E. Shelp(ed.), Dordrecht/Boston: Reidel, 1985, pp.334~337.

려하다. 게다가 원칙에 대한 해석 또한 우리가 가진 대부분의 도덕적 인식과 마찬가지로 문화적으로 조장된 것이다.[20] 이런 반박은 그 자체로 덕 이론의 접근을 무효화시키지 않는다.

2. 덕 이론은 실제로 위험하다

비치의 다음 반박은 더 강력하다. "잘못된 덕목과 더불어 벌거벗은 덕[21]은 행위자의 의도가 좋은 의미였을 수 있다 할지라도 잘못된 행동으로 이끌 수 있다."[22] 이런 반박은 현대 다원주의적인 세속 사회에서 덕 이론이 단독으로 설 수 없다는 중요한 통찰로부터 나오는 것이다. 왜냐하면 강조되는 덕목에 너무나 많은 변화 가능성이 일어날 수도 있기 때문이다. 이 점에서 비치는 옳다. 이런 이유 때문에, 우리는 덕 이론이 통합적인 의료윤리에서 원칙들과 연결되어야 한다고 주장하고 논증하는 고통을 감수해야 한다. 우리는 이런 관련성에 초기 장을 할애했을 뿐만 아니라, 덕목에 대한 각각의 묘사에서도 우리는 덕목이 어떻게 원칙과 연결되어 있는지 검토한다. 예컨대 정의의 덕은 그것의 원칙과 결합하여 왔다. 연민의 덕은 선행의 원칙과 결합하여 왔다.

그렇다면 덕목은 어떤 것이든 단독으로 설 수 없다. 비치의 주

20) 방금 인용한 책의 다른 글들을 참조하라. Dietrich von Engelhardt, "Virtue and Medicine During the Enlightenment in Germany", in Shelp(ed.), *Virtue and Medicine*, pp.63~80; Laurence B. McCullough, "Virtues, Etiquette, and Anglo-American Medical Ethics in the Eighteenth and Nineteenth Centuries", pp.81~94; Marx W. Wartofsky, "Virtue and Vices: The Social and Historical Construction of Medical Norms", pp.175~200.

21) 옮긴이 주: 도덕적 맥락에서 권리, 의무, 결과 등 도덕적 요소를 적절하게 고려하거나 적용하지 못한다는 의미를 담고 있다. 즉 단순하게 따뜻한 성품만으로는 의료윤리에서 무기력하거나 위험하기까지 하다는 것을 비꼬아 표현한 것이다.

22) Veatch, "Against Virtue", pp.337~338.

장은 선행이라는 한 가지 덕의 예시에 상당히 의존한다. 그러나 우리는 덕목들이 지향하는 행동과 그 정의를 통해서 연결되어야 할 뿐만 아니라, 그것들을 모두 합쳐서 개별 상황에 적용하는 실천적 지성 행위인 '분별'에 관해서도 모두 서로서로 연결되어야 한다고 주장한다.

3. 낯선 자 사이의 의(醫)에서 덕 이론은 불필요하다

비치의 강한 반박은 낯선 자들의 시대에 우리가 올바른 행동에 관해서 염려할 필요가 있다는 주장에서 나온다. 반대로, 서로를 잘 알고 있는 '공동체'(Gemeinschaft)에서는 개별 치유자와 환자의 덕목을 강조하는 것이 가능할 수 있다. 비치에 따르면 덕목이 필연적으로 올바른 행동으로 이끄는 것이 아니므로 덕 이론은 '낯선 자 사이의 의'(醫, stranger medicine), 말하자면 응급실에서 혹은 환자에 대해서 거의 알지 못하는 전문의에 의해 행해지는 유형에서는 필요하지 않다. 후자의 의사들과 여타의 보건 전문직은 도덕 규범으로 인도되어야 한다.[23] 그는 후에 이런 논증에 있어 '세부 분과화된 의료'(sectarian medicine)와 다원주의에 대한 고려를 덧붙였다.

이런 반박에 대한 답변은 올바른 행동이 원칙 접근법에 의해서조차도 보장될 수 없다는 것이다. 사실 덕목이 없이는 우리가 자율성을 존중하고 충분한 정보에 의한 동의라는 규범을 존중할 것이라는 보장이 없다. 낯선 자들의 시대에, 우리를 치료하는 자들이 우리의 선이나 의료 목표의 선에 헌신한다는 것을 더 확신할

23) *Ibid.*, pp.338~340.

필요가 있다. 우리는 비치의 논증이 의(醫)에서 덕 이론의 힘을 약화시킨다기보다는 오히려 강화시킨다고 본다. 의료 실무의 문제에 있어서 세속적 다원주의는 의무주의자들과 자유지상주의자들에 의해 지나치게 강조될 수 있다. 우리는 의(醫)에서 도덕적 행위의 기반이 되는 초월적인 도덕 원칙을 찾기 위한 노력의 대안으로, 의(醫)의 영구적인 덕목에 대하여 모색하고자 한다. 현대 사회에서는 너무나 많은 변화가 일어나기 때문에, 이 두 가지 모두가 우리를 인도하도록 하는 것이 바람직하다. 탐 비첨(Tom Beauchamp)은 그의 통찰력 있는 글에서 다음과 같이 말한다. "어떠한 의무 기반 윤리도 덕목을 부정할 필요가 없고, 내 판단에 의하면 의무 원칙에 대한 어떤 성공적인 이론이든 모두 덕에 대해 이야기할 것이다."[24] 즉 이 둘은 불가분적이다.

4. 덕목을 훈육시킨다고 해서 좋은 결과가 보장되지 않는다

이런 반박은 독일 의사들이 나치 운동, 특히 '생물학적 순수'를 지나치게 지지했던 것에 대한 씁쓸한 성찰이 녹아들어 간 것이다. 뉘른베르크 강령을 다룬 책에서, 엘리 위젤(Elie Wiesel)은 "의사들이 강제수용소 대량학살의 계획, 실행, 정당화에 참여했다는 것은 충분히 나쁘지만, 이는 의(醫)의 영역을 넘어선 것이다. 암과 같이, 이러한 부도덕성은 영적·문화적·지적 노력의 전 영역으로 퍼졌다. 그래서 실제 일어났던 일의 의미는 그것의 직접적인 한계들을 초월했다"라며 몹시 고뇌했다.[25] 위젤은 저명한 유

24) Tom L. Beauchamp, "What's So Special About the Virtues?", in *Virtue in Medicine*, Shelp(ed.), p.310.

25) Elie Weisel, "Preface", *The Nazi Doctors and the Nuremberg Code*, George J. Annas / Michael A. Grodin(eds.), New York: Oxford University Press, 1992, p.vii.

대인 교수인 시몬 덥나우(Shimon Dubnow)를 게토에서 고문했을 뿐만 아니라 끝내 죽이기까지 한 그의 제자인 요한 지버트(Johann Siebert)에 대해서 글을 썼다. "나는 독일 대학에서 8년, 10년, 12년 혹은 14년간 연구했으며, 당대에 세계적으로는 아니지만 그 대륙에서는 최고였던 이들을 이해할 수 없다. 왜 그들의 교육은 그들을 악으로부터 지켜 주지 못했을까? 이 질문이 내 뇌리에서 떠나지 않는다."[26] 편집자인 안나스(Annas)와 그로딘(Grodin)은 분명하게 묻는다. "어떻게 치유자인 의사들이 살인자로 변할 수 있었을까? 이것이야말로 의료윤리에서 가장 어렵고 중요한 질문 중 하나다."[27]

이 질문에 대한 최고의 답변은 상이하고 복잡한 요소들과 다수 관련되어 있다. 사회 자체가 정치적 강령의 생물학적 기반을 개발하는 데 최적화되었던 것이다. 나치가 유전학이라는 신과학(new science)을 가장 잘 이용했다는 사실은 널리 알려져 있지만, 실제 의료에 종사한 전체 의사들의 거의 반 이상이 히틀러가 집권하기 전부터 나치당에 가입했다는 사실은 많이 알려져 있지 않다. 후에 뉘른베르크 재판에서 기소된 40여 명의 의사가 〔당시와는 달리〕 지금은 잔인하고도 악명 높은 다양한 프로그램을 계획하고 실행에 옮기는 데 참여했다는 사실은 슬픈 기록이다. 더 끔찍한 것은 당시 안락사 프로그램과 같은 많은 프로그램이 국제적인 관행에 의해, 특히 미국에서 여러 법률과 절차에 의해 정당화되고 있었다는 점이다.[28] 발달장애인들을 불임시키는 명분

24. *Ibid.*

26) *Ibid.*

27) Annas / Grodin, "Introduction", *The Nazi Doctors and the Nuremberg Code*, p.3.

중 하나는 나머지 인종들의 유전자를 깨끗이 한다는 것이었고, 인지장애를 앓고 있는 이들을 안락사하는 이유 중 하나는 전쟁에 참전한 군인들의 침상을 확보한다는 경제적인 이유, "자원의 선제적 선별 분배(triage)"였다.[29] '가치 없는 생명'에 적대적인 이런 기획들은 전 세계적으로 출판된 논문들에 기초한 것으로서 한 논문에는 이와 유사한 제안이 제기되었는데, 예컨대 미국 정신병학회 저널에서는 '자연의 오류'인 발달장애인들을 죽이는 것이 지지를 받았다.[30]

이런 경험에서 배워야 할 교훈은 모든 개개인이 그 자체로 목적으로 대우받아야 한다는 점, 전시의 선별적 분배라는 악이 일상적으로 되거나 수용되는 윤리적 관행이 되어서는 안 된다는 점, 그리고 유전학에 기초한 현대적 의료를 행하려는 욕구는 필연적으로 다른 곳의 표준 의료, 세계 문헌에 '발맞추려는' 노력으로 이끌 것이라는 점이다. 나치 의사들은 미국의 유전법이 자신들의 것보다 더 진보적인 데 대해 우려를 쏟아냈다. 결정적 요지는 나치 의사들은 옳고 그름에 대한 감각을 잃지 않았다는 점이다. 단지 그들의 선에 대한 인식은 당시의 사회, 관습, 그리고 그들 고유의 기술과 기준에 영향을 받았을 뿐이다. 대표적인 나치 의료윤리학자인 루돌프 람(Rudolf Ramm)조차도 1942년에 초기 성명을 되풀이하면서 "오직 좋은 사람만이 좋은 의사가 될 수 있다"고 말했을 정도다.[31]

---

28) Robert Proctor, "Nazi Doctors, Racial Medicine, and Human Experimentation", *The Nazi Doctors and the Nuremberg Code*, pp.17~31.

29) *Ibid.*, p.24.

30) *Ibid.*

31) 프록터(Proctor)의 서두에서 인용된, "Nazi Doctors, Racial Medicine, and

역사는 쉽게 반복될 수 있다. 안락사와 의사 조력 자살에 대한 논의가 미국에서 확산되고, 유전자 치료에 대한 관심이 고조되며 이와 함께 인공 임신 중절 시술과 안락사 시행이 세상에 만연해 가는데, 도대체 의료 실무에서 덕목으로 도입할 '선'(善)이란 무엇인가? 우리는 치유라는 목표를 강조해 왔다. 그러나 이것은 결과를 보장하는 데 충분하지 않고, 심지어 일관된 결과를 보장하기에도 충분하지 않다. 왜냐하면 이는 어떤 사람에게는 선으로 보이는 것이 다른 사람에게는 악으로 보일 수 있기 때문이다.

이것이 바로 의료 실무에서 덕목이 원칙 기반 윤리와 결합되어야만 하는 이유다. 더욱이 이 각각의 것들이, 심지어는 둘이 결합된 것일지라도 좋은 행동을 보장하지 않는다. 비판적으로 성찰하는 의료윤리와 좋은 품성의 자기 비판적인 개인들만이 역사가 되풀이되지 않을 것이라는 희망을 줄 수 있다. 과학과 의료는 외적 이익에 기여만 하는 것이 아니다. 그것은 외적 이익에 영향을 받을 뿐 아니라, 이에 타당성을 부여하는 역할을 하기도 한다. 우리는 통합성을 지닌 사람만이 어떤 특정한 시대의 욕망과 결점에 굴복할 가능성이 적다고 주장한다.

Human Experimentation", *The Nazi Doctors and the Nuremberg Code*, p.17.

제 2 장

덕목과 원칙과 의무 간의 연결 고리

덕이 아주 오랫동안 윤리에서 중심적인 개념으로 남아 있었음에도 불구하고, 그리고 지금에 와서 부활하고 있음에도 불구하고, 오로지 덕에만 기반한 모든 윤리 체계는 한계가 있다. 그러한 한계 중 하나는, 앞서 보았듯이 상이한 철학 체계에서 덕과 덕목에 대한 정의(定義)의 다양성이다. 이러한 차이들을 해소하고 타협시키는 것은 실로 엄청난 작업으로, 서로 대립하는 두 철학 체계를 타협시키려는 것이나 다름없다. 매킨타이어는 이러한 기획이 얼마나 어려운 것인지를 보여 주었는데 이는 어쩌면 불가능에 가까우리만큼 어려운 것으로서, 많은 차이가, 그의 용어를 빌리자면, "통약(通約) 불가능하며 번역 불가능"하기 때문이다.[1)]

다원주의적인 우리 사회에는 합의된 철학적 인간학이나 형이

1) Alasdair MacIntyre, *After Virtue*, 2d ed., Notre Dame, IN: Notre Dame University Press, 1984, pp.190~195.

상학이 없다. 이러한 것이 결여된 상태에서 우리는 인간을 위한 선이라는 어떤 공통된 생각의 토대를 상실하게 된다. 그 결과, 덕목들이 지향 삼아 행위자를 성향 짓게 한다고 생각하는 목적(telos)이 모호해진다. 결과적으로, 도덕 목적 간의 차이점은 상대화되고, 주관적이 되고, 순간의 긴급함에 따라 타협이 가능한 것이 된다. 그리하여 종국에는 그러한 필연적인 목적에 따라 질서지은 덕목들이 문제가 된다.

하지만 선의 정의에 대한 합의가 있을 때조차도, 덕 윤리의 논리에는 일정한 순환성이 있다. 그 순환성이란 다음과 같다. 도덕적으로 좋은 행위는 유덕한 사람이 한 것이고, 유덕한 사람은 도덕적으로 좋은 행위를 한 사람이다. 이러한 순환 논리는 모든 이에게 좋음에 대한 공통적인 개념이 수용될 때 받아들여질 수 있다. 그러한 공통적인 개념이 없을 때, 품성과 도덕적으로 좋은 행위 사이를 연결하는 논리적 일관성은 더 이상 지속될 수 없다. 품성에 대해서든 행위에 대해서든, 덕을 넘어선 어떤 정당성이 모색되어야 한다. 구체적인 도덕적 행위 지침의 필요성이 절실해진다. 행위 지침이 없다는 점이 초래하는 도덕적 주관주의(moral subjectivism)와 정감주의(emotivism)로의 필연적인 쏠림을 거부하기 위해서, 사상가들은 원칙 기반 윤리로 돌아서게 된다.

원칙은 행위에 관한 일반적이거나 보편적인 지침이다. 원칙은 더 근본적인 도덕적 전제와 직관으로부터 파생되거나, 그렇게 하지 말라는 도덕적으로 설득력 있는 이유가 없는 한 존중되어야만 하는 조건에서만 도덕 진리로 수용될 수 있다. 더 근본적인 선험적 도덕 개념으로부터 도출된 원칙의 예로는 칸트의 정언명령(定言命令), 밀과 벤담의 공리의 원칙, 좋은 것을 행하고 악을 삼가라는 양지양능(良知良能, synderesis)의 스콜라학파 원칙이 있다. 조건부 원칙의 예는 로스(W.D. Ross)가 제안한 것들이다.[2] 로스의 방법은 비첨(Beauchamp)과 칠드레스(Childress)에 의해 그들의 매우 영향력 있는 책, 『생명 의료윤리의 원칙들』에 도입되었다.[3]

이 책에서 우리의 관점은 오늘날 의료윤리의 복잡성을 생각할 때, 덕 기반 윤리가 그 자체로는 의료윤리에 충분하지 않다는 것이다. 그러나 여전히 의사의 품성이, 그리고 당연히도 환자의 품성이 도덕적 선택과 행위의 핵심이기 때문에 덕 기반 윤리를 의료윤리에서 잘라내 버릴 수도 없다. 원칙을 해석하고, 적용할 원칙과 무시할 원칙을 선택하고, 우선순위를 정하며, 자기 인생사와 현재 삶의 상황에 맞추어 그 원칙을 구체화하는 것은 행위자다. 이러한 현실이 과거의 생명 의료윤리와 임상 윤리의 고찰에서 너무도 자주 무시되어 왔다. 규칙 기반의 윤리와 덕 기반 윤리 모두의 건전성을 위해 그 둘 사이에 적절한 균형이 이루어져야 한다.

원칙 기반 윤리는 그것 나름의 한계가 있다. 실제로, 이러한 한계를 인식하고, 최근 우리는 의료윤리에서의 '원칙주의'에 대한 반발의 한가운데에 있다.[4] 어떤 사람은 원칙이 너무 추상적이고, 도덕적 판단에 이를 적용하는 것이 너무 형식적이며, 도덕적 선택을 하는 구체적인 인간 개인으로부터 너무 멀리 떨어져 있다고 말한다. 다른 이들은 이 원칙이 유구한 도덕 전통에 근거를 두지 않고 있다고 비난한다. 또 다른 이들은 원칙이 지나치게 유

2) W. D. Ross, *The Right and the God*, Indianapolis: Hackett, 1988.

3) Tom L. Beauchamp / James F. Childress, *Principles of Biomedical Ethics*, 3d ed., New York: Oxford University Press, 1989.

4) *Journal of Medicine and Philosophy* 15(2)(April 1990)를 참조하라.

럽계 백인 남성들의 도덕 심리를 중심으로 하고 있어서 여성, 비유럽계 사람들에게는 의미가 없다고, 혹은 '우뇌'(직관적/정서적)에 상반되는 의미에서 '좌뇌'(분석적)로[5] 생각하는 사람의 도덕 심리에 의해 지나치게 주도된 것이라고 보았다.

원칙 기반 윤리에서 발견된 결점에 대한 처방들이 다양하고 새로운 접근 속에서 모색되어 왔다. 그리고 자연히 도덕성의 다른 원천이나 적어도 도덕 분석의 다른 방법들로 관심이 이동해왔다. 하나의 대안은 더 세련된 현대적인 버전의 결의론으로서 툴민(Toulmin), 존슨(Jonsen), 하우어워스(Hauerwas), 프로디(Prody), 헌터(Hunter), 그리고 어느 정도는 매킨타이어까지 포함한 이들이 발전시킨 것이다. 이 저술가들은 집단과 개인의 서사(敍事, narrative), 이야기, 혹은 전통을 강조한다. 그렇게 되면 도덕적 행위는 도덕적 행위자가 그 안에서 살아가며 번창해 나가는 공동체의 가치에 비추어 판단된다. 라이히(Reich)는 '경험적 윤리'를 호소하는데, 우리가 이해하기로 이는 심리적으로 배려하는 윤리다. 라이히는 장애가 있는 신생아와 관련된 어려운 사례들에서 이 이론을 적용하고 있다. 다른 이들은 원칙 기반 윤리의 결점에 대한 주요한 처방을 여성주의 심리학에 내재된 대안적 윤리에서 찾는다.[6] 마지막으로 몇몇은 의료적 관계를 텍스트로 읽는 해석학적 접근을 처방으로서 선호한다.[7]

원칙 기반 윤리에 대한 이러한 대안은 덕 윤리와 어떤 유사점

5) 옮긴이 주: 저자들이 좌뇌 · 우뇌를 잘못 표기한 것으로 보여 수정하였다.

6) Nel Noddings, *Caring: A Feminine Approach to Ethics and Moral Education*, Berkeley: University of California Press, 1984.

7) Stephen L. Daniel(Guest Ed.), "Interpretation in Medicine", *Theoretical Medicine* 11(1)(Mach, 1990).

을 갖는데, 왜냐하면 이 대안은 원칙이 원칙 기반 윤리에 비해서 사람, 행위자, 그리고 상황을 더 많이 강조하기 때문이다. 그렇지만 그 대안이 단독으로 설 수 있느냐에 있어서 덕 윤리보다 더 나은 바가 없다고 우리는 생각한다. 무엇에 근거해서 성립한 것이든, 그것이 경험이든, 도덕 심리의 차이든, 결의론이든, 서사든, 혹은 텍스트적 접근이든, 이러한 대안은 궁극적으로는 주관주의(subjectivism), 심리주의(psychologism), 그리고 정감주의(emotivism)로 향한다. 우리의 경험은 필연적으로 제한되어 있고, 우리의 '이야기들'은 우리의 전통이 그러하듯이 문화적으로 구속을 당한다. 또한 개별 사례에 대한 우리의 분석은 '상황주의'라는 지속적인 위험에 노출되어 있다. 그리고 성차(性差)에 근거한 윤리는 그것 나름의 내피를 걸치고 있다. 그렇다고 이러한 각각의 새로운 접근법이 의료윤리에 기여할 것이 있다는 점과 의(醫)의 도덕철학에 관한 통합적이고 포괄적인 시도라면 어떤 것이든 이 접근법을 염두에 두어야 한다는 점을 부인하는 것이 아니다.

각각의 접근의 한계가 다른 접근의 강점과 조화를 이루기 위해서는 원칙 기반 윤리에 대한 새로운 대안뿐만 아니라 덕 기반 윤리가 어떻게든 원칙 기반 윤리와 공조해야 한다는 것이 우리의 주장이다. 원칙에 대한 최근까지 대안과 비교해 덕 기반 윤리의 우월성을 주장하려고 시도하지는 않을 것이다. 원칙과 덕목의 관계를 더 명확하게 파악하는 가운데 그 관계를 의료 관계의 각각의 덕목에 적용하면서 원칙 기반 윤리에 대한 대안이 갖는 뉘앙스를 상당 부분 담을 수 있다고 믿는다.

덕목과 원칙 사이에 연결 고리가 있는가

덕 기반 윤리에서 덕은 대체로 의무 기반 체계나 원칙 기반 체계와 대조된다. 이들 사이의 연계 가능성이 자주 강조되는 것은 아니었다. 칸트는 덕과 의무를 융합함으로써 이 문제를 '해결'한다. 그는 유덕한 사람을 자기 의무를 행하는 자로서, 윤리에서 최고 도덕 원칙인 정언명령에 따라 행위하는 자로 규정한다. 비첨과 칠드레스는 프랑케나(Frankena)와 마찬가지로, 특정한 덕목과 특정한 조건부 원칙을 연관시킴으로써 연결을 시도했다.

이러한 해결책 중 어떠한 것도 만족스럽지는 않다. 칸트는 원칙·의무·덕 간의 차이를 무시하고 전체를 합리주의적인 기획으로 압축함으로써, 옳고 선한 행위와 품성을 만드는 습성이나 성향이라는 아리스토텔레스적이며 아퀴나스적인 개념의 자리를 남겨 두지 않는다. 비첨과 칠드레스는 원칙과 덕목이라는 개념을 분리한 채로 놔두지만, 그것들을 연결하거나 구별하기 위해 개념적으로 설득력 있는 방식을 제공하지 않는다. 매킨타이어는 실무와 그 실무가 체화된 공동체를 통해서 덕을 정의하는데, 어떤 현대 윤리학자들보다도 더 나아갔다. 아마 이에 필적할 이는 엘리자베스 앤스콤(Elizabeth Anscombe) 정도일 것이다. 하지만 그녀는 여전히 덕목을 원칙이나 의무와의 어떤 명백한 개념적 관련성 속에서 다루지 않았다.

이러한 어려움에도 불구하고, 도덕 이론은 도덕적 분석과 의사결정에 있어서 덕과 원칙을 통합하는 만족스러운 방식을 요구하지만, 실제로는 기대에 훨씬 못 미친다. 유덕한 사람은 단지 원칙을 옳게 사용하는 사람, 즉 올바르게 추론하고 탄탄하게 전개해서, 원칙에 기초한 설득력 있는 논증을 제공하는 사람일 뿐인가? 당연하게도 이는 사실일 리 없다. 도덕적 분석 기술을 완전히 익히고도 여전히 미심쩍은 품성의 사람일 수 있다. 이는 우리가 숙련된 윤리학자 가운데서도 발견할 수 있을 만큼, 그리 드문 일도 아니다. 소(小) 히피아스(Minor Hippias)가 당혹스럽게 보여 주었듯이, 우리는 실질적이고 능숙한 논증을 전개해서, 좋은 품성의 사람이라면 누구도 받아들일 수 없는 결론을 이끌어 낼 수도 있다.[8] 반대로 거의 모든 상황에서 잘 행동할 것이라고 우리가 믿는 많은 좋은 사람들이 윤리 원칙에 대해서는 무지해서 자기가 선택한 이유를 설득력 있게 제시하지 못할 수도 있다는 것을 알고 있다. 윤리는 분명히 도덕적 분석과 의사 결정에서 기술적인 행위 이상의 의미가 있다.

우리는 여기서 어떤 덕 이론이든 그 자체가 가지고 있는 중요한 딜레마에 직면하는데, 그것은 다음과 같다. 누군가는 윤리 원칙을 잘 파악하면서도 이것들을 올바르게 혹은 신뢰할 수 있을 정도로 적용하지는 못할 수도 있다. 또 다른 한편으로는 도덕 원칙을 잘 알지 못하거나 혹은 이에 대해 부정확하게 추론하면서도, 그들의 행위가 올바를 것이라고 신뢰를 하게 되는 그런 품성을 가진 사람들이 있다. 그렇다면 윤리의 기초는 품성만으로 충분한가? 도덕철학에서 덕은 모든 경우에 충분한가?

그렇지는 않을 것이다. 왜냐하면 좋은 성향이나 좋은 품성만으로 행위나 도덕적 선택이 좋다는 것을 보장할 수는 없기 때문이다. 좋은 성향이나 좋은 품성은 좋은 의도와 동기를 보장할 수

8) Plato, *Lesser Hippias in The Dialogues of Plato*, B. Jowett(tr.), Raphael Demos (intro.), New York: Random House, 1937, pp.715~729.

있다. 하지만 행위와 인격체의 도덕적 성질은 의도와 상황 및 행위들이 서로 관련된 방식에 달려 있다. 도덕적 원칙은 이러한 관계의 도덕적 성질을 평가할 수 있는 기준점이다. 완전한 도덕 이론이라면 적어도 의무, 원칙, 덕 사이에 어떤 개념적인 연결 고리가 있어야만 한다.

우리가 다음 장에서 주장하겠지만, 의(醫)는 본질적으로 도덕적 기획이다. 의료윤리의 원칙은 특정한 유형의 인간관계 속에서 치유하기, 돕기, 돌보기 등과 같은 의료 활동의 목적과 목표로부터 도출되는 옳음과 좋음에 관한 진술들이다. 의사의 의무는 의료 활동에 참여한 사람들, 그래서 결과적으로 의(醫)의 목적에 자신을 헌신한 사람들이 자발적으로 떠안는 책무다. 그들은 또한 앞서 말한 그 사실로 인해, 의(醫)의 목적이 실현되기 위해서 의료 행위를 인도해야 하는 원칙에도 헌신한다. 덕목은 의사와 환자라는 행위자들을 그 목적을 달성할 선택으로 성향 짓는 품성적 특질이다. 덕목은 한편으로 도덕적 선택이 항상 혹은 대부분[9] 의(醫)의 고유한 목적으로 향할 수 있도록 힘을 부여한다. 그러한 품성이나 덕을 지닌 사람은 습성적으로 해당 활동의 목적을 추구하려고 한다. 이것이야말로 유덕한 사람이 이루어진 모습, 행위에 있어서 이성(*ratio agibilium*),[10] 다시 말해서 목적과 수단, 모두에 작용하는 이성이다. 아퀴나스는 분별이란 행위에 있어서 올바른 이성(*recta ratio agibilium*)[11]이라고 정의했다. 그렇다면 덕이

---

9) 일반적으로 대부분의 경우에 참이다. 이성의 시기 이전까지 윤리적 원칙은 형이상학적 차원의 진리가 아니라 윤리적 차원의 확실성의 사안으로 간주되었다. 예외가 원칙상으로는 수용되었다. MacIntyre, *After Virtue*를 참조하시오.

10) St. Thomas Aquinas, *Summa Theologiae*, 2, 2ae, qq.47-48.

11) *Ibid.*, 1, 2ae, qq.57, a.4.

란 흄과 영국 경험론자들이 말했듯 적절한 도덕감에 지나지 않는가? 무엇이 좋은 것인가에 대한 직관으로서 도덕감은 분명 덕에 대한 개념의 일부이긴 하지만 전부는 아니다. 왜냐하면 덕에는 합리적 구성 요소도 있기 때문이다. 실천적 지혜, 혹은 분별은 구체적인 도덕적 상황에서 습성적으로 올바른 일을 선택하도록 하는 도덕적이면서 지적인 덕목이다.

도덕적 사안에서 원칙은 가장 근본적이고 가장 보편화가 가능한 도덕적 실재다. 의무론자에게 원칙은 모든 상황에서 구속력 있는 행위 지침이고, 의무론이 어떤 예외를 인정하는 것일 때에는 적어도 조건부로 그러하다. 원칙은 도덕적 행위의 가장 근본 사항에 대한 고려에서 나온다. 이는 도덕적 원칙의 가장 근본적인 것들, 예를 들어 좋은 것을 행하고 악을 피하라는 스콜라 사상에서 양지양능(synderesis)의 원칙에서처럼, 종종 직관적으로 인지된다. 원칙의 이러한 일반성 때문에 개별 사례의 적용에서 해석될 필요가 있다. 여기서 우리는 헤어(Hare)와 함께, 보편화 가능성(universalizability)과 일반성(generality)은 같은 것이 아니라는 점을 지적하고자 한다.[12] 몇몇 도덕 원칙은 상당히 구체적이면서도 여전히 보편화가 가능하다.

원칙은 어떤 근본적이고 보편적인 도덕적 진리에 대한 진술이며 이 진술은 행위 지침으로서도 표현이 가능하다. 따라서 인간이 추론을 거친 선택, 즉 자기 자신의 것이며 타인과 공유하거나 공유하지 않을 수 있는 그런 선택을 할 수 있는 능력 덕분에 인간이 인간으로서 존중받을 자격이 있다고 진술될 때, 이는 하나

12) R.M. Hare, *Freedom and Reason*, New York: Oxford-Clarendon Press, 1985, pp.3~37.

의 원칙이다. 이 원칙은 인간 존재에 대한 사실에 기초하고 있다는 점에서 근본적인 것인데, 인간 존재는 추론할 수 있고, 미래를 계획할 수 있고, 그럼으로써 자기 미래의 방향을 스스로 결정할 수 있는 능력을 소유한 존재로 본질적으로 규정되는 종이다. 중대한 이유 없이 누군가의 자기 지배력(self-governance)을 침해하는 것은 다른 사람의 인간성을 심대하게 박탈하는 것이다. 예컨대, 뇌 기능 장애로 인해 자기 지배력을 상실했거나, 혹은 다른 사람의 자기 지배력을 이용하는 것 같은 매우 중대한 이유만이 이 원칙의 완화나 기각을 정당화할 수 있다.

도덕적 행위 지침으로 언급되는, 자기 지배력에 대한 이러한 존중은 우리에게 우리와 상호 작용하는 사람들이 단일한 행위, 일련의 행위들, 혹은 그들의 삶 전체를 두고 목적으로 선택한 것을 실현할 수 있도록 그들을 존중하고, 강화하고 또는 그들에게 권한을 주어야 한다고 명한다. 이러한 행위들이 도덕적으로 중립적인지, 옳은지, 그리고 좋은지, 아니면 그릇되고 나쁜지는 인간 삶의 목적이나 목표와 일치하느냐에 달려 있다. 아퀴나스가 그러했듯이, 사람들이 각자 신택하는 목적은 좋음이라는 외양 아래에서 선택된다고 우리는 추정한다.[13)]

유덕한 사람이 이 원칙을 존중하는 데 있어서 덕이 있다고 하는 것은 단순히 이 원칙을 준수했기 때문은 아니다. 그 원칙이 자신으로부터 비롯되지는 않았지만 타인을 존중함으로써 자신의 의도와 원칙을 일치시켰으며, 그 원칙을 존중하도록 습성적으로 성향 지어졌기 때문에, 더 나아가 그것을 아주 탁월하게 행하도

13) St. Thomas Aquinas, *Summa Theologiae*, 1, 2ae, qq.9-10; q.18.

록, 그러니까 최대한 충실하게 따르도록 성향 지어졌기 때문에 덕이 있는 것이다. 따라서 유덕한 사람은 그 원칙을 존중하기 때문에 유덕한 것이 아니라, 근본적이고 보편적인 원칙의 본성을 인지하기 때문에, 단지 칸트적인 의미에서 말하는 의무가 아니라 자기 자신의 품성 일부로서 원칙을 바라보기 때문에 유덕한 것이다. 품성의 일부로서 원칙이라는 것은, 말하자면 '품성'(character)이라는 낱말의 어원적인 의미에서, 자기 자신의 바로 그 인격과 정체성에 새겨졌다는 의미이다. 유덕한 사람은 자신의 도덕적인 선택과 행위에서 덕을 실현하는 방식으로 탁월성(*aretê*)를 계발한다.

그러나 자기 지배에 대한 존중, 선행, 정의, 정직, 진실 말하기 등 어떠한 원칙이든 유덕한 사람이 존중하기 때문에 도덕적으로 가치 있는 것은 아니다. 우리는 유덕한 사람을 존경하는데, 이는 오히려 그가 완벽을 추구하는 성실함으로 해당 덕을 실천할 것이라고 알고 있고, 또 신뢰할 수 있는 사람이기 때문이다. 덕의 실천에 있어서 완벽에 대한 추구는 우리가 '도덕의 가장자리'(moral margin)라고 부를 만한 선택과 행동의 영역에 있어서 가장 뚜렷하게 드러날 것이다. 도덕의 가장자리란 옳음과 좋음, 그름과 나쁨 사이의 대조가 분명하지 않고, 덕과 악덕이 도덕적 중립으로 합쳐지며, 의무를 오로지 의무로만 따르는 사람들이 문자 그대로의 도덕법을 넘어서도록 강요받지 않는 선택과 행위의 넓은 범위를 말한다.

이와 유사하게, 유덕한 사람은 흄의 주장처럼, 그의 행위가 사람들에 의해 칭송받을 만하다고 판단되기 때문에 유덕한 것이 아니다. 오히려 좋은 사람이 되는 것과 다름없는 것이다. 인간으로서 우리가 인지하는 완벽에 대한 습성적 성향을 보여 주는 방식으로 어떤 이가 습성적으로 지각(知覺)하고, 행위하기 때문에 우리는 그 사람을 유덕하다고 본다.

제13장에서 우리는 덕과 초과 의무에 대한 해석을 구분하고, 오늘날 의료 전문직이 흔히 직면하고 있는 실제 도덕적 선택 중 몇몇에서 덕 기반 윤리가 어떤 차이를 만드는지 살펴볼 것이다.

따라서 원칙은 좋은 사람의 행위를 안내해 주는 일반적 진술이다. 칸트가 말했을 법하게, 어떤 사람이 원칙을 따른다거나 그의 의무를 행했기 때문에 유덕한 것이 아니다. 오히려 그 원칙은 도덕적 관계로부터 타당성을 확보하는데, 여기서 도덕적 관계는 자신의 가치와 목적과 목표와 인생 계획을 선택할 수 있는 이성적 존재들 사이에서 얻어지는 것이다. 유덕한 사람은 실천적 지혜가 있어 개별 사례에서 무엇이 옳고 좋은 것인지를 식별하는 데 필수인 지적 능력이 있다. 인간의 행위는 실천하는 지혜로부터 나오며 이는 일반화가 가능하다. 우리에게 좋음과 옳음을 인식할 수 있도록 해 주는 것은 분별, 즉 실천적 지혜다. 모든 인간은 좋음을 행하고 악을 피하려는 경향이 있다. 더욱이, 모든 인간은 실천적인 원칙에 대한 앎을 가능하게 하는, 마음의 자연적인 습성(*Syncleresis*)을 가지고 있다. 일반적으로나 개별적으로나 무엇이 좋은 것인지에 대한 정의에 있어서 사람마다 차이가 있으며, 도덕적으로 요구되는 선에 자신의 행위가 얼마나 일치하는지 생각하는 정도에서도 차이가 있다. 악한 사람도 겉으로 보기에 좋아서 악을 행하는 것이다. 앞 장에서 우리는 마키아벨리(Machiavelli), 니체(Nietzsche), 그리고 의(醫) 철학에서는 엥겔하르트(Engelhardt)와 같은 덕 반대 이론가들을 논했다. 덕과 악덕을 혼동하는 이러한 사상가들마저도 덕이라는 개념에 대한 기본적인 믿음은 여전히 고수한다. 그렇다면 원칙은 좋은 사람에 대한 예측 가능한 규칙, 즉 그가 개별 상황에서 행하리라고 예상할 수 있는 것을 성문화하고 제공하는 것이다. 유명한 보드게임, 스크러플(Scruples)이 바로 이러한 예측 가능성을 기반으로 한다. 덕은 기껏해야 엄격한 규칙 준수로만 드러나므로 누군가가 덕이 필요치 않다고 주장할지라도, 내면적 성향 혹은 '덕'은 그 규칙을 준수하거나 복종하는 데 탁월함을 지향한다.

어떠한 도덕적 선택을 내리거나 행위를 선별하는 데 있어서, 원칙은 기준점으로 필요하지만 그것으로 충분한 것은 아니다. 왜냐하면 모든 도덕 행위는 시간, 공간, 장소, 사람과 엮여 있는 특정한 행위이기 때문이다. 도덕적 결정은 원칙에 관한 결정이 아니라 상황·의도·목적과 원칙의 관계에 관한 것이다. 도덕주의자(moralist)들은 어떤 도덕적 행위에서든 개별자의 무한한 다양성을 인정한다. 그들은 원칙을 알고 있으며 세부 사항과 사실의 관계 속에서 원칙 사이의 우선순위를 매길 수 있다. 그들은 형식적으로 그렇게 한다. 도덕주의자를 포함해 우리 대부분은 우리의 개별적 결정에 있어서 덜 형식적이다. 분별이라는 덕, 즉 실천적 지혜는 개별 사례에서 원칙과 구체적인 사실들에 대해 순서를 매기면서 우리를 옳음과 좋음에 도달할 수 있게 해 준다. 이는 그 어느 곳에서보다 의료 결정에서 특히 도드라진다. 개개인의 질병 경험이 독특하며, 그 같은 경험과 도덕 원칙의 관계가 명백하지 않기 때문이다. 분별력 있는 의사와 환자야말로 사실과 원칙을 습성적으로 가장 민감하게, 또 각각을 올바르게 순서 매기는 사람이며, 환자의 선(善)을 이루기 위해, 그리고 부차적으로는 업무상 의사의 선을 이루기 위해 적절하게 행위할 수 있는 사람이다.

이 시점에서 우리가 개인적 도덕성에 관해 말할 수 있는 두 가지 의미를 구별하는 것은 중요하다. 하나는 도덕성을 위태로운 것으로 언급하는 것이며, 다른 하나는 본질적인 것으로 언급하는 것이다. 만약에 우리가 개인의 도덕성을 언급하면서 너무도 많은 현대 도덕주의자들이 그러하듯이 도덕성이란 개인적인 문제라고, 그래서 우리 개개인이 무엇이 우리에게 옳고 좋은 결정인지를 정한다고, 그리고 우리 개개인의 인상(印象)이 도덕적 적법성을 주는 것이라고 말한다면, 그러한 견해는 도덕적 이기주의를 빼고는 원칙에 대한 어떤 개념이든 파괴할 것이다. 그러나 개인의 도덕성이란 도덕적 결정의 중심에 있는 사람, 즉 행위자를 가리킬 수도 있으며, 이 행위자는 그 사람을 넘어선 어떤 것, 즉 도덕성의 원칙들과 자신의 고유한 경험을 나란히 두어야만 하는, 경험의 담지자다. 윤리가 상황, 의도, 혹은 목적과는 무관하게 원칙에 의해 받아쓰기 된, 처음 둔 수(手)에 따라 전형적으로 반응하는 체스게임 이상의 것이라면, "개인적"인 것에 관한 이러한 이해가 필수적이다.

과실(過失)을 포함해 도덕의 특성은 도덕적 선택과 행위의 매 순간마다 원칙에 따라 우선순위를 매기는 것에 있다. 그렇기에 도덕의 특성은 구체적이고도 생생한 현실에 의존한다. 아퀴나스는 설득력 있게 주장한다.[14] 도덕적 행위는 우리 개개인의 삶에서 누가, 언제, 어디서, 어떻게, 왜와 불가분하게 묶여 있다. 우리

14) *Ibid.*, qq.55-67; 2, 2ae, qq.47-51.

는 원칙 덕분에 상황주의자(situationist), 정감주의자(emotivist), 이기주의자(egoist) 윤리의 오류로부터 구제받는다. 그러나 원칙은 그 자체로는 개인을 없애고 비인간화될 수 있다. 덕 기반 윤리는 분별이라는 덕을 통해 추상적인 실재로서 원칙과 의무를 우리 개개인의 삶의 상황과 연결시킨다.[15] 아퀴나스는 아리스토텔레스와 플라톤이 결여한 것, 즉 궁극적인 선에 대한 분명한 개념인 하느님과의 합일이라는 최고선(*summum bonum*)을 추가하면서 선에 대한 개념을 도덕적 삶(moral life)의 중심 위치로 되돌려 놓는다. 아퀴나스의 관점에서, 덕목은 우리가 최고선을 획득할 수 있는 성향을 짓게 하고, 구체적인 의무는 그 의무가 덕 있는 행동과 합치되는지 여부로 가늠할 수 있다.

의무는 어떤 원칙이나 규칙이 요구하고 도덕적으로 의무를 짓게 하는 것에 대한 구체적인 진술이다. 이는 우리 자신이 하기 바라는 것과는 대조를 이룬다. 도덕철학의 창시자들, 즉 소크라테스, 플라톤, 아리스토텔레스는 도덕 행위자가 습관적인 성향으로 선과 선을 행하도록 하는 그러한 특징인 덕에 대해 더 많은 관심을 쏟았다. 유덕하게 살아가야 하는 것이 인간의 의무라는, 즉 불변의 자연법칙과의 합치 측면에서 덕목 자체가 규정될 수 있다는 생각을 소개한 것은 스토아학파였다. 그리스도교와 유대교 사상은 동일한 방향을 취했는데, 이는 곧 계시에서 드러나는 대로, 삶을 하느님의 최고 법에 부합시키는 것을 요구하는 것이었다. 칸트는 의무와 원칙을 동일시하는 데서 가장 멀리 나아갔다. 그에게, 최고의 의무 논리는 이성의 의지에 따라 직관적으로

15) Etienne Gilson, *Moral Values and the Moral Life: The Ethical Theory of St. Thomas Aquinas*, Hamden, CT: Shoe String Press, 1961.

인간에게 드러난 정언명령에 포함되어 있다.

흄은 "덕에 대해서 생각하거나 성찰해 본 사람이라면 누구든지 동의하거나 승인할 마음의 성질"이 덕이라고 정의했다.[16] 따라서, 덕목은 타인의 공감(共感)을 이끌어 내는 특징이 있다. 흄은 게다가 행위 그 자체보다는 행위가 나오게 되는 동기에 덕을 귀속시켰다. "도덕적 성질을 발견하기 위해서 우리는 내면을 들여다보아야 한다. 이는 직접적으로는 할 수 없으며, 따라서 우리는 외적 표지로서 행위에 주의를 기울인다. … 칭찬과 찬성의 궁극적인 대상은 그들〔그 행위들〕을 산출한 동기다."[17] 이는 도덕적 성질을 우리 의도의 성질에 위치시킨 아벨라르(Abailard)의 관점에 가깝다. 사회적 찬성에 기초한 덕목에 대한 흄의 관점은 덕뿐만 아니라 의무도 사회적 관습, 교육, 혹은 삶의 상황에서 여타 우연들과 우리 개인의 전기에 기반한다는 자연주의(naturalists) 이론에서 가장 잘 드러난다. 이 관점에서 의무는 관습으로서 사회적으로 승인되거나, 심어지거나, 혹은 수용된 것에 부합하게 행위를 할 책무다. 이 관점에서 도덕 원칙은 다음과 같다. "너의 행위 배후에 있는 동기가 보편적으로 승인되거나 혹은 사회적 관습과 일치하게 행동하라." 이것은 "합의에 따른 덕"(virtue by consensus)이라고 불려왔으며 흄, 허치슨(Francis Hutcheson), 그리고 애덤 스미스(Adam Smith)가 공유한 관점이다. 호프(V.M. Hope)가 그의 흥미로운 연구에서 보이듯이, 그들은 무엇이 도덕적으로 적절하며 또 무엇이 합의를 구성하는가에 대해 다른 의견을 가질지 모른

16) David Hume, *An Enquiry Concerning the Principles of Morals*, J.B. Schneewind (ed.), Indianapolis: Hackett, 1988, p.68, n.50.

17) David Hume, *A Treatise of Human Nature*, L.A. Selby-Bigge(ed.), New York: Oxford-Clarendon Press, 1978, p.477.

다.[18)]

오늘날 생명 의료윤리의 원칙 기반 이론의 학자 중 가장 영향력이 있는 비첨과 칠드레스는 흄과 매우 유사하게도 덕, 규범, 원칙을 동기(motivation)를 통해 연결시킨다. 그들은 "유덕하다는 것은 좋은 상황을 가져오도록 성향 짓게 하는 것뿐만 아니라 좋은 것을 욕구하는 것까지다"[19)]라고 주장한다. 그러나 안타깝게도 무엇이 '선'을 구성하는지에 대해서는 우리가 필수적이라고 생각하는 만큼 충분하게 논의하지 않는다. "사람들은 옳은 것을 행하지 않을 수 있기 바라면서도, 동시에 옳은 것을 행하도록 하는 성향이 있고, 그렇게 행하도록 의도하고, 그렇게 행할 수도 있다."[20)] 유덕한 의사라면 환자의 선을 의(醫)의 목적으로서 적합하게 추구할 것임을 비첨과 칠드레스가 의미했다고 우리는 풀이한다. 의사의 동기는 무엇보다 먼저 그 목적을 성취하기 위한 것이어야 하지, 보상이나 특권, 권력, 승진을 얻기 위한 것이어서는 안 된다.

비첨과 칠드레스는 원칙, 의무 기반 윤리, 덕 기반 윤리가 양립할 수 있고 상보적이라고 주장한다. 덕 기반 윤리는 그 자체로는 불충분한데, 왜냐하면 특히 곤란한 딜레마에 직면했을 때 어떻게 결정을 내려야 하는지에 관해서조차 도움이 되는 행위 지침을 주지 않기 때문이다. 이 입장은 타당하다. 비첨과 칠드레스는 모든 원칙에는 상응하는 덕이 있다고 제안한다.[21)] 그러나 그

18) V.M. Hope, *Virtue by Consensus: The Moral Philosophy of Hutcheson, Hume and Adam Smith*, New York: Oxford-Clarendon Press, 1989, p.2.

19) Beauchamp / Childress, *Principles*, p.375.

20) *Ibid.*

21) *Ibid.*, p.379.

들의 표[22]를 검토해 보면,[23] 그들이 제안하는 '상응 혹은 상관관계'는 다소 부자연스럽게 보인다. 자율성 존중의 원칙은 존중의 덕이 되고, 해악 금지의 원칙은 악의 없음의 덕이 되고, 선행의 원칙은 선의의 덕으로, 정의의 원칙은 정의의 덕으로 남아 있게 되며, 진실은 진솔함의 덕이 되는 식이다. 이런 상응은 행위 지침을 주관적인 진술로 바꾸고 새로 이름을 부여하는 것에서 대체적으로 일관되어 보이지만 상응하는 둘 사이의 본질적인 차이를 보여 주지 못한다.

그들이 "파생적 책무" 그리고 "행위의 이상(ideal)"이라고 부르는 경우를 살펴보면, 동일한 단어들이 이에 상응하는 덕목에 쓰이고 있다. 비첨과 칠드레스는 핵심 덕목들 네 개 중 세 개[24] 즉 분별, 용기, 절제가 그들 틀에 맞지 않는다는 것을 인정한다. 그들은 책무와 덕목 간의 관계가 "깔끔하지는 않다"고 하면서도 "어떤 이론에서도 포괄성을 희생하면서까지 깔끔함을 추구해야 하는 것은 아니다"라고 결론짓는다.[25]

덕과 의무 기반 이론이 상보적이라는 일반적인 결론에 우리도 동의한다. 각각은 도덕적 선택과 행위에 대해 차별적이면서 상보적인 시각을 제공한다. 그러나 특히 의료윤리의 범위에서는 더 정확한 개념 연결이 바람직하다고 우리는 주장한다. 예를 들어, 비첨과 칠드레스는 연민을 "행위의 이상"이라고 분류한다. 그들

22) 옮긴이 주: 비첨과 칠드레스는 행위 지침 혹은 규범과 덕목 그리고 이상 사이의 일대일 상응 관계 혹은 상관관계를 그들의 책 『생명 의료윤리의 원칙들』에서 표 형식으로 제시하였다.

23) Beauchamp / Childress, *op.cit.,* p.380.

24) 옮긴이 주: 플라톤과 아리스토텔레스는 절제, 용기, 지혜(분별), 정의를 네 개의 핵심 덕목으로 제시하였다.

25) Beauchamp / Childress, *op.cit.,* p.381.

은 연민이 바람직하긴 하지만 도덕적 책무인 것은 아니라고 말한다. 말하자면, 자율성 존중이 도덕적 책무인 것과 마찬가지인 정도로 연민이 도덕적 책무인 것은 아니라는 것이다.

그러면 의료 관계에서 '의료' 덕목 중 몇몇을 조금 더 자세하게 검토해 보겠다. 예를 들어 우리는 **'연민'**(compassion)을 의료 관계에서 특별히 중요한 덕목으로 여긴다. 우리는 연민을 환자가 처한 특별한 곤경에서 무엇인가를 느낄 수 있는, 환자의 질병 경험으로 들어갈 수 있는, 그리고 결과적으로 환자의 불안, 통증, 두려움 등을 간접 체험함으로써 함께 아파할 수 있는 의사의 능력이라고 정의할 수 있다. 우리는 이 덕을 제6장에서 자세하게 고찰하겠다. 우리는 다음 장에서 연민을 다루면서 이를 의(醫)의 목적에 필수적인 덕목으로 여긴다. 의사가 의학적으로 무엇을 행해야 하는지 하는 객관적 판단을 환자 입장에서 무엇이 필요한지 지각하는 것과 일치시키지 못한다면 치유는 불가능하다고 본다. 〔의사에게〕 환자에 대한 연민이 없으면, 단지 객관적으로 의학적으로 좋은 것, 즉 환자에게 이로운 것 중 최하위의 좋은 것만을 줄 수 있다.[26] 더 완전한 치유를 위해서는 연민을 통해서 의학적으로 기술적으로 좋음에 대한 객관적 평가가 조율되어야 한다. 의(醫)의 목적을 달성하는 데는 연민이 필수이다. 연민은 좋은 의사의 덕이 되어야 한다.

'지적 정직성'(intellectual honesty)은 다소 다른 예다. 이것은 도덕 행위 지침에 부합하는 의무로 요구될 수 있다. 이는 "네 지식과 무지의 정도를 네 환자와 동료에게 언제나 정확하게 밝혀라"로

26) Pellegrino / Thomasma, *For the Patient's Good: Toward the Restoration of Beneficence in Health Care*, New York: Oxford University Press, 1988.

표현될 수 있다. 지적 정직성은 적어도 부분적으로는, 행위만으로도 평가될 수 있다. 그러나 정직이라는 덕, 즉 기만하지 않으려는 습성적인 성향, 혹은 진단·치료·예후 등의 임상적인 상황에 대해 우리가 아는 것과 알지 못하는 것을 적극적으로 드러내는 성향을 갖지 못하는 한, 우리는 정직할 수 없다.

'선의'(benevolence)는 '선행'(beneficence)과 반드시 연결될 필요는 없는 덕이다. 의사는 자기가 좋아하지 않는, 의료비를 내지 않는, 폭력적인, 혹은 물리적으로 위협을 가하는 환자에게 해를 입히고 싶어 할 수도 있다. 의사는 보복이나 송사나 그의 명성에 금이 가는 것에 대한 두려움 때문에, 그런 환자에게 이롭게 행동할 수 있으나 그중 어떤 것도 가치 있는 동기는 아니다. 여기서 선의의 덕은 부재하지만, 그런데도 선행의 원칙은 적어도 객관적인 의미에서는 지켜졌다. 이는 인격에 대한 존중, 정의, 절제 등에도 마찬가지로 적용될 수 있다. 도덕 원칙과 그 원칙이 포괄하는 의무에 그들의 행위가 객관적으로 일치함에도 이러한 덕목이 없는 의사들에 대해 우리는 낮게 평가한다. 비첨과 칠드레스가 제안했듯이, 덕이 중요한 이유는 어떤 주어진 상황에서든, 유덕한 의사가 옳은 원칙에 따라서 행위를 할 가능성이 더 높기 때문이다. 그리고 여기에 덧붙이자면, 유덕한 의사는 탁월함을 성취하기 위해, 그 원칙의 정신에 담긴 온전한 의미를 성취하기 위해 고군분투할 것이다. 따라서 유덕한 의사는 자기가 마주하는 어떤 상황에서든 올바르게 행동할 것이라고 신뢰할 수 있는 사람이다. 만일 그 의사가 분별이라는 최고의 덕을 갖고 있다면 의사 본인은 해당 사례와 그 상황에서 연민, 지혜, 용기, 그리고 정의가 무엇을 요구하는지를 더 분명하게 파악해 더 깊고 참된 원칙의 의미를 이해하여 그 원칙을 개별적인 해당 사례에 더욱 잘 맞출 수 있을 것이다.

덕목과 원칙 사이의 진실로 만족스러운 개념적인 연결을 식별하는 것은 어렵다. 하지만 우리는 유덕한 의사, 즉 의(醫)라는 목적 달성에 필요한 특수 덕목을 가졌다는 뜻에서 유덕한 의사를 원한다는 것 또한 알고 있다. 이는 의사들에게 원칙과 의무뿐만이 아니라 덕에 대해서도 가르쳐야 하는 충분한 근거가 된다.

덕목과 원칙 사이의 형식적인 연결

우리 중 한 사람(토마스마)은 그래버(Graber)와 함께 덕과 도덕 이론이 서로 연계되는 세 가지 방식, 즉 ① 덕이 도덕 이론을 '강화'하고, ② 중개하고, ③ 덕이 도덕 이론을 대체하는 것의 차이를 구분하며, 덕과 이론의 관계에 대해 연구했다.[27)]

펜스(Pence)를 포함한 많은 이론가가 제시한 첫 번째 관점에서는, 몇몇 도덕 이론들이나 분석의 양식 중 한두 개를 사용해 행위의 도덕적 옳음을 우선 결정한다. 이것으로 도덕 철학자들의 작업은 아마도 완료된다.[28)] 그다음에는 교육자, 훈육자, 정치가, 심리학자, 행동주의자 들의 작업이 시작되는데 이들은 도덕적 활동을 수행하고자 하는 욕구와 동기를 '주입'하려고 시도한다. 동기 주입의 예시는 거의 항상 외재적이며 법을 통과시키거나 장려책

27) Glenn C. Graber / David C. Thomasma, *Theory and Practice in Medical Ethics*, New York: Continuum, 1989, pp.151~172.

28) Gregory Pence, *Ethical Options in Medicine*, Oradell, N.J.: Medical Economics, 1980, pp.17ff.

을 사용하는 것과 같은 방식이다. 싱가포르가 그 좋은 예다. 30년 전 가난한 농경 사회에서 오늘날 현대 도시 국가로 변모하기까지, 매끄러운 사회 전환을 위해 싱가포르는 시민 교육을 위한 법안들을 마련하여 통과시켰다. 그 하나 예를 들자면 엘리베이터 내 방뇨를 막기 위해, 소변에서 나온 암모니아가 감지되는 대로, 엘리베이터는 자동으로 잠기고 숨어 있던 카메라에서 그 장면을 녹화한다. 그리고 주택개발위원회 알람이 울리면서 해당 범죄자를 체포하기 위해 경찰이 출동한다. 방뇨를 한 사람은 고액의 벌금을 물고, 그의 사진이 신문에 실리기도 한다.[29] 물론 외재적인 동기 부여의 예들이 이처럼 모두 극단적이지는 않다. 의학 연구에 참여하는 개인으로부터 '충분한 정보에 의한 동의'(informed consent)를 얻어야 한다는 규칙은 그러한 방법들보다 더 온건하지만 거의 비슷하게 큰 영향력을 미친다.

덕목을 원칙과 그 이론에 연결 짓는 두 번째 방법은 중개다. 이 관점에서는, 원칙 사이의 충돌이 발생하면 유덕한 사람이 이를 중개하거나 혹은 원칙을 적용할 방법을 찾게 되는데, 이는 그 원칙이 제시하는 선을 내면화함으로써 이루어진다 헨리 비처(Henry Beecher)는 인간 대상 연구에 대해서 다음과 같이 주장했다.

> 규칙은 부도덕한 사람을 제어하지 못한다. … 가장 좋은 방법은 의심이 가는 모든 상황과 혹은 먼 미래에 심각한 결과를 초래할 수도 있는 상황에 처했을 때 언제든지 그의 동료를 불러 그들의 조언으로 도움을 받을, 그런 연구자의 품성, 지혜, 경험, 정직, 상상력과 책임감을 다루는 것이다.[30]

29) Stan Sesser, "A Reporter at Large: A Nation of Contradictions", *The New Yorker* 67(47)(January 13, 1992), pp.37~68, n.54.

한때 『뉴잉글랜드 저널 오브 메디신』(*The New England Journal of Medicine*)의 편집장이기도 했던 프란츠 잉겔핑거(Franz Ingelfinger)는 그의 삶의 마지막 즈음에 쓴 유명한 논문에서 의견을 피력하기를, 만일에 의료 전문직이 객관적 규칙과 기준들을 내면화하는 데에 필수적인 덕목을 갖추지 못한다면 그 규칙과 기준을 수행할 수 없을 것이라고 했다.[31]

동일 선상에서, 버나드 로너간(Bernard Lonergan)은 진리를 받아들이는 것이 어떻게 인지적 영역과 의지적 영역에서 일어나는지 언급했다. "진리를 수용하는 것은 그것을 자신의 것으로 만드는 것이다."[32] 그런데 합리적이기 위해서는 생각하는 것과 행동하는 것을 연결시켜야 하므로(그렇지 않으면 심리적인 괴리가 발생한다), "우리에게는 기꺼운 마음으로 진리에 따라서 살고자 하는, 진리에 대한 의지적 수용"이 존재한다. 그 후에, "우리의 감수성을 우리 지식과 결정이 요구하는 것에 맞추는 것으로 이루어진, 진리에 대한 감성적 수용"[33]도 존재한다. 이 통찰 이후에 로너간은 공부란 자기와 진리의 동일화라고 말했는데, 이는 그의 표현에 따르면 "명백해지는 환경"으로 자기 자신의 방향을 정하는 것이다.[34]

---

30) Henry K. Beecher, "Tentative Statement Outlining the Philosophy and Ethical Principles Governing the Conduct of Research on Human Beings at the Harvard Medical School", *Experimentation with Human Beings*, Jay Katz(ed.), New York: Russell Sage Foundation, 1972, p.848.

31) Franz Ingelfinger, "Arrogance", *New England Journal of Medicine* 303(26) (December, 25 1980), pp.1507~1511.

32) Bernard Lonergan, *Insight: A Study of Human Understanding*, San Francisco: Harper & Row, 1978, p.558.

33) *Ibid.*

34) *Ibid.*, p.559.

덕목과 원칙을 연결 짓는 세 번째 방법은 대체다. 이 관점에서, 진리의 내면화는 원칙과 규칙이 존재할 필요가 없을 정도까지 일어난다. 이는 엘리베이터 내 방뇨를 결코 생각할 수조차 없는 싱가포르 사람들의 예로 특징지을 수 있다. 더 중요한 것은, 대체는 덕목의 완전한 내면화를 의미해서 어떠한 규칙이나 안내, 제재 등도 사회에 필요치 않다는 점이다. 이는 인간 대상 연구를 수행하는 기관에 무엇이 필요한지에 관한 비처의 평가에서 그가 소망했던 이상적인 세계를 보여 준다.

그러나 우리가 이미 논했듯이, 덕은 도덕 원칙을 대체할 수 없다. 첫 번째 이유는 덕목이 우리로 하여금 옳고 좋은 행위들을 하게끔 촉구하는 것은 단지 일반적으로, 그리고 대체적(for the most part)으로만 이루어지기 때문이다(토마스 아퀴나스는 이를 윤리적 확신〔*ut in pluribus*〕이라고 칭했다).[35] 달리 말하자면 도덕적 문제에서 형이상학적인 확신이라는 것은 없다는 것이다. 따라서 덕이 도덕 원칙을 대체할 수 없는 두 번째 이유는 모든 인간 존재가 동일한 도덕적 발달 수준에 있는 것이 아니라는 점을 인간 경험이 너무도 잘 보여 준다는 것이다. 모든 이에게 최소한의 요구 수준을 설정하는 데에 있어 국가 지침, 공중도덕 정책, 도덕 규칙들은 필수적이다. 이는 많은 돌봄이 서로를 모르는, 그리고 서로의 가치에 대해서는 더욱 모르는 낯선 자들에 의해 이루어지는 의료에서는 특히 중요하다.

이러한 성찰은 덕목과 원칙의 형식적인 연결에 대한 실마리를 제공한다. 윤리적 원칙은 그것이 체화된 특정 도덕 이론에서만이

---

35) 9번 주석을 참조하라.

아니라 원칙 적용에서도 다른 많은 방식으로 작동하는 것처럼, 덕목도 다른 많은 방식으로 삶의 경험과 우리가 "도덕 공동체"라고 불러온 그런 경험의 네트워크 속에서 작동한다. 원칙은 행위를 명하고, 행위를 가늠하고, 행위를 평가하는 등으로 개인과 사회에 의해 쓰일 수 있다. 덕목 역시 많이 다른 관계를 갖는다. 이것이 매킨타이어가 다음과 같이 말하면서 덕목과 원칙의 상관관계를 강조한 이유다.

> 규칙과 덕목은 서로 연관되어 있다. 예를 들어 정의의 덕을 갖추는 것은 각각의 사람에게 그와 그녀의 마땅한 몫을 주려는 의지와, 각각이 그와 그녀의 마땅한 몫을 받게 하는 질서를 위배하지 않는 규칙을 어떻게 적용할 것인지에 대한 지식을 모두 포함한다. 규칙 적용을 덕목 실행의 일부로 이해한다는 것은 규칙을 준수한다는 것의 요지를 이해하는 것이다. 왜냐하면 우리는 인간〔종〕의 목적(*Telos*)이 성취될 수 있는 유형의 삶을 구성하는 데 있어서 덕목이 맡고 있는 역할을 알아야만 그 덕목의 실행을 이해할 수 있기 때문이다.[36]

'감정적이고 정서적인 삶'의 관점에서 보면, 덕목은 두 극단 사이의 균형을 맞추는 것을 점진적으로 강화하는 성향이 강하다. 이 장의 앞선 논의에서 등장한 연민의 예를 사용한다면, 연민은 의사로 하여금 환자의 곤경으로부터 뒤로 물러서는 한 극단과 환자의 삶에 대한 과도한 개입이라는 또 다른 극단 사이의 균형을 이루게끔 할 것이다.

---

36) Alasdair MacIntyre, *Three Rival Versions of Moral Enquiry: Encyclopedia, Genealogy, and Tradition*, Notre Dame, IN: University of Notre Dame Press, 1990, p.139.

'행위자'(agent)의 관점에서 보면, 덕목은 주어진 상황에서 특정한 방식으로 행위를 하겠다는 선택을 대변할 수 있다. 로너간은 진리를 선택하려는 결정에 어떻게 인지적 요소뿐만 아니라 의지적 요소도 포함되는지를 분석했다. 바로 이 의지적인 요소야말로, 우리가 보상(補償)의 차원에서 덕 있는 사람을 기리는 이유이다. 어떤 음악가가 본인의 바쁜 일정에도 불구하고 꼭 하지 않아도 되는 자선 음악 공연을 매년 개최하는 것을 보면 우리는 이를 공동체를 위한 헌신으로서 공적으로 인정하는 데 주저하지 않는다. 바로 이것이 기림의 좋은 예이다.

앞에서 우리가 의도에 관해 논한 바가 여기에 적용된다. 행위자는 원칙에서 제안된 좋은 것이나 옳은 것에 내적인 방식으로 묶여 있어서, 점점 더 훈육, 습성, 그리고 결국에는 자각하는 선택을 통해, 그의 행동은 옳음과 선에 맞추어 형태가 잡힌다. 이렇게 되면 생각과 마음이 동일한 방향으로 움직이므로 만족스러워지고, 또한 도덕적 존재로서 우리의 본성에 부합하기에 충만해진다.

'행해진 행위'의 관점에서, 덕목은 도덕적 규칙이나 원칙을 개별 상황에 적용한 것으로 보일 수 있다. 마침내 성취되는 것은 상황에 관한 분별력 있는 판단으로서, 이 판단은 모든 덕목이 그 사람 안에서 목적을 향해 합일되어야 한다는 것을 요구하는 해석적 행위다. 의료 실무에서 실천적 지혜에 관한 우리의 논의에서 이같이 합일시키는 특질에 대해 더 자세하게 다룰 것이다.

그러나 공식적으로 말해서, 덕목은 원칙과 도덕 규칙을 실행하는 데 있어서의 가능성의 상태다. 이것은 유덕한 행위자 없이는 규칙을 아무리 많이 만들어도 개인의 행동을 바꿀 수가 없을 거라는 잉겔핑거의 직관이 암시하는 본질이다. 간단히 말해서, 훈육과 성향을 통한 옳음과 선의 내면화는 도덕 규칙의 의미를 삶의 상황에 적용하는 것을 보장할 뿐만 아니라, 도덕 원칙을 정교화하고, 당대의 새로운 쟁점을 해결하려는 새로운 도덕 이론을 주도할 것이다.

이는 윤리학에서만이 아니라 어느 학문 분야에서건 발전이 일어나는 이유며, 매킨타이어가 너무도 적절하게 주장했듯이, 도덕 탐구의 한 영역으로부터 다른 영역으로 쉽게 넘어갈 수 없는 이유다. 원칙들에는 근본적인 형식적 연결이 있다. 이 연결은 원칙들을 도덕 공동체 내 개개인 삶의 경험으로 이어 주며 또한 삶의 경험으로부터 원칙들로 이어 준다.

그렇다고 도덕 규칙을 낳은 환경을 떠나서는 그 규칙을 이해할 수도, 적용할 수도 없을 정도로, 경험의 생활 세계가 도덕 규칙을 상대화하고 토착화한다는 결론으로 자동적으로 이어지는 것은 아님을 우리는 주장하고자 한다. 그러나 도덕 규칙을 낳은 환경을 떠나서도 도덕 규칙이 쓰이도록 하려면 그 규칙의 본질을 추론하기 위해 엄청난 노력이 필요할 것이라는 점을 뜻하는 것은 맞다. 이는 역사와 문화를 초월하는 타고난 인간 경향, 성향, 반대 성향이 실제로 있는지 확인하기 위해서는 엄청난 노력이 필요하다는 말과 같은 뜻이다. 보편적인 도덕 규칙을 향한 움직임과 보편적인 인간 본성을 향한 움직임 모두, 덕목과 원칙의 형식적인 연결이라는 관점에서 보았을 때 언제나 문제시될 것이다.

결 론

결국 원칙, 규칙, 덕 간의 개념적인 연결이 성립될 수 있는지는, 치유의 관계에서 의사의 품성이 빼놓을 수 없는 요소라는 인식만큼 중요하지 않다. 의사가 도덕 원칙들을 어떻게 해석하고, 우위를 차지할 가치를 선택하고, 자기 이익을 형성하는지는, 어떻게 도덕 원칙들이 양식화되고 묘사되는지보다 더 중요할 것이다. 오크샷(Michael Oakeshott)이 지적한 대로, 모든 도덕성은 인간들 사이의(inter homines) 문제,[37] 즉 사람 사이의 관계 문제이다. 원칙과 규칙을 가지고 서로 다투는 체스 게임이 아니다.

도덕 행위자, 의료윤리 측면에서 의사의 품성은 불가피한 사실이다. 이는 우리가 원칙 기반이나 규칙 기반의 윤리, 의무 기반의 윤리, 결의론, 상황주의, 정감주의자 윤리, 이기주의, 직관주의자 윤리 등 어떤 윤리 추론 모델을 선택하든지 간에 변함없는 사실이다. 어떤 윤리 이론에서나 개별 인간이 개별 상황에서 이론을 적용하는 기회의 순간이 찾아온다. 그 순간에 덕목들은 결점이 있는 이론의 해익을 개신하는 데에 있이 좋은 이론을 더 좋게 만들면서 차이를 만들어 낼 것이다.

37) Michael Oakeshott, *"Rationalism in Politics" and Other Essays*, Indianapolis: Liberty Press, 1991, p.295.

제 3 장

도덕적 공동체로서 의(醫)

도덕적 삶은 사람들 사이에 존재하는 삶이다.
_ 마이클 오크샷[1)]

알라스데어 매킨타이어는 윤리적 덕목과 원칙의 상관관계는 그 둘이 공동체에서 갖는 기반과 가치에 의존한다고 반복해서 강조했다. 그는 공동체와 도덕 규칙들에 대해서 다음과 같이 말한다.

> 전체 삶의 방식을 정의하고 구성하는 데 있어서 도덕 규칙이 차지하는 위치로부터 그것들[도덕 규칙들]을 분리시키면, 그것들은 자의적인 일련의 금지들 외에 아무것도 아니게 된다. 후대에 너무나 자주 그렇게 되었던 것처럼 말이다. 그래서 도덕적 탐구와 도덕적 삶에서 진보한다는 것은 삶의 모든 다양한 측면들, 즉 규칙, 규율, 덕목, 정서, 행위를 하나의 전체 중 일부로 이해하는 데 있어서 진보한다는 것이다.[2)]

1) Michael Oakeshott, *"Rationalism in Politics" and Other Essays*, Indianapolis: Liberty Press, 1991, p.295.

2) Alasdair MacIntyre, *Tree Rival Versions of Moral Enquiry: Encyclopedia, Genealogy, and Tradition*, Notre Dame, IN: University of Notre Dame Press, 1990,

그러므로 우리의 논증 선상에서 의(醫)가 도덕적 공동체로서 어떻게 기능하는가를 살펴보는 것은 중요하다. 도덕적 공동체로서 의(醫)는 의료적으로 치유를 행하는 사람들에서 도덕적 삶의 목적을 형성하고, 이런 목적이 그들의 유덕한 행위에서 나타나게끔 하는 수단 또한 형성한다.

전문직 윤리에서의 도전들

오늘날 의료윤리의 가장 중요한 딜레마는 의학의 과학적 진보에서 생겨나는 것이 아니다. 오히려 전문직 윤리의 딜레마, 즉 의사가 된다는 것은 무엇인가라는 질문의 핵심에 중요한 딜레마가 존재한다. 이런 문제들에서 의(醫)는 불가피한 선택에 직면한다. 의(醫)는 두 가지 반대되는 명령, 즉 한편으로 환자들과 맺는 계약의 우선성에 기초한 명령과 다른 한편으로 자기 이익의 정서에 기초한 명령을 화해시켜야 한다. 이기주의와 이타주의 사이의 이런 긴장에 대한 주요한 도전들을 잠시 생각해 보자. 이 중에는 본인이 인간면역결핍바이러스(HIV) 양성자라는 사실을 환자에게 알릴 것인지 여부, 환자를 의뢰하는 MRI실에서 자신이 경제적 이익을 취하고 있다는 사실을 밝힐지 여부, 돌봄을 요청하는 모든 환자를 치료해야 할 의무가 있는지 여부, 가난한 이들을 위한 의료 문제와 이 점에서 자신의 책무, 의료 제도의 개혁, 의사 조력 자살에 대한 요청이나 공공 정책에 대한 갈등, 과학 연

---

p.139.

구에 있어서 진실성, 의료-산업 복합체, 비용을 낮추기 위한 문지기로서 의사들에 대한 인센티브 지급 문제, 그 외에도 여타의 많은 것들이 있다. 각각의 딜레마는, 비록 과학 기술 발전의 계기가 되긴 했지만, 공공과 개인의 기대에 응해서 변화하는 전문직의 역할로부터 발생한다. 과거의 어떤 것은 불가피하게 잃어버렸지만, 항상 악화된 것만은 아니다. 하지만 이 직업도 역시 위험에 노출되어 있다.

몇몇 저명한 의료윤리학자들이 주장하는 대로 의료직은 시장의 논리, 즉 선행(善行)보다는 자기 이익을 정당화하고, 의(醫)의 전통적 덕목을 대부분 악덕으로 만드는 정신에 부합하도록 윤리 강령을 재형성해야만 하는가?[3] 혹은 의료직은 자신을 기업가, 사업가, 혹은 회계·사회·경제 정책의 대행인이 될 수 없게끔 전문 의료인으로서 특정 책무를 견지해야 할 것인가? 이 점에 관해서 앨버트 존슨(Albert Jonsen)은 1988년 하버드의 조지 워싱턴 게이 강연(George Washington Gay Lectures)에서, 특히 현재 의료 구조의 일부가 된 이타주의와 자기 이익 간의 충돌을 살펴보았다.

> 의(醫)의 역사와 철학은 과거에 도덕적 의미를 부여했다. 미래에 대한 도덕적 신뢰는 그것의 도덕적 의미를 이해하는 의과학자, 의료 행정가, 의료 실무자(의사)에 의해서만 구축될 수 있다. 도덕적 의미를 보존한 채로 과거에 구축한 제도와 실무를 개선하는 것은 그들의 책임이다. 아주 소수의 특권층만이 누릴 수 있는 고도로 과학적인 의는 도덕적으로 결핍된 것이다. 치료만을 다루고 예방

3) H.T. Engelhardt, Jr. / M.A. Rie, "Morality for the Medical-Industrial of Complex: A Code of Ethics for the Mass Marketing of Health Care", *New England Journal of Medicine* 319(October 20, 1989), pp.1086~1089.

에 대해서는 아무것도 알지 못하는, 특출나게 능력 있는 실무자들도 도덕적으로 결핍된 것이다. 죽어가는 이들이나 노인들 혹은 가난한 이들을 외면하는 비용 면에서 효율적인 돌봄 제도도 도덕적으로 결핍된 것이다. 미래와의 조우를 위해 의의 과거를 개선하는 책임을 지닌 이들은 의의 본질적 가치들을 희생하지 않고 이런 개혁을 이룰 수 있다는 데 믿음을 가져야만 한다.[4]

우리는 의료직이 이런 딜레마를 어떻게 해결할 것인지 알지 못한다. 아직도 많은 의사가 환자 복지의 우선성과 전문직이라는 개념에 충실하고자 한다. 다른 이들은 왜 의사들이 그 어느 누구보다 높은 기준의 윤리 강령을 유지해야만 하는지 이해하지 못한다. 가장 곤란한 점은 윤리라는 성채가 이미 무너졌으며, 도덕적 의사가 되는 것은 불가능하고 이제 유일한 선택은 자녀들에게 무너진 도시에 들어가지 말라고 경고하면서 항복이나 수용 혹은 조기 은퇴를 하는 것뿐이라는 확신이 만연하다는 것이다. 저항하는 이들은 무기력하고, 혼자라고 느끼며 그 전문직에서 버려졌다고 느낄 것이다. 이들은 오늘날 전통적인 의료윤리에 반대하는 적내적인 힘을 뒤집으려다가 희생양이 되도록 내몰릴 수는 없다며, 정당한 불만을 토로한다.

전문직 윤리의 중심 딜레마를 해결하기 위해서 우리는 도덕적 공동체로서 전문직이라는 개념을 생각해 보아야 한다. 도덕적 공동체로서 전문직은 전문직업적 통합성을 퇴색시키는 힘들에 대항하기 위해서 전문인의 도덕적 능력을 사용할 것이며, 도덕적 행동에 대한 전통적인 기준을 고수하는 의지와 용기를 가진 공

4) Albert Jonsen, *The New Medicine and the Old Ethics*, Cambridge, MA: Harvard University Press, 1990.

동체 내의 의사들을 격려하고 지지할 것이다.

도덕적 공동체라는 개념은 의료직 내에 정립되어 있지만, 통상적으로 잠재된 채 남아 있거나 왜곡된 형태로 표현되었다. 우리는 다음과 같이 주장하기를 바란다. 의(醫)는 진정으로 도덕적 공동체이고 항상 그러할 것이다. 또한 의료를 행하는 사람들은 실제로 도덕적 공동체의 구성원들이며, 지식과 윤리적 규율로 함께 묶여 있다. 그 결과 의사들은 의를 점점 상품, 정치적 장신구, 투자 기회, 혹은 관료주의의 권력 게임으로 취급하는 세계에서, 아픈 사람들의 복지를 위하여 개인으로서만이 아니라 집단으로서 도덕적 책무가 있다. 의료 전문직과 일반인들은 의사가 자기 이익 이외의 어떤 것에 헌신하는 도덕적 공동체의 구성원이기를 원한다. 그렇지 않다면, 우리는 의사들을 조합이나 동업자 단체 혹은 정당의 일원이라고 강조할 준비가 되어 있는가?

이런 우려들을 다루기 위해서 우리는 역사적 공동체로서 전문직에 대한 생각을 우선 역사적으로 그다음으로 철학적으로 살펴보고, 그런 다음 오늘날 함축된 실제적 의미를 고려해야 할 것이다. 우리는 또한 오늘날 의사로 사는 것이 왜 도덕적 차이를 만드는지 밝히려고 시도해 볼 것이다.

역사적 선례

역사적 선례들로 시작해 보자. 우리는 다섯 가지의 상이한 시기들에서 의(醫)의 공동체에 대한 다섯 가지 부분적이지만 오류가 있었던 모델들을 선정할 것이다. 이 가운데 어떤 것도 완전히 타당하지는 않다. 각각 일정 정도 진리를 담고 있고, 현대의 집단적인 전문직 의식에 잔류물 형태로 남아 지속되고 있다.

어쩌면 도덕적 공동체에 대한 확실한 첫 번째 모델은, 심각한 오류가 있음에도 불구하고, 히포크라테스 선서[5]의 첫 문장에 포함되어 있을지 모른다. 선서는 마치 그들의 선생님을 아버지처럼 존중하고 보살피도록, 의술을 비밀로 간직하도록, 그리고 자기 아들이나 다른 의사의 아들에게만 가르치도록 명하는 것으로 시작된다. 이런 계약이 이 학파로부터 시작됐는지 혹은 피타고라스 사상가들[6]에 의해 덧붙여졌는지는 불확실하다. 이 모델보다 더 현대의 감성과 맞지 않는 모델은 거의 상상하기 어렵다. 이 모델은 비밀스럽고, 성차별주의적이며, 온정주의적이고, 엘리트주의적이다. 주석가들은 당연하게도 선서의 서두를 어색한 침묵 속으로 넘긴다.

그러나 이런 길드, 즉 동업자 정서(guild mentality)의 기저에 놓여 있는 것은 의사들이 초창기부터 사회와 자신들을 구별하는

5) "의술에서 나의 스승을 나의 부모처럼 섬길 것이다. 나의 살림에 동반자로 여길 것이다. 그가 돈을 필요로 할 때 내 것을 나눌 것이다. 그의 가족을 나의 형제처럼 여길 것이다, 만일 그들이 의술을 배우기 원한다면 조건이나 보수 없이 가르칠 것이다. 나의 의술을 내 아들들에게, 나의 스승의 아들들에게, 그리고 의사의 맹세를 통해 새롭게 맺어진 제자들에게 지침, 구술 가르침, 그리고 모든 여타의 가르침을 통해 전할 것이다. 하지만 그 외 누구에게도 전하지 않을 것이다." Hippocrates, *Oath*, in *Hippocrates I*, Loeb Classic Library, W.H.S. Jones(tr.), Cambridge, MA: Harvard University Press, 1962, p.299.

6) Ludwig Edelstein, *Ancient Medicine: Selected Papers of Ludwig Edelstein*, O. Temkin / C.L. Temkin(eds.), Baltimore, MD: Johns Hopkins University Press, 1967, pp.40~57; W.S. Johnes, *The Doctor's Oath: An Essay in the History of Medicine*, Cambridge: Cambridge University Press, 1924, pp.42~45; P. Carrick, *Medical Ethics in Antiquity: Philosophical Perspectives on Abortion*, Dordrecht, Holland: Kluwer, 1985, pp.76~77.

특정한 책임을 가지고 있다는 생각이다. 이런 서두 다음에는 선서 본문의 탄복할 만한 도덕적 규율이 뒤따른다. 이런 규율은 여러 세기 동안 의사들에게 공유되는 윤리적 신념의 중심이 되었다. 길드 모델에 찬성하지 않더라도, 우리는 적어도 이 선서를 통해 의사들이 상호적이며 집단적으로 본인들의 특별한 책임을 인식했다는 점을 높이 평가할 수 있다. 불행하게도 너무나 많은 의사가 이 모델의 덜 훌륭한 잔류물 일부에 여전히 매달리고 있다. 이들은 자기들을 특권층으로 본다. 이들은 자신의 전문직 동료에 대한 충성심을 환자의 복지에 대한 관심보다도 우선시한다. 이들은 동료의 무능력을 노출하거나 법정에서 동료에 반해서 증언하기를 꺼린다. 히포크라테스 모델은 도덕적 공동체의 존재를 인정하기는 하지만, 길드가 섬기는 사람들을 보호하는 것이 아니라 길드를 보호하도록 고안되었기 때문에 도덕적으로 분명 결점이 있다.

히포크라테스의 선서와 전집에서 두드러진 것은 어떤 의미에서건 의사가 사회에 대해 갖는 책무감이 부재하다는 것이다. 강조점은 온전히 개별 환자에 대한 개별 의사의 의무에 있다. 이것이 물론 일차적인 것이 되어야 한다. 그러나 의료의 이용 가능성이라든가 접근 가능성 및 동료들의 행태 등 사회의 건강을 위한 의료 전문직의 집단적 의무에 대해서는 전혀 언급이 없다.[7] 역설적으로 스토아 철학은 인간성 간의 상호 연관성을 강조하고, 모든 인간에게 차별을 두지 않고 훌륭한 선행을 하는 것을 옹호

7) Edmund D. Pellegrino, "Toward an Expanded Medical Ethics: The Hippocratic Ethics Revisited", in *Search of the Modern Hippocrates*, R. Bulger(ed.), Iowa City: University of Iowa Press, 1987, pp.45~64.

했다. 그러나 스토아학파는 제도를 신뢰하지 않았고, 의료윤리를 의사 각자에게 히포크라테스 윤리의 방식으로 맡겨 두었다.[8)]

그리스도교 시대에서 히포크라테스의 본문은 손상되지 않은 채 보존되었지만, 서두의 무례한 문장들이 완전히 삭제되었다는 사실은 의미가 있다. 추정하건대 이것은 교회가 비밀 조직에 적대적이었기 때문일 것이다. 그러나 도덕적 공동체라는 생각은 이타적인 사랑과 타인들, 특히 취약한 이들에 대한 염려라는 그리스도인들의 자비의 원칙에 의해 강화되었다. 이것은 천직으로서 의(醫)에 대한 생각, 즉 의사들이 의를 통해 다른 이들의 필요에 봉사함으로써 개인적 구원을 실현한다는 소명에 축약적으로 나타나 있다.[9)] 그리스도인들의 도덕적 공동체는 모두를 살피시는 신성 아래에서 형제애와 자매애로 묶인 인간들로 구성된다. 첫 번째 그리스도인 의사들은 수도사들이었다. 그래서 의(醫)는 종교적 질서의 영향 속에서 성장했고 종종 그 공동체의 자선적 목적과 동일시되었다. 말할 필요도 없이, 모든 그리스도교 의사들, 심지어 성직자들조차도 그들이 도덕적 공동체로서 받는 기대에 걸맞게 산 것은 아니다. 많은 이가 자신의 직업적 삶을 본인의 종교적 헌신과 분리했고 오늘날 많은 의사 또한 그러하다. 이러한 모델은 그 같은 종교적 헌신 때문에 오늘날의 다원주의적이고 세속적 사회에서는 광범위하게 적용되지 못한다.

---

8) Giovanni Reale, *The Systems of the Hellenic Age: A History if Ancient Philosophy*, John Catan(ed. and tr.), Buffalo: State University of New York Press, 1985, pp.282~283.

9) Edmund D. Pellegrino, "Towards a Reconstruction of medical Morality: The Primacy of the Act of Profession and the Fact of Illness", *Journal of Medicine and Philosophy* 4(1)(March 1979), pp.32~56.

오늘날 가장 영향력 있는 모델은 의사들을 젠틀맨 공동체의 일원으로 간주하는 모델의 희석된 유형이다. 이런 모델은 18세기 영국에서 윤리적 저작들과 에딘버러(Edinburgh)의 존 그레고리(John Gregory)와 제임스 그레고리(James Gregory), 그리고 맨체스터(Manchester)의 토머스 퍼서벌(Thomas Percival)과 같은 사람들에 의해 번성했다.[10] 1803년 퍼서벌의 윤리는 모든 도덕적 규율, 심지어 미국 의사협회(AMA, American Medical Association)의 첫 번째 윤리 강령의 일부까지도 제공했다. 퍼서벌의 윤리는 분명한 도덕철학에 견고하게 기초하고 있다. 그러나 앵글로 아메리칸 의료윤리를 형성한 것은 그의 젠틀맨 모델의 더욱 피상적인 면모들이다. 퍼서벌의 윤리는, 미국 의사협회 강령에서처럼, 의사들이 서로에 대해 갖는 책무, 특히 자문에 관해 많은 부분을 할애한다. 젠틀맨 클럽의 멤버로서 의사는 대인관계 에티켓이라는 규칙, 즉 가난한 이들에게 돌봄을 제공하고 아픈 이들을 염려하고 연민을 느껴야 한다는 규칙에 구속된다.

젠틀맨으로서 의사는 확실히 특권층 공동체의 일부였다. 그러나 이전 시기와 비교했을 때, 그는(간혹 그녀는) 노동자들의 건강, 정신병자들을 위한 병원 구조 개선, 법의학과 같은 사회적으로 중요한 문제들에 대해 더 큰 책임감을 가졌다. 의료 공동체에 대한 이런 광의의 책무 의식은 벤저민 러쉬(Benjamin Rush)의 말에 잘 요약되어 있다. "그들은 의료의 대상과 의무가 질병에 대한 지식과 치료에만 배타적으로 한정되어 있다고 가정하는 의에 대한 매우 제한된 관점을 자기들끼리만 공유한다. 우리 학문은 이외에

10) Thomas Percival, *Medical Ethics*, Birmingham: Classics of Medicine Library, 1985.

도 사회에 다른 서비스들을 제공하게끔 의도되었다."[11]

의료 공동체에 대한 젠틀맨 모델의 흔적은 오늘날 나이든 의사들 가운데 남아 있다. 이 모델에 특정 덕목이 있기는 하지만, 우리 시대에 충분한 것은 아니다. 이 모델은 민주적이고 반(反)엘리트적이며 평등주의적인 오늘날의 사회 풍조에 맞추기에는 특권 의식과 겸양의 기운을 너무 많이 풍긴다. 하지만 이런 결점을 인정하더라도, 18세기 모델은 특정한 덕목을 가졌으며 이로 인해 도덕 공동체로서의 자격을 충분히 지닌다.

도덕적 공동체로서 의

최근 몇 년간 많은 요소로 인하여 공동체로서 의(醫)라는 18세기 관념을 약화하는 쪽으로 정리되었다. 이전에 공동으로 유지되던 지식공동체는 부분별로 전문화(專門化)하여 여러 부분으로 쪼개졌다. 의료윤리 자체는 의사 개개인의 의사 결정에 집중되었고 의사라는 집단적 책무에는 거의 주의를 기울이지 않았다. 도덕적 다원주의는 모든 이들을 분열시켰으며 마찬가지로 의사들도 분열시켰다. 그 결과 히포크라테스 윤리 자체는 이제 더 이상 의(醫) 공동체를 통일시키는 요소가 되지 못했다. 많은 의사가 이제 이런 규율 중 이것저것, 예컨대, 인공 임신 중절과 안락사 금지 등을 거부한다. 오늘날 무엇이 의에 대한 윤리를 구성하는지 말하기란 매우 어렵다. 게다가 이윤 추구 동기의 적법화, 사업가·

11) Benjamin Rush, *The Selected Writings of Benjamin Rush*, Dagobert D. Runes (ed.), New York: Philosophical Library, 1947.

과학자·노동자·기업 대표 등 의사가 다양한 역할을 하게 된 것도 문제이다. 이런 새로운 역할들 각각은 의사들을 의(醫) 공동체와는 다르고 생소한 별개의 공동체로 이끈다. 더 나아가 전통적 의료윤리와의 도덕적 일치를 약화시킨다. 이런 분리는 치유하는 공동체라는 개념에 적대적일 수밖에 없게 한다.

더욱이 의(醫)에 어떤 새로운 공동체 의식이 있게 되든 간에, 이러한 공동체 의식은 간혹 심각하게 왜곡된 방식으로 표현된다. 법 또는 정부나 소비자 단체 등을 상대로 본인들에게 적대적이라고 인정할 만할 몇몇 침해들에 대해서 이 직업이 방어적이고 보복적인 태도를 취하는 것을 떠올려 볼 수 있다. 여기서 의사들이 이런 태도를 보이는 이유는 환자를 돌보는데 해가 되는 정책이나 실무에 반대해서 환자를 보호하는 데에 있지 않다. 오히려 이와 반대로, 간혹 가난한 이들이나 탐탁지 않은 환자들이나 심지어 변호사나 환자 가족에게 돌봄 제공을 거절하는 것으로 표현되는 보복적인 반응이다. 이는 동업자 이익에 반하는 어떤 이들에 대해 집단으로 보복하는 길드 정서로의 회귀다. 이와 유사하게, 세계 몇몇 지역에서 그러했듯이 의사들이 파업에 나설 때 이는 노동조합의 공동체이지 전문직으로서 의(醫) 공동체가 아니었다. 자기 이익을 위한 공동체이지 사회 이익을 위해 행동하는 활동가 공동체가 아니었다.

이제 더 이상 갈수록 의(醫)는 도덕적 공동체가 아니라는 생각의 확대는 의료 전문직과 사회에 심각한 영향을 미쳤다. 환자를 대변하는 목소리, 즉 환자 돌봄을 무시하고 위태롭게 하는 의료 실무에 저항하는 전문 의료인 집단의 목소리는 부재하다. 실제로 의료윤리의 공통 내용을 규정하는 것은 매우 어렵다. 저항하는 의사들은 그들이 속한 전문 의료인 집단으로부터 도덕적 격려나 지지를 받지 못하고 자신을 스스로 방어할 수밖에 없도록 내쳐졌다. 가장 용기 있는 의사만이 목소리를 높이며, 심지어 같은 동료로부터 보복 위험을 무릅써야 한다. 결국 의(醫)의 공동체에 깃들어 있는 큰 도덕적 힘은 발휘되지 않은 채 남아 있게 된다.

도덕 공동체의 철학적 기반

이런 현실로부터 잠시 뒤로 물러나서, 왜 의(醫)가 도덕 공동체가 될 수밖에 없는지 살펴보자. 인간 활동으로서 의에 대한 세 가지가 의를 실행하는 사람들로 하여금 중요한 순간에 집단적 책임감을 갖도록 하고, 의를 도덕적 기획으로 만든다. 즉 이는 ① 질병의 본성, ② 의학 지식의 비소유적 본성, ③ 전문직 선서의 본성과 상황 때문이다.

첫째는 질병의 본성 자체다. 왜냐하면 질병이야말로 보편적인 인간 현상으로서 의료 행위를 특별한 유형의 인간 활동으로 만들어 주기 때문이다. 아픈 사람은 의존적이고 불안하고 취약하며 착취당할 수 있는 특별한 상태에 놓인다. 아픈 사람은 자신의 나약함을 견디고, 존엄성의 손상을 겪으며, 몸과 마음의 은밀한 부분을 드러내야 한다. 질병으로 인해 아픈 사람은 어쩔 수 없이 의사와 환자의 관계, 즉 그들이 애초에 맺기를 원하지 않았던 관계이자 상대적으로 그들이 약자인 관계를 맺고 의사를 신뢰할 수밖에 없게 된다. 더욱이 의사가 환자에게 신뢰를 받으려면, 본인의 전문 의료 지식을 전적으로 환자를 위해 사용해야 한다.

질병은 한 인간 전체에 대한 공격이다. 진정으로 의료적 필요가 있다는 사실은 이를 도울 능력이 있는 이에게는 도덕적 요구나 다름없다.[12] 이런 요구는 도움이 필요한 사람과 돕기로 공언한 사람 간에 공동의 유대 관계를 형성한다.

둘째, 의사들의 지식은 사적 소유의 대상이 아니다. 지식은 의학 교육의 특권을 통해서 획득된다. 사회는 인체에 대한 절개나 해부를 수행하는 것, 병자들의 돌봄에 참여하는 것, 인간을 피험자로 실험하는 것과 같은 프라이버시에 대한 특정한 침해 행위를 허용한다. 이런 행위는 의학 교육 외의 환경에서는 불법이 될 것이다. 의대생들은 세상의 모든 의학적 지식에 자유롭게 접근할 수 있도록 허용되는데, 이러한 지식 중 많은 부분이 여러 세대에 걸쳐 아픈 사람들을 관찰하고 실험한 결과 얻어졌다. 의사는 면허를 받고(licensing) 허가를 받고(credentialing), 진료 자격을 받아서(certification), 사회로부터 통상적인 의학 지식에 대한 독점권을 약속받는다. 이 모든 것과 심지어 의학 교육의 재정적 보조까지도 한 가지 목표를 위해 허용된다. 이 목표는 바로 사회가 훈련을 받은 의료 인력을 지속적으로 공급받는다는 것을 보장하는 것이다.

그러므로 의사의 지식은 사적 소유의 대상이 아니다. 또한 이것은 일차적으로 개인적 이익, 특권, 권력을 위해 주어진 것이 아니다. 오히려 이 의료 전문직은 아픈 사람의 선(善)을 위해서만 의학적 지식을 소유하고 있는 것이다. 의학 교육의 특권을 받아들임으로써 의(醫)에 들어가는 사람들은 일방적으로 파기될 수 없는 사회와의 서약에서 당사자가 된다. 의대생들은 첫날부터 도

12) Edmund D. Pellegrino / David C. Thomasma, *A Philosophical Basis of Medical Practice*, New York: Oxford University Press, 1981.

덕적 서약으로 묶인 공동체에 들어간다. 의대생들은 의학 지식의 선한 관리자라는 책무에 대한 보답으로 의학 지식에 대한 그들만의 특권을 얻는다.

더욱이 이 서약은 의대를 졸업할 때 선서를 통해 공적으로 인정된다. 학위가 아니라 이 선서로써 의대 졸업자는 의료 전문직에 공식 입장하게 되고, 선서는 이를 상징적으로 드러낸다. 어떻게 선서가 취해지든 간에 이는 공적인 약속인데, 이 '공언'(profession)을 통해 새롭게 의사가 된 사람은 자기 소명의 중대성을 이해하고, 소명에 걸맞은 역량을 갖추기로 약속하며, 그 역량을 아픈 이들의 이익을 위해 사용하겠다고 약속하는 것이다. 그래서 몇몇 자기 이익의 소거는 모든 의학적 선서에 내재해 있다. 이것이야말로 의를 진정으로 전문직으로 만드는 것이다.[13]

질병의 본성, 의학 지식의 비소유적 특성, 무엇보다 환자 이익을 위해 충실하겠다는 선서 등 이렇게 이 세 가지는 강력한 도덕적 유대감과 집단적 책임감을 생성한다. 그래서 환자의 이익보다 자기 이익을 앞세우는 것은 의사가 된다는 것의 바로 그 본질을 부인하는 것이다. 의사가 자기 본연의 임무를 수행하면서 만나게 되는 위험에서 도망치는 것이 자유롭지 못한 것은 소방관이나 경찰관이나 군인이 그러한 것과 마찬가지다. 의사는 본인의 의무를 다하지 아니하고 동료의 의무까지도 기꺼이 책임지고자 하는 다른 동료에게 본인의 의무를 떠넘기거나, 자기 책무를 부인하는 부류의 의사들에게도 무관심할 수 없다.

---

13) Edmund D. Pellegrino / Alice A. Pellegrino, "Humanism and Ethics in Roman Medicine: Translation and Commentary on a Text of Scribonius Largus", *Literature and Medicine* 7(1988), pp.22~38.

오늘날 의(醫)에 관한 두 가지 상반된 윤리 개념이 대립하고 있다. 그 한 가지는 개인주의, 자기 이익, 동료로부터 고립, 사회나 환자가 무엇을 요구하든지 무조건 수용하는 것을 선호하는 윤리 개념이다. 다른 한 가지는 의사란 의사 본인의 자기 이익과 긴급성을 초월하고, 심지어 사회적·정치적·경제적 힘 또한 초월하는 윤리적 책무가 있다고 보는 윤리 개념이다. 만일 의사가 실제로 도덕적 공동체의 구성원이라면, 의사는 그 공동체 내에서 공동체가 요구하는 도덕적인 구속력에 충실해야만 한다. 의사는 끊임없이 좋은 의사란 무엇이고 의사는 어떤 유형의 사람이 되어야 하는가에 집중해야만 한다.

만일 의사가 진정으로 도덕적 공동체의 구성원이라면, 공공(公共)은 다음과 같은 것들을 기대할 수 있다. 즉 의사는 환자의 취약성을 이용하지 않을 것이라는 점과 의사는 자기 목적, 즉 이윤이나 특권이나 권력을 위한 수단으로 환자를 이용하지 않을 것이라는 점을 기대할 것이다. 설사 시간과 노력과 돈이 들거나 본인이 위험에 노출될 수 있다 할지라도 의사는 오직 최선의 환자 이익을 위해서만 행동할 것이라고 신뢰할 수 있다는 것이다. 이런 것들은 우리가 사업, 즉 비즈니스에서 일반적으로 기대하는 것들이 아니다. 비즈니스에서는 계약에 따라 상대방의 약점을 이용할 수 있다. 개인적 이익과 이윤 추구, 시장을 주도하고자 하는 것이 간혹 일차 목표가 된다. 실제로 이러한 것들이 기업가를 움직이는 동력이다.

만일 의사들이 해당 공동체의 구성원으로서 그들이 공유하는 도덕적 책무에 충실하다면, 오늘날 의사들에게 강요되는 역할 변화 중에 몇 가지는 거부되어야 한다는 것이 분명하다. 의료 전문직은 일차적으로 사업가, 기업가, 관료, 노동자, 혹은 기업 노동자가 될 수 없다. 건강과 의료는 가격과 가용성과 접근성과 분배 등 모든 것이 시장의 힘에 따라 결정되는 상품일 수 없다. 아울러 의료는 일차적으로 산업도 투자 수단도 사회 정책의 도구도 되어선 안 된다. 이처럼 의료가 사업과 산업으로 은유되는 것은 그만큼 의업에 관한 도덕적 기대가 하락하고 있음을 암시한다. 이는 도덕적 공동체에 대한 단순한 은유가 아니다. 의사들은 이런 도덕적 하락 풍조에 저항하고 이를 폭로해야 하는 집단 책임이 있다.

도덕적 하락 풍조는 전문직과 공공에 대한 심각한 위험이다. 이 같은 풍조는 의료 전문직 구성원 중 가장 예민하고 책임감 있는 이들을 좌절시킨다. 우리는 그들이 왜 망설이는지 이해할 수 있다. 이는 의(醫)를 비즈니스로 받아들일 수 없는 소명 의식이 투철한 의사들의 가족과 직장과 생계를 위험에 빠트릴 수 있기 때문이다. 그러나 의사들이 가장 윤리적인 동료를 지지하지 않은 채 내버려 둘 것인지 아닌지는 이들 의사 모두가 짊어질 도덕적 판단이다.

'좋은 의사'는 무엇을 행해야 하는가

양심적인 의사들이 '좋은 의사는 무엇을 행해야 하는가?'라고 묻는다면 우리는 어떻게 답변할 것인가? 의사들은 성인(聖人)이 아니며 영웅(英雄)도 아니다. 우리는 도덕적으로 혼란스러운 오늘날의 배금주의 사회에서 의(醫)를 행하는 것과 연관된 모든 문제의 해결을 개개인에게 맡겨 둘 수 없다. 그러나 개인적으로나 이런 전문직을 지지하는 공동체로서 우리가 집단적으로 할 수 있는 것들은 여전히 많다.

첫째, 의사들의 도덕적 타락의 일부 책임은 단순히 법률가나 정부 관료나 입법자 혹은 보험회사들이 아니라 치유자인 본인들 안에 자리하고 있다는 것을 인식하도록 하자. 개인으로서 의사는 여전히 자기 고유의 양심의 소리에 답해야 한다. 의사는 상업과 거래와 기술과는 본질적으로 다른 활동에 종사하고 있다는 사실을 자각하면서 본인 양심의 소리에 귀를 기울여야만 한다. 의사는 아픈 사람을 돌보는 행위가 본질적으로 요구하는, 법의 최소 요구 사항이랄 수 있는 단순히 타인을 해치는 것을 금지하는 것을 넘어서서 선행의 수준까지 헌신하게 되어 있다. 어떠한 재정적 어려움, 정치적·사회적·기술적 변화도 의사의 도덕적 책무의 뿌리를 잘라 낼 수 없다.

의사는 간호사나 여타의 의료 전문직과 마찬가지로 의료 행위의 도덕적 중심에 있다. 그들은 아픈 이들을 대변하도록 사회로부터 위임받았다. 궁극적으로 이들은 보건 정책을 실행하는 도구다. 이들은 환자들에게 일어나는 모든 것이 통과해야 하는 마지막 공통 통로다. 만일 이들이 행사하려고 하기만 한다면 이들의 도덕적 힘은 상당하다. 누구도 보건 전문직으로 하여금 환자들에게 해가 된다고 생각되는 것을 하도록 할 수 없다. 의사들의 저항 이유가 아픈 사람의 선을 망라하는 한에서 비윤리적 실무와 정책에 반대하는 것이라면 의사들의 저항은 우세한 위치를 점할 수 있고 이 같은 저항은 공공의 지지를 얻을 수 있다. 하지만 불행하게도 전문직 집단으로서 그들의 집단적 저항은 종종 너무도 명백하게 이기적이어서 이들은 모든 도덕적 신뢰성을 잃곤 한다.

의사들은 여전히 개인으로서 할 수 있는 것이 많다. 의사들은 환자의 선이 요구할 때 자기 이익을 억제할 수 있다. 의사들은 의심스러운 일 처리로 제공되는 성과 보수를 거부할 수 있다. 의사들은 비용을 검토하거나 비용을 발생시키는 기술 이용에 과도하게 열을 올리는 자기 자신을 점검할 수 있다. 의사들은 가난한 이들과 사회 주변부 사람들을 보살피는 데 더 많은 일을 할 수 있다. 의사들은 단지 안타깝게도 환자 당신이 불운한 사회 계층 무리에 속하게 되었을 뿐이라는 식의 왜곡된 정의 개념에 저항할 수 있다. 의사들은 이렇게 저항하면서, 일반인들을 오도하는 광고로 뒤덮인 "황색 의학 저널"[14]이나 혹은 자기 소유 검사실이나 MRI실이나 투석실에 환자를 의뢰함으로써 발생하는 이해 상충과 같은 경제적 전이에 빠지는 것을 거부할 수도 있다. 이러한 거부 행위들이 바로 우리가 덕망 있는 의사들에게서 기대하는 행위들이다. 이는 향후 책의 뒷부분에서 다루게 될 것이다.

의사들은 의료윤리를 더욱 잘 교육받을 필요가 있는데, 왜냐하면 궁극적으로 이것이야말로 자기 이익에 도덕적 절제를 두는 유일한 훈련이기 때문이다. 윤리는 우리가 하는 행위에 대해 더 비판적일 수 있도록, 즉 좋은 의사가 된다는 것이 무엇인지에 대해 매일 돌이켜 생각하도록 하는 것을 목표로 한다. 전문직이 된다는 것은 무엇을 의미하는가? 나는 의사로서 도덕적 하락 풍조가 불편한가? 이제 의사 개개인은 내가 양심에 따라 바르게 옹호

14) J.M. Reade / R.M. Ratzan, "Yellow Journalism: Advertising by Physicians in the Yellow Pages", *New England Journal of Medicine* 316(21)(May 21, 1987), pp. 1315~1319.

할 수 없는 유형의 사람, 의사가 되어 가고 있는 것인가? 의사들이 도덕적 의무감에서 아픈 이들의 안녕에 반하는 정책에 불복종하게 되는 것은 언제쯤일까?

만일 우리가 도덕성에 대해서 비판적이지 못하다면, 우리는 도덕적 악을 인식하는 능력을 상실할 것이다. 오늘날 실무와 학계에서 의학은 사업, 정부, 심지어 과학과 일련의 파우스트적인 도덕적 계약을 맺고 있다. 더 높은 생산성과 더 빠른 서비스라는 이유가 종종 제시되기도 하지만, 재정적 생존과 긴급함이 통상적인 도덕적 정당화다. 모든 파우스트적인 계약에서처럼, 메피스토펠레스(Mephistopheles)는 흥정에서 자기 몫을 주장하러, 즉 많은 전문직업적 영혼들에게 청구하러 조만간 나타날 것이다. 자기 이익과 탐욕 사이, 마키아벨리와 메피스토펠레스 사이의 거리는 짧다.

좋은 의사, 즉 올바른 동기를 가진 사람이 도덕적 하락 풍조를 거부하는 데 있어 너무나 자주 혼자 남겨진다는 것은 비극이다. 이것은 의료 전문직 전체의 도덕적 폐단이다. 의사 각각은 '공언'이라는 개별적 행위를 통해, 즉 공평무사한 서비스에 대해 약속했다. 그러나 거기에는 아픈 사람들을 돌보겠다는 집단적 약속도 포함되어 있다. 이 전문직 전체는 환자들을 옹호해야 할 책무가 있다. 각각의 개별 의료 제공자가 자신의 환자의 옹호자인 것과 마찬가지로, 이 전문직은 환자의 안녕을 최우선으로 하는 한 가지의 지배적 원칙에 부합하게 자신의 목소리를 내야만 한다. 틀림없이, 전문직으로서 의사들은 환자 돌봄에 해로운 정부와 지역의 몇 가지 정책에 필사적으로 반대해 왔다. 그러나 그들은 정책과 법이 자기들 고유의 특권을 침해한다고 여겼기 때문에 종종 자기 이익을 위해 반대하기도 했다. 어떻게 정책이 의사의 책무로서 환자와의 약속을 훼손하는지 의사들이 보여 줄 수 있을 때 의사들의 주장은 효과적일 것이다. 의료 전문직에 있는 사람이 '제가 도와드릴까요?'라고 말할 때, 돌봄 대상자는 그가 자신을 도와줄 것이라고 기대하게 된다. 따라서 이 전문직에는 이런 기대를 충족시킬 도덕적인 의무가 있다.

의료 전문직은 도덕적 선에 관한 한 엄청난 힘이 있다. 우리는 오늘날 심각한 도덕적 도전의 시대에 의사들이 이러한 힘을 온전히 혹은 효과적으로 행사하고 있다고 생각하지 않는다. 만일 의사들이 치유 공동체의 일원로서 진정으로 도덕적 통합성의 의식을 회복하려고 한다면, 그들이 할 수 있는 가장 중요한 것은 바로 환자 이익을 최우선으로 행동하겠다고 한 서약을 위배하는 그 무엇이든 저항하고 거부하는 것이다. 상황에 불복종하는 것이 도덕적 책무가 될 때가 있다. 영향력 있는 지위에 있는 연장자인 의사는 직업적으로나 재정적으로 그들이 향유하는 자유나 독립성을 갖지 못한 젊은 의사들에 비해 저항해야 할 책임이 훨씬 더 크다.

의사들이 도덕적 리더십을 발휘한다면, 의료 전문직이 다른 이들에 대한 본보기가 되어 감화를 줄 수 있게 될 것이다. 법조계 역시 동일한 혹은 더 심각한 도덕적 혼란에 빠져 있으며, 최근 일련의 사건들이 너무나 두드러지게 보여 주듯이 미국 정부 부처들 또한 그러하다. 우리는 최근 윤리에 대한 관심이 크게 증가하는 상황에서 전문직 중에서 의학계가 그 선두에 서 있었다는 사실을 잊어서는 안 된다. 이러한 결과에 대해 다른 전문직 종사자들 역시 술렁거리고 있다.

오늘날 의료윤리에서의 혁명은 사회적으로 대단히 중요하다.

이것은 2500년의 의학사(醫學史)와 의료윤리에서 일어난 그 어떤 일보다도 더 중요하다. 우리는 고귀한 고대 체계가 사실상 무너져 내리는 한가운데 있다.

그런데도 윤리적 전문직 내에서 도덕적 의사가 되는 것은 여전히 가능하다. 실제로 의사들이 자신의 도덕적 통합성을 잃지 않기를 바란다면, 그렇게 해야만 한다. 그러기 위해서 의사들은 의학 역사상 최초로 참된 도덕적 공동체로서, 자기 이익 이외의 어떤 것에 헌신하는 사람들의 집단으로서 확고히 자리를 잡아야 할 것이다. 또한 이 전문직 내의 윤리적인 구성원을 지지할 책임을 인식하는 집단으로서, 그리고 이 공동체를 결속시키는 윤리적 의무에 충실하지 않은 사람들을 저지하거나 거부할 책임을 인식하고, 사회와 정치가 반대할 때조차 아픈 사람들의 처지를 대변할 책임을 인식하는 집단으로서 자기 스스로를 정립해야 한다. 이런 의무들은 앞에서 묘사한 치유하는 공동체에 관한 특성에서 비롯될 뿐만 아니라 전문직업적 헌신의 품성으로부터도 나온다.

오늘날 의료 전문직은 정서적으로 마치 온갖 적들에게 포위된 것 같아 고통스러워한다. 이들은 적대 세력의 손에 떨어지기 직전 성채 속 시민들처럼 행동하고 있다. 포위당한 도시의 시민들같이 분열되고, 기가 꺾인 채, 도망치려는 유혹에 빠져든다. 가장 심각한 것은, 전통적으로 의료 전문직의 신뢰성의 원천이었던 그들의 도덕적 헌신이 현대의 경쟁적 풍토에서는 전혀 생존 가치가 없다고 의사들이 확신하게 되었다는 점이다. 많은 사람이 오늘날의 도덕적으로 사악한 환경에서 오직 바보만이 도덕적 무장에 의존할 거라고 말할 것이다.

이런 비통한 시나리오는 도덕적으로 정당화되지 않으며, 자멸로 이끄는 논리이다. 의료 전문직이 패배의 위험에 놓여 있는 것은, 이제까지 자신들의 집단적 도덕 책무에 온전하게 충실하지 않았기 때문이다. 우리가 구구절절 설명한 대로 의사들은 사실상 치유하는 이들의 도덕적 공동체 구성원들이다. 그들이 자기들의 도덕적 힘을 사용하고자만 한다면, 전문직을 약화시키는 힘을 무효화하고 상황을 역전할 수 있다.

그러나 그렇게 하려면 그들은 높은 도덕적 기반을 가져야만 한다. 의료 전문직은 자기 오류를 받아들이고 수정하며 자기 이익이 아니라 의료 제공자로서 봉사하기로 공언한 사람들의 이익이라는 방어 가능한 기반 위에서만 지배력을 발휘해야 한다. 의사들은 다음 두 개의 세계 중 하나를 선택해야만 한다. 하나는 덕목과 윤리 규칙과 환자에 관한 관심으로 지배되는 세계며, 다른 하나는 정치와 경제와 자기 이익의 규칙으로 지배되는 세계다.

의사가 된다는 것이 도덕적 차이를 만드는가

의료 전문직을 말할 때, 오늘날 매우 곤혹스러운 질문이 두 가지 있다. 첫 번째 질문은 의사가 된다는 것이 어떤 차이를 만드는가, 두 번째는 유덕한 의사가 된다는 것은 어떤 차이를 만드는가이다. 두 가지 질문은 우리가 지금까지 논의해 온 도덕적 공동체라는 생각과 관련이 있다.

첫 번째 질문의 귀결은 다음과 같다. 의사들이 사회의 다른 사람들보다 윤리 체계를 더 충실하게 지킬 것을 요구받는 이유는 무엇인가? 다른 전문직들이 오직 하나 자기 이익만을 추구할 때,

왜 의사들은 자신과 가족의 안녕의 막대한 희생을 치르며 자기 이익 추구를 억누르려고만 하는가? 우리는 이런 질문들을 초기 저작들에서 철학적으로 다루었다.[15] 거기서 우리는 **'치유 관계'** (the healing relationship)의 본성이 그 자체로 의사의 특별한 책무의 기반이라고 주장했다. 우리는 이런 책무들이 모든 의사에게 적용된다고 여긴다.

여기서 우리는 두 번째 질문으로 넘어간다. 의사가 되는 것은 어떤 차이를 만드는가?[16] 이 질문은 다른 모든 인간으로부터 이끌어 낼 수 있는 것을 넘어선 어떤 것이 의사들에게 요구되는지의 여부를 묻는 것이다. 이는 시의적절한 질문인데, 왜냐하면 많은 의사가 자신의 정체성과 행동, 그리고 어떻게 세속적이며 다원주의적 사회에서 전문직과 덕목을 화합시킬 것인지에 대해서 정확히 알지 못하기 때문이다.

이것은 바로 '당위는 할 수 있음을 함축한다'는 것, 다시 말해서 만일 어떤 충분한 이유로 인해 행위자가 책무를 수행할 수 없다면 설사 이론적으로는 정당화가 가능하다 할지라도 우리가 특정한 책무를 실무에서 요구할 수 없다는 격언이다. 우리는 사회 풍조가 어떠하든 간에 의사들이 실제로 실무에서 특정한 책무를 준수할 것을 요구받고, 게다가 어렵기는 하지만 오늘날 도덕적으

---

15) Edmund D. Pellegrino / David C. Thomasma, *A Philosophical Basis of Medical Practice*, New York: Oxford University Press, 1981; *For the Patient's Good: Toward the Restoration of Beneficence in Health Care*, New York: Oxford University Press, 1988.

16) 옮긴이 주: 이 문장은 "유덕한 의사가 된다는 것은 어떤 차이를 만드는가?"의 오기로 보인다. 여기서부터 시작하는 문단은 이상적인 의사에 부합되도록 살아간다는 것이 무엇인가를 다룬다. 이는 첫 번째 문단에서 다룬 '치유 관계라는 의사라는 직업의 본질'을 삶 속에서 구현하기 위해서 끊임없는 성찰과 반성이 요구된다는 뜻이다.

로 혼란스러운 사회 상황에서조차 그런 책무를 충족시키는 것이 가능하다고 주장한다. '의사이다'라는 것이 무엇인가에 대한 핵심에 바로 도전이 있다. 의사들을 괴롭히는 불만, 곤란, 냉소주의는 우리가 제시한 이 두 가지 질문에 대한 답변에 그들이 혼란스러워하고 확신을 갖지 못한다는 것과 관련이 있다. 하지만 우리가 이런 질문에 어떻게 답하는가가 전문직으로서의 의(醫)라는 기획의 도덕적 성질, 개인이 그로부터 얻는 만족, 그리고 자기 이익이 아닌 아픈 사람의 이익을 위한 의사들의 헌신 정도를 사회가 얼마만큼 기대할 수 있는지를 크게 결정한다.

의료 실무의 도덕적 풍토

우리가 각 질문을 분리해서 다루기 전에, 오늘날 이런 질문들이 시급해진 이유에 대해 대략적으로 살펴보자.

과거에 몇몇 의사는 전통적인 의료-도덕주의자에 의해 부여된 그들의 행동에 대한 제약을 의문시했다. 그러나 이들은 소수였고, 전통적인 의료의 도덕성에서 크게 벗어나는 것은 사회적으로나 도덕적으로나 거의 허용되지 않았다. 물론, 의사들의 실제 행동이 항상 이상적인 것에 부합하는 것은 아니었다. 세상의 문헌들은 우리 전문직의 도덕적 실패에 대한 풍자적 그림들로 가득 차 있다. 그러나 과거에 의사들의 실제 윤리적 행동에 대해 의심이 있었다 하더라도, 무엇이 그들의 행동이어야만 하는지에 대해서는 거의 의심의 여지가 없었다.

오늘날 상당히 다른 점은 정책 입안자, 환자, 윤리학자, 그리고 의사 스스로가 각자의 이유를 내세우며 의사가 어떠해야 하는지에 대해서 전통 윤리와 급격하게 차이가 나는 개념을 재촉한다는 사실이다. 정책 입안자들은 의사가 사회 자원의 문지기이자 관료 조직의 수단이 되어 주기를 원한다. 환자들은 절대적인 자율성을 원하고 의료 전문직이 자기들 바람의 수단이 되어 주기를 점점 더 원한다. 윤리학자들은 의사-환자 관계[17]의 신탁자 모델을 계약주의 모델로 대체하기를 원한다. 관리 의료 체계의 행정가들은 의사가 기업가, 경쟁자, 이윤의 수단이 되어 주기를 바란다. 의사의 능력은 한편으로는 너무도 기술적인 것으로 폄하되고, 다른 한편으로는 마법의 힘을 부여받은 것으로 보이는 나머지 자연이 그 자체로 갖는 오류 가능성까지도 책임을 져야 하는 것이 된다. 의사들은 너무 많이 행한 것에 대해, 그리고 너무 적게 행한 것에 대해 고소를 당한다. 재정적 인센티브와 처벌이 전문직업적 행동을 조정(調整)하는 데 이용되며 의사들은 이에 반응하는 것에 대해 비난받는다.

이런 목소리들이 빚는 혼란에 직면해, 모든 사람이 자기 이익을 추구할 때 왜 의사들만 자기 이익을 부인하는 것을 실천해야만 하느냐고 묻는 것이 놀라운 일인가? 의사-환자 관계에 이토록 많은 훼방이 있는데, 어떻게 우리가 환자의 이익(interest of patient)을 옹호할 수 있는가? 엎친 데 덮친 격으로 우리는 이제 과거 어

17) Robert Veatch, "Is Trust of Professionals a Coherent Concept?", *Ethics, Trust, and the Professions: Philosophical and Cultural Aspects*, Edmund D. Pellegrino / Robert M. Veatch / John P. Langan(eds.), Washington, DC: Georgetown University Press 1991, pp.159~176; Allen Buchanan, "The Physician's Knowledge and the Patient's Best Interest", pp.93~112; Daniel Brock, "Facts and Values in the Physician-Patient Relationship", pp.113~138.

느 정도 안전을 제공했던 도덕적 정박지 없이 이런 문제에 직면해야만 한다. 도덕적 다원주의, 도덕적 중립성, 무도덕주의(無道德主義, amoralism)가 오늘날의 질서다. 히포크라테스 선서와 윤리는 우리 사회의 변화하는 도덕적 풍조에 적합하게끔 재형성되었다.[18] 이런 계율들은 모두 변화했다. 심지어 선행의 최우선성(最優先性)까지도 말이다.[19] 의사들이 직면한 복잡한 윤리적 도전의 대부분은 몇 세기 전까지만 해도 상상할 수 없었다. 마침내 가장 근본적인 인간 생명의 쟁점은 의사들의 종교적 기반에서 분리되었고, 이제는 인간 수태, 살아가고 죽어가는 것이 더 이상 삶의 신성한 영역이 아니라, 그저 또 하나의 기술적 현란함을 발휘할 수 있는 기회를 제공할 뿐이다.

그렇다면 의사들과 여타의 의료 전문직이 겪는 혼란이 정당화될 수 있는가? 그들이 우울해하거나 괴로워하고 냉소적이며 적대적인 것, 심지어 간혹 앙심을 품는 것에 대해서 누가 비난할 수 있겠는가? 몇몇 사람에게는 그들의 유일한 대안이 조기 은퇴를 하거나, 그들을 도덕적으로 불편하게 만드는 행동과 타협하거나, 편의상 수용하는 것인 듯 보인다. 어떤 사람은 이것이 당위적이라 말한다. 그러나 다른 사람에게 이것은 새로운 세계며 그들은 그것을 환영한다. 그들은 다음과 같이 말할지도 모른다. "미국 연방통상위원회는 우리를 두고 사업이라고 말한다. 그렇다면 그

18) Edmund D. Pellegrino, "Medical Ethics: Entering the Post-Hippocratic Era", *The Journal of the American Board of Family Practice* 1(4)(October-December 1988), pp.230~237.

19) H. Tristram Engelhardt, Jr. / M.A. Rie, "Morality for the Medical-Industrial Complex: A Code of Ethics for the Mass Marketing of Health Care", *The New England Journal of Medicine* 319(16)(October 20, 1988), pp.1086~1089.

들이 그렇게 말하는 동안 이를 잘 이용하자. 우리는 사회가 정의하는 바 그대로다. 모든 것이 사업이고, 의(醫) 역시 마찬가지로 사업이다. 우리의 역량 말고 환자에게 마땅히 주어야 할 것은 아무것도 없다. 우리는 크게 노력할 필요도 없다. 왜냐하면 우리가 무엇을 하든지 그들은 우리를 고소할 것이기 때문이다. 이제는 생존이 가장 중요하다."

이것이 최근 우리가 의사들에 관해, 그리고 의사들에 의해서 반복적으로 듣게 되는 불온한 태도 표현의 예시다. 이러한 가망 없는 풍조에서 도덕적 통합성의 일부를 구출하는 것은 너무나 어려워서 심지어 소문난 낙관주의자 팡글로스(Dr. Pangloss)조차도[20] 이러한 어두운 전망에 꺾일지 모른다. 그러나 이것이야말로 바로 행해져야만 하는 일이며 행해질 수 있는 것이다. 우리는 의료 전문직이 직면한 환경보다도 훨씬 힘든 환경에서 도덕적 힘의 행사가 무엇을 성취할 수 있는가를 동유럽의 사례를 통해 목격했다. 의사들은 도덕적 확신을 모두 상실했는가? 과연 인간 안녕에 관한 매우 중요한 사안에서 도덕적 확신의 상실을 이 의료 전문직이 정당화할 수 있는가?

왜 의사들은 도덕적 제약에 구속되어야 하는가

그렇다면 우리의 첫 번째 질문으로 돌아가 보자. 의료 전문직을 둘러싼 사회는 덜 제약적인 도덕적 태도를 허용하고 심지어 격려까지 하는데, 왜 의료 전문직과 보건 전문직은 도덕적 행동

20) 볼테르의 풍자소설 『캉디드』(*Candide*)에 나오는 캉디드의 가정교사인데, 그에게는 모든 가능한 세상 중에서 가장 최선의 세계에서 모든 것이 최선으로 존재한다.

의 특정한 기준을 갖도록 요청되는가? 우리는 전문직이 되기 위하여 가장 중심적이자 의료 도덕성에 필수 불가결한 책무인 '자기 이익의 소거'(effacement of self-interest)에 집중할 것이다. 의(醫)라는 전체 기획의 도덕적 특성이 가장 잘 드러나는 것은 바로 이 지점이다. 많은 의사가 자기 이익을 보호해야만 한다고 생각한다. 그렇지 않으면 오늘날 적대적인 실무 환경에서 생존할 수 없다고 느낀다. 왜 의사들과 의료 전문직은 자기 이익을 억제해야 하는가?

단지 전문직 강령에 대해 언급하는 것만으로는 불충분하다. 강령은 도덕적 믿음의 표현이지만, 그 자체로 자기 정당화되는 것은 아니다. 이것은 좀 더 근본적인 것, 말하자면 의(醫) 철학에 기초하고 있다. 이것은 바로 의료 활동의 도덕적 특질을 가장 잘 표현하는 중심적인 것으로서, 아픈 사람과 돕기로 공언하고 치유하는 사람 간의 치유 관계이다. 바로 이 치유 관계에 대한 의심에서 전통적인 의료윤리에 대한 의심이 시작된다. 치유 관계는 도덕적 버팀목(strut), 즉 자기 이익과 자기 이익의 소거(self-effacement) 간의 균형이 있어야만 하는 아르키메데스 지점(archimedcan point)이다.

의(醫)가 수반하는 특정한 인간관계를 특징짓는 다섯 가지 특질들을 언급해 보자.[21] 이 특질들이 의에 도덕 명령을 제공한다. 종합하면, 이런 명령들은 의의 '내적 도덕성'(internal morality), 즉 특정 유형의 인간 활동으로서 의의 본성으로 정립된 바를 구성한다. 이것들은 다음과 같다. ① 의료 관계의 불평등, ② 관계의 신탁자적인 본성, ③ 의료 결정의 도덕적 본성, ④ 의료 지식의

21) Pellegrino / Thomasma, *For the Patient's Good.*

본성, ⑤ 환자에게 어떤 일이 일어나든 의사가 처하게 되는, 뿌리 뽑을 수 없는 도덕적 공범성.

1. 취약성과 불평등

질병의 중심적 현상은 아픈 사람의 취약성이고, 그 결과로 의료 관계에 나타나는 불평등이다. 질병이 발생하면 자기 충족적인 사람도 불안해하고 두려워하며 의존적으로 된다. 환자들은 자기 삶의 목표를 추구할 자유와 자신만의 결단을 내릴 자유와 전문화된 지식과 기술에 의지하지 않고 자기 스스로 치유할 수 있는 자유를 상실한다. 그리고 환자들은 안도와 치료 및 건강 회복의 모색에 몰두하게 된다. 이런 상태에서 아픈 사람은 필요한 지식과 기술을 갖고 있다고 공언하고, 그럼으로써 아픈 사람에게 영향력을 행사할 수 있는 다른 사람에게 도움을 청하지 않을 수 없게 된다.

이런 사실은 의료 관계에 있는 실존적 불평등의 조건이 되는데, 이 같은 조건은 민주 사회에서 유사한 사례를 거의 찾아볼 수 없을 정도다. 이러한 조건들이 함께 작용하여 비통상적인 취약 상태를 야기하기 때문이다. 이런 불가피한 취약성은 의사들에게 실제로 도덕적 책임을 부여한다. 이런 불평등의 관계에서 책무의 무게는 힘을 가진 이에게 부과된다. 이것은 사업의 정서와는 매우 다른데, 사업에서는 취약성이 경쟁자를 착취할 기회가 된다. 이와는 달리 의사는 착취에 반해서 환자의 취약성을 보호할 의무가 있다

2. 관계의 신탁자(fiduciary)적인 본성

이런 취약한 상태에서 환자는 의사를 신뢰하지 않을 수 없다. 이들은 의사의 자격이나 명성이나 능력 등을 면밀하게 검토할 수도 있지만, 특정 시점에서는 결국 이 전문직의 한 구성원, 즉 그가 마침내 선택한 사람을 신뢰하지 않을 수 없다. 오늘날 몇몇 윤리학자가 신뢰라는 것을 계약 모델로 대체하고 없애 버리려 한다는 사실에도 불구하고 신뢰는 뿌리 깊은 것이다.[22] 과연 어떤 계약이 우리가 내리는 모든 결정을 예측할 수 있겠는가? 단순한 사례처럼 보이는 것도 마찬가지다. 환자들은 결국 치유되고 도움을 받기 위해서 자신들을 노출하고 드러낸다. 즉 자기 몸과 마음 그리고 간혹 자기 영혼과 결점까지도 드러낸다. 더욱이, 의사들이 "무엇을 도와드릴까요?"라고 물을 때 개인으로서 의사는 환자에게 신뢰감을 불러일으키고, 의대생들이 졸업식에서 공적인 선서를 할 때 전문직으로서 신뢰를 불러일으킨다. 선서는 그들이 자기 이익 외의 것에 헌신하는 특별한 공동체에 속하겠다는 약속이며, 또한 그들 자신이 그와 관련한 지식을 갖추었으며, 그 지식이 필요한 사람들에게 사용할 것이라는 공적인 약속이다.

3. 의료 결정의 본성

의료 관계를 도덕적 기획으로 만드는 세 번째 것은 가장 중대한 의료 결정에는 기술적 요소와 도덕적 요소가 결합되어 있다는 사실이다. 의사는 진단과 예후 및 치료를 선택함에 있어 과학적으로 정확해야만 하지만, 동시에 의사의 권고는 환자의 선(善)

22) Edmund D. Pellegrino, "Trust and Distrust in Professional Ethics", in *Ethics, Trust, and the Professions*, Pellegrino / Veatch / Langan(eds.), pp.69~85.

을 위한 것이어야 한다. 후자는 환자의 의학적 선(善) 이상의 것을 포함한다.[23] 환자의 자기 결정에 대한 도덕적 권리는 존중되어야 한다. 의사는 권고의 도덕적 위상을 평가해야 한다. 의사는 자신의 도덕적 믿음이 환자가 요청하는 것과 일관되는지를 결정해야 한다. 물론 모든 인간관계에는 도덕적 쟁점이 있으나, 아픈 사람의 특별한 취약성과 착취 가능성과 신탁자적 관계 때문에 의료 관계에서 이런 도덕적 쟁점은 최우선으로 중요하다. 환자의 선(善)은 그 관계의 목적이자 목표이다. 그러나 이것은 기술적인 선인 것만큼 도덕적인 선이기도 하다. 의료 결정의 기술적인 면과 도덕적 면 사이의 관계를 아는 것, 그리고 그 두 측면을 서로에 대한 올바른 관계에 위치시키는 것은 불가피한 도덕적 책무이자 진정한 의사를 가려내는 평가 기준이다.

4. 의학 지식의 특성

의학 지식은 그것을 소유한 사람들에게 책무를 갖게 하는 어떤 특성이 있다. 한 가지는, 이것이 실용적 지식, 즉 아픈 사람을 돌본다는 특정 목표를 가진 지식이라는 점이다. 이것은 일차적으로 지식 그 자체를 위해 획득된 지식이 아니다. 게다가 의학 지식은 사회적으로 허가를 받은 의학 교육이라는 특권을 통해서만 획득된다. 사회는 아픈 사람의 프라이버시 침해라는 의학 교육의 요구를 허용한다. 학생들은 인간의 몸을 절단하며, 부검을 해보고, 실험에 참여하면서, 임상에서 의술을 익히고 경험을 터득한다. 이런 특권은 여타의 상품처럼 돈을 내고 살 수 없다. 어떤 등

---

23) Pellegrino / Thomasma, *For the Patient's Good.*

록금도 의학 교육에서 요구되는 프라이버시 침해에 대한 권리를 줄 수 없다. 더욱이 재정적 보조는 의료 인력이 끊임없이 공급될 수 있도록 보장하기 위해서 사회가 제공하는 것이지 학생들의 미래 생계 수단을 위해 제공하는 것이 아니다.

우리는 의사들이 의학 지식에 대한 독점권을 부여받았다는 것을 잊어서는 안 된다. 의사들은 의학 지식의 사용에 있어 여전히 광범위한 자유 재량권을 발휘할 수 있다. 그들에게는 교육 프로그램을 인증하고 실무의 기준을 정립하며 의료 공동체로 다른 의사들을 받아들이고 퇴출할 자유와 권한이 있다. 이것은 의료 전문직 내에서 상호 간 집단적 책임감을 형성하는데, 이는 의학 지식이 이용 가능하고 접근 가능하고 정확하며, 또한 의학 지식이 규정된 윤리적 제약 속에서 사용됨을 보장하기 위함이다. 의사의 지식은 결코 한 개인의 사적 소유물이 될 수 없다. 왜냐하면 의학 지식은 아픈 사람을 돌보기 위해서 그 전문직에 맡겨진 것이기 때문이다. 의사들은 의학 지식의 관리자이지 착취자가 아니다. 관리자로서 의사는 의학 지식을 보존하고 입증하며 가르치는 동시에 확장할 의무가 있다. 또한 의학적 지식이 애초에 획득된 목적인 그 사람들에게 이용 가능하고 접근 가능한지를 살펴볼 의무가 있다. 의학 지식은 결코 상품이 될 수 없는데, 왜냐하면 상품과는 달리 이것은 교환 가치를 위해 생성된 것이 아니라, 아픈 인간 존재의 필요로 인해 생성된 것이기 때문이다.

5. 도덕적 공범

서약과 함께 의(醫)가 실행되는 방식에 의해서 의사는 환자에게 일어나는 모든 일에서 마지막 공통 경로다. 의사의 동의 없이는 어떠한 지시도 수행될 수 없고, 어떤 정책도 지켜질 수 없으며, 어떤 규제도 할 수 없다. 여타의 보건 전문직이 수행할 지시를 작성하는 사람은 의사다. 의사가 환자 안녕의 마지막 보호책인 것은 피할 수 없는 사실이다. 그러므로 의사는 환자의 좋고 나쁨에 어떤 것이 행해졌든 실제로 도덕적 공범자이다. 의사는 이중 행위자가 될 수 없다. 다시 말해서 의사는 일차적으로 환자에게 봉사하거나, 아니면 자기 자신, 병원, 경제적이거나 재정적 정책 혹은 법에 봉사한다. 팀 중심으로 환자를 돌보고, 병원에는 윤리위원회가 설치되어 있으며, 간혹 법원의 중재를 요청하게 되는 오늘날의 의료에서조차 이런 궁극적인 책임은 다른 이들에게 전가될 수 없다. 의사들의 협조 없이는 나치의 집단 학살이 가능하지 않았을 것이고,[24] 누구도 이윤을 위해서 아픈 사람을 착취하지 않았을 것이다.

'치유 관계'의 이런 다섯 가지 특성들은 첫 번째 질문의 도덕적 근거를 구성한다. 왜 의사는 우리 사회의 다른 이들보다 자기 이익의 소거라는 더 높은 기준을 유지해야만 하는가? 우리는 이런 유사한 현상을 간호사-환자, 사목자-신자, 그리고 심지어는 변호사-의뢰인 관계에서도 볼 수 있다. 각각의 관계는 그들의 내적 도덕성을 형성하고 그들 기획의 도덕적 성격을 규정하는 일련의 도덕 명법을 함축한다. 의료 활동의 본성은 자기 이익이 얼마나 강하고 보편적이든지 간에 아픈 사람의 이익을 위해 일정 정도 억제되어야 하는 그런 유형의 것이다. 의료 활동의 본질이 인간

---

24) Robert J. Lifton, *The Nazi Doctors: Medical Killing and the Psychology of Genocide*, New York: Basic Books, 1986; Hugh Gallagher, *By Trust Betrayed: Patients, Physicians and the License to Kill*, New York: Holt, 1990.

행동의 일차적 동기로서 자기 이익(self-interest)이라는 홉스적인 입장을 배제시킨다.

오늘날 윤리적 의사가 되는 것은 가능한가

두 번째 질문에 대해서는 어떠한가? 설사 앞의 논증들이 받아들여진다고 할지라도, 치유 관계의 도덕적 요구 사항에 충실하면서도 자기 이익 추구가 만연하고 광범위하게 정당화되는 세상에서 생존하는 것이 가능한가? 유덕한 사람은 다른 모든 사람이 유덕하지 않을 때 생존하지 못할 것 같다고 한 마키아벨리가 옳지 않은가? '영광과 이윤'만이 유일한 인간의 동기라고 한 홉스는 어떠한가? 사회를 만족시키는 것은 경제를 돌아가게 하는 엔진이기 때문에 악덕을 기르지 않고는 사회가 번창할 수 없다고 한 동료 의사인 버나드 맨더빌(Bernard Mandeville)을 생각해 보라.[25]

우리는 이런 덕을 반대하는 철학자들이 틀렸다고 생각한다. 의사들은 윤리적일 수 있다. 그러나 특정 유형의 인간 활동으로서 도덕성을 요구하게 되는 의(醫)의 다섯 가지 특성을 인식하지 않는 한, 오늘날 윤리적 의사가 된다는 것은 의사 중 가장 용기 있는 이들에게도 아마 어려운 일이 될 것이다. 게다가, 의사들은 지금껏 무시되었던 오랜 이상(理想)을 함양해야 한다. 이는 아픈 사람을 보살피겠다는 이상이다. 의사들과 모든 보건 전문직은 바로 이런 이상에 헌신하기로 서약했으며 이것으로 말미암아 일련의 집단적 의무를 형성하는 도덕적 공동체가 된다. 우리가 지적

25) Bernard Mandeville, *The Fable of the Bees*, Philip Harth(ed. and intro.), Harmonds-worth: Penguin, 1970.

한 대로, 도덕 공동체는 그 자신을 규정하는 특성을 부여하는 더 높은 이익 앞에서 집단 이익을 소거한다.

역사적으로, 우리는 개별 환자에 대한 개별 의사의 책무 측면에서만 생각하는 데 익숙하다. 확실히, 품성을 갖춘 사람은 여전히 도덕적으로 좋은 사회의 필수 불가결한 구성 요소이다. 그러나 오늘날의 실무 환경에서 우리는 개별 의사가 우직하게 그의 윤리적 책무를 다할 것이라고 기대할 수 없다. 유덕한 의사도 그를 지지해 줄 덕망 있는 공동체가 필요할 것이다. 그런데 집단적 책무라는 개념은, 자기 이익 챙기기의 경우를 제외하고는, 전문직 윤리라는 일상적 개념으로는 생경한 것이다.

의료 전문직이 국가적으로나 미국의 주(州) 차원에서, 혹은 지역 사회와 병원 직원들을 통해서 도덕 공동체라는 개념에 대한 인식을 여러 방식으로 보여 주었다는 사실을 우리가 무시하고자 하는 것은 아니다. 우리는 이에 대한 예로 다음의 사례를 들 수 있다. 인간면역결핍바이러스 감염 환자를 치료하는 것에 대한 도덕적 책무의 수행, 동료 심사 책임의 양심적인 완수, 윤리 강령과 지침을 업데이트하는 것 등이 있다. 그리고 예방의학적 측면에서 의료 전문직의 입장이 있는데, 이는 특히 흡연, 살찌는 식이, 마약 사용, 알코올, 안전 운전, 안전띠 착용, 복싱으로 인한 상해, 그리고 가난한 이들과 집 없는 이들에 대한 돌봄에 관한 것이다. 또한 의학 교육의 기준을 정립하는 것, 의료의 접근성 문제에 대한 최근 미국 내과학회(American College of Physicians)와 미국 의사협회(American Medical Association)의 인식 등이 이에 포함된다.[26]

이런 것은 모두 전문직의 집단적 책임에 대한 칭찬할 만한 증거다. 그러나 이런 예시들도 전문직의 자기 이익(self-interest)이 시장에 기초한 윤리와 의료적 관계의 도덕적 본성에 기초한 윤리 간의 갈등에서 전문직이 수행해야 할 옹호자 역할과 같은 더 민감한 쟁점들을 다루지 않는다. 많은 양심적인 개별 의사와 그들의 조직체에 의해 행해진 것을 어떤 식으로든 평가절하하려는 것은 아니지만, 도덕적 공동체로서 우리가 지닌 책무의 전 범위가 모두 이행된 것은 아니다. 앞으로 의(醫)는 선(善)에 대해 갖는 엄청난 도덕적 힘을 발휘해야 한다. 그렇게 하기 위해서, 의(醫)는 특정한 방식으로 집단적으로 행동해야 한다.[27]

의사들은 먼저 자신들을 검토하고 오늘날 의료의 위태로운 상태에 대한 잘못 모두가 의료 전문직 외부에 있는 것은 아님을 받아들여야 한다. 분명 골칫거리들이 상상의 산물만은 아니다. 의료 과실의 위기, 적대적인 대중, 규제적인 정책, 보험회사의 매수, 의료에 대한 책임을 회피하려는 기업들, 광고로 포식하는 시장의 정서, 경쟁, '손익 계산만을 따지는' 행정가, 영리 추구 병원, 의미 없는 문서 작업 등이 존재한다. 이런 목록은 길고 비통한 것이다. 의료 실무 '풍토'에서 현재의 도덕적 쇠퇴를 비난하는 경향은 이해할 만하며 일부 정당화가 가능하다. 그러나 우리는 또한 독선적인 불평이 이기적인 것임을 깨달아야 한다. 이것은 도덕적 통합성을 심각하게 훼손한다. 통합성은 높은 도덕적 기반을 취함으로써, 외부 세력이 의료 전문직에 행하는 것에 기초해

26) George D. Lundberg, "National Health Care Reform: An Aura of Inevitability Is Upon Us", *Journal of the American Medical Association* 265(19)(May 15, 1991), pp.2566~2567.

27) Edmund D. Pellegrino, "The Medical Profession as Moral Community", *Bulletin of the New York Academy of Medicine* 66(3)(May-June 1990), pp.221~232.

서가 아니라 의료 전문직이 서비스를 제공하는 사람들에게 행하는 바에 기초해서 행동함으로써, 회복될 수 있다.

의료 전문직의 본체에 가해진 상처 중 일부는 스스로 초래한 것이다. 몇몇 의사는 메디케어(노인 의료보험제도)와 메디케이드(저소득층 의료보장제도) 환자들을 진료하는 것, 인간면역결핍바이러스 감염 환자를 치료하는 것, 응급실에 가는 것, 혹은 무료 진료를 하는 것을 거부해 왔다. 자신의 환자들, 메디케어/메디케이드 제도, 제3자 지불자(의료보험회사)를 기만해 왔다. 몇몇 의사는 비양심적인 비용을 청구하거나 필요할 때에 부재하며, 자신의 동료들이 능력을 적절하게 갖추지 못했거나 돈에 매수된 것을 보고도 지나치게 보호한다. 물론 이건 몇몇 의사의 경우일 뿐, 다수는 그렇지 않다. 우리는 현재 반감의 풍토가 의료 전문직에 대한 집단적 음모의 결과는 아님을 인정해야만 한다. 만일 도덕적 공동체가 존재한다면 의사는 동료들의 덕목과 악덕 모두에 영향을 받는다. 틀림없이 의사는 그 후자에 의해 위신이 떨어졌다고 느끼고 동료와 절연할 것이다. 동료는 또한 도덕적 일탈도 인정할 것이다. 이런 경험만으로도, 덕목에 대한 강조가 도덕적 결과를 낳기에는 부족하다고 우리는 이 책에서 내내 주장한다.

우리는 오로지 한 가지에 근거해, 즉 아픈 사람에게 가해질 피해와 위험만을 근거로 해서, 의(醫)의 내부와 외부의 악에 반대하는 입장을 취해야 한다. 만일 의사가 아픈 사람을 보살피고 치료한다는 의(醫)의 중심 목표에 충실하다면, 동료들의 행태나 오늘날의 사회적 환경에서 양심 있는 의사들을 괴롭히는 것 모두에 효과적으로 맞설 수 있을 것이다. 만일 의사들이 이런 입장을 취한다면, 여론의 지지를 받을 것이다. 의사는 그들의 첫 번째 관심이 자신의 특권이나 특혜 혹은 수입이 아니라 자신이 서비스하겠다고 서약한 사람들의 안녕이라는 것을 입증해야만 한다. 이런 입장에는 도덕적 힘이 상당하다.

만일 아픈 사람들을 위하는 일에 행동이 수반되지 않는다면, 이는 공허한 몸짓이나 또 하나의 공적 관계의 술책으로 해석될 것이다. 의료 전문직 단체(organized medicine) 혹은 의사들의 새로운 연합이 전문직의 옹호자 역할을 진정성 있고 효과적으로 만들기 위해 행할 수 있는 다양한 노력이 있다.

의사들은 대중과 입법자들에게 자유 시장, 상업화, 의(醫)의 화폐화가 정의롭지 못하고 아픈 사람들의 안녕에 피해를 가한다는 것을 확신시키는 데에 필요한 정보를 수집해야 한다. 일화를 예로 들어 설명하는 것은 인상적일 수는 있지만, 주장을 펴는 데는 충분하지 않다. 만일 주어진 정책이 환자에게 해롭다는 분명한 증거가 있다면, 의사들은 그 정책에 저항해야 하고 심지어 정책 실행을 거부해야 한다. 어떤 정책도 미국 내 의사 모두를 그들이 생각하기에 도덕적으로 잘못된 것을 하도록 만들 수 없다. 그런 정책을 따르는 것은 아픈 환자와의 서약을 위배하는 데 있어 공범이 되는 것이다.

의료 전문직은 의료 할당제(rationing)가 미국에서 필수적이라는 생각을 무비판적으로 받아들이는 것에 저항해야 한다. 그저 피상적으로 보건 의료비 지출의 규모와 우리가 재량 소득(裁量所得)에서 수십억 원의 돈을 쓰는 방식을 비교해 보기만 하더라도 필요한 의료가 보류되어서는 안 된다는 점을 우리는 납득할 수 있다. 의사들은 할당에 관해 얘기하기 전에, 불필요하고 중복적인 작업, 절차, 수술, 약 처방에서 자원 낭비를 줄이기 위해 조처를 할 수 있다. 그들은 행정적 관료주의, 광고, 마케팅 예산, 그리고 의사와 환자 모두가 파묻혀 있는 그 모든 귀찮고 비싼 서류 뭉치들과 함께, '관리' 의료('managed' health care system)에 의해 의료 경비에 부과된 행정 간접비(몇몇 경제학자들의 의견으로는 15~30퍼센트에 달한다)를 줄이기 위해 싸울 수 있다.[28)]

의료 전문직은 행위별 수가표(진료에 소요되는 약제나 재료비를 산정하고, 의료인이 제공한 진료 행위 하나하나마다 항목별로 가격을 책정해 놓는 것이다)와 보상의 상대적 가치 평가제(동일 의료 진료 행위에 대해서 각 의료인이나 병원의 진료비의 평균을 찾아서 적정가를 산출하는 방법이다)를 채택함으로써 지나친 비용을 제거하려는 노력을 시작하고 협력해야 한다. 의료 시설에 대한 투자와 여타 유형의 이해 상충은 윤리적으로 받아들일 수 없는 것이다. 의사는, 그들의 중대한 책무 때문에, 공정한 보상을 받을 자격이 있다. 그러나 의사들 스스로 자신을 의학 지식을 착취할 독점권과 독점 판매권을 가진 기업가로 간주해서는 안 된다. 의사는 모든 의사 책임의 일부로서 가난한 이들에 대한 자선 의료(pro bono) 전통으로 돌아가야 한다고 『미국 의사협회 저널』(*Journal of the American Medical Association*)의 편집자 등이 호소하는 것에 주의를 기울여야 한다.[29)]

미국의 아픈 사람들, 그리고 의료 제도에 절실하게 필요한 것은 도덕적 리더십과 의료와 관련된 정치력이다. 그런 리더십은 혼자 행동하는 개별 의사에 의해서는 효과적일 수 없다. 대신 도

28) S. Woolhander / D.U. Himmelstein, "The Deteriorating Administration of the United States Health Care System", *The New England Journal of Medicine* 324(18) (May 2, 1991), pp.1253~1258.

29) George D. Lundberg, "Fifty Hours for the Poor", *Journal of the American Medical Association* 262(21)(December 1, 1989), p.3045.

덕 공동체로서 행동하면, 의료 전문직은 환자의 안녕과 자신의 안녕에 적대적이라고 보이는 권력에 저항할 대단한 힘을 가지게 된다. 의료 전문직은 대중이나 정부 및 산업에 영향을 주어서 그들이 가치를 재평가하고, 모든 시민에게 건강과 의료가 보장되지 않는 한, 개인의 잠재력 실현은 불가능하다는 것을 깨닫도록 할 수 있다.

의(醫)는 이 모든 일을 단독으로 할 수 없으며, 그렇게 해서도 안 된다. 의는 이러한 일을 다른 보건 전문직, 고민하는 이들, 행정가들과 함께할 수 있다. 어떻게 의료 '위기'를 해결할 것인지, 메커니즘에 대한 어설픈 수선을 처방하는 또 다른 보고서를 위원단이나 위원회로부터 더 받을 필요는 없다. 답은 분명하다. 만일 우리가 국가적으로 우선순위를 배정할 수 있다면, 만일 의료 전문직이 일차적인 책무를 자기 자신의 이익이 아니라, 아픈 사람을 돌보는 것에 헌신하는 데 둔다면, 그리고 만일 야비하고 탐욕스럽기보다는 돌보는 사회가 되라고 미국인들을 설득하는 데 있어서, 또한 우리 가운데 취약한 사람들에게 어떤 희생도 감수하지 않으려고 하는 사회를 설득하는 데 있어서 우리 의료 전문직이 함께 리더십을 발휘한다면 미국은 모든 이에 대해 질 좋은 의료를 제공할 수 있다.

도덕 공동체로서 의(醫)에 대한 생각은 아주 오래된 것이다. 그러나 우리 역사의 상당 부분에서, 이런 생각은 단지 잠재해 있거나 초기 형태로만 표현되었다. 이것은 히포크라테스 선서의 서두에서 왜곡된 형태로 제시되었다. 여기서 새로운 의사들은 자신들의 선생님을 아버지로서, 그들의 아들을 형제로서 대접하고, 그 기예를 자신의 아들이나 그들의 선생님의 아들에게만 가르치도록 명령을 받는다. 이런 서약의 정신은 매우 노골적으로 성차별적이며, 온정주의이자 엘리트주의여서 당연하게도 우리의 민주적 감수성을 침해한다. 그러나 이것은 그것을 따르는 선서의 실체인 공동의 헌신에 의해 함께 묶인 공동체에 대한 생각을 담고 있다. 즉 이런 이상은 오랫동안 우리에게 공통의 정체성을 부여해 왔다.

엥겔하르트가 조언하듯이[30] 의료는 시장에 부합하기 위해 그것의 정서(ethos)를 재형성해야 하는가? 아니면 의(醫)는 의사란 무엇인가라는 본성에 의해 일차적으로 사업가나 기업가 혹은 사회적·재정적 정책의 대리인이 되는 것을 배제하는 특정 책무를 갖는다는 믿음으로 굳건하게 서 있어야 하는가?

의는 자기 이익 이상의 어떤 것에 의해 행동하는 집단이 적어도 하나는 존재한다는 증거를 사회에 보일 기회가 있다. 그렇게 하려면 의료 전문직은 우리가 이번 장을 시작하면서 가진 두 가지 질문에 긍정적으로 반응해야만 한다. 그렇다. 사회의 다른 이들보다 의사에게는 요구되는 것이 더 많다. 그렇다. 의사는 오늘날 실무 풍토에서 윤리적일 수 있다. 이런 식으로 행동하는 것은 덕목을 받아들이는 것인데, 이 중 몇 가지를 이 책에서 검토해 보고자 한다. 그런데 의료 전문직을 재구성하는 기획이 오늘날 어떻게 진행되어야만 하는가?

30) Engelhardt / Rie, "Morality for Medical-Industrial Complex."

어느 방향으로 갈 것인가

로버트 비치(Robert Veatch)는 이전에 어느 정도 견실한 윤리적 기반을 가졌었던 일반인-전문직 관계가 이제 재분석되어야만 한다고 주장해 왔다. 한편으로 이것은 특히 환자 자율성의 원칙에 대한 현재의 만연한 강조와 함께 그 관계에서 힘의 균형이 급격하게 변화한 것에 기인한다. 그러나 또 한편으로 그 변화는 의료 전문직이 한때는 자율적으로 규제했으나 이제는 상당한 외부의 힘들, 즉 정부나 의료보험회사, 경제적 요소 등과 같은 힘들에 의해 규제되고 있는 방식에 기인하는 것이기도 하다. 후자는 로버트 비치의 작업, 특히 정의(正義)와 사회 계약에 대한 그의 관점의 핵심이다. 그는 다음과 같이 적고 있다.

> 일반인-전문직 관계에 대한 윤리를 세우기 위해서, 우리는 첫 번째의 기본 원칙이나 사회 계약으로 되돌아가야 한다. 이 책 초반에 논의되었고 거부된 전문직 윤리에서, 전문직은 윤리적 원칙들이나 전문직 역할의 규범들을 스스로 구축하거나 적어도 표명했다. 그들은 간혹 일반 사람들이 전문직 관계에 대해 가져야 할 노덕적 요구 사항을 규정하는 것에까지도 나아갔다.31)

사회 계약으로의 이런 방향 전환은 히포크라테스 선서가 죽었다는 비치의 논증을 뒷받침한다.

이 장에서 우리는 의(醫)의 윤리를 재구성하는 다른 접근을 제안했다. 사회 계약으로의 복귀는 이 그림의 일부분일 뿐이다. 실

---

31) Robert M. Veatch, *The Patient-Physician Relation: The Patient as Partner, Part 2*, Bloomington: Indiana University Press, 1991, p.63.

제로, 우리는 비치의 중심적 주장 중 하나에 동의하지 않는다. 의료 공동체가 그들 고유의 전문직 기준을 개발할 권리가 없다는 주장, 사회만이 새로운 사회적 계약을 다시 마련하는 권리를 가진다는 주장이 그것이다. 후속 장들에서, 우리는 왜 의료윤리가 사회의 관행으로부터 일정한 거리를 유지해야만 하는지 그 이유를 제시할 것이다. 우리는 의료윤리의 통합성이 내적 타당성을 가진다고 주장할 것이다. 의는 실제로 사회적 책임에 주의를 기울이고 균형을 이룰 책임을 갖지만, 그렇다고 해도 사회가 의료윤리를 다시 정의 내림에 따라 의료적 관계의 많은 도덕적 목표가 손상될 가능성이 있다면 이는 용납될 수 없다.

우리는 의사가 반드시 유덕함이라는 조건을 갖추어야 한다고 강조하는 것이 변화하는 다원주의적 도덕적 풍토에서 꼭 필요하다고 생각한다. 더 공식적인 기대, 규칙, 지침, 원칙 등과 같은 것들의 일부는 확실히 인간관계라는 맥락에서 도덕적 힘을 얻는다. 사회 계약이란 바로 사회적 책무 이론이다. 그러나 사회 계약의 본성과 그것의 실행은 바로 참여자들의 도덕적 품성에 의존한다.[32] 따라서 우리가 어떤 의사-환자 관계 모델을 채택하든 상관없이, 덕 윤리의 역할이 필연적으로 수반된다. 그렇다면, 이 점이 바로 우리를 의(醫)의 목적과 의학의 덕목 자체를 검토하도록 이끄는데, 왜냐하면 의(醫)의 목적과의 관계 속에서 덕목은 덕목 자체의 정당화와 쓸모를 획득하기 때문이다.

---

32) Erich Loewy, *Suffering and the Beneficent Community*, Buffalo: State University of New York Press, 1991; Erich Loewy, "The Role of Suffering and Community in Clinical Ethics", *The Journal of Clinical Ethics* 2(2)(Summer 1991), pp.83~89.

제 4 장

의(醫)의 목적과 덕목

앞선 장들에서 우리는 의(醫)의 덕목이 도덕 공동체 내에서 입지를 가진다는 점을 지적했다. 여태까지 우리는 덕목이 의의 실무가 이루어지는 공동체와 더 넓은 사회라는 맥락에서 원칙과 도덕 규칙에 서로 연결되어 있다고 주장했다. 사회는 지속적으로 진화해 나가므로, 전문직의 내적 도덕성에도 변화가 일어난다. 이 변화들은 실무와 공공의 기대 모두에서 요청된다. 그러나 이 시나리오에서는 몇 가지 문제가 발생한다. 하나는 의(醫)가 자기 비판적인 검토 없이, 자기 자신의 토대가 된 사회의 변덕스러운 변화와 관행의 대상이 되어서는 안 된다는 것이다. 위의 자기 비판적 검토는 지난 삼십 년 동안 의료윤리에 의해서 학문 분야가 된 것이다. 사회적 관행을 무비판적으로 받아들인 사례로는 나치 의사들과 그들의 실험, 그리고 남아프리카의 몇몇 국가에서 이루어진 정치범들에 대한 고문, 혹은 구소련에서 반체제 인사를 구금하고 억압하기 위해 정신과 병동을 이용한 것 등이 있다.

두 번째 문제는 문화가 더 다원화되면서 발생한다. 다원화되면서 많은 문화적 전제들의 도덕적 기초가 부식되기 시작한다. 이십 년 전에 분명하게 금지되었던 것이 이제는 널리 허용되거나 권장되기까지 한다. 급속한 변화에 앞뒤로 치이면서, 사회 안의 개인과 소집단들은 새로운 규범에 적응하면서 새로운 규범을 받아들이고 이전의 것은 내던지는 것으로 반응하거나, 아니면 '현대성'에 대한 전면적인 거부로 반응한다. 다원주의는 문명의 흐름 속에서 지속되어야 하는 우리가 소중히 여기는 가치를, 그 형태가 무엇이든 재정립하고 재형성할 수 있도록 도와주기 때문에 좋은 것이다. 많은 이들, 특히나 내면화된 역할과 기대, 그리고 규범을 가진 이들에게는 그 검토의 과정이 고통스럽고 위협일 수 있다. 역설적이게도, 그러한 사람들은 우리가 '유덕하다'라고 부르는 그러한 사람일 가능성이 높은데, 왜냐하면 그들은 삶에서 준수해야 하는 규칙이 필요하지 않은 것처럼 보이고, 오히려 경험과 지혜의 창고에서 꺼내어 행위하는 것처럼 보이기 때문이다.

매킨타이어는 이 문제에 대해 굉장히 고심해 왔다. 그의 관점에 따르면 수 세기에 걸쳐서 발전한 도덕 탐구의 영역들이 있다. 각 영역 혹은 전통 안의 개인은 다른 영역의 개인과 소통하는 것에 있어서, 혹은 그들의 전제를 이해하는 것마저도 어려움을 겪는다.[1] 이 지점에서 다원주의를 고려할 때, 마찰이 발생한다. 한 사람이 소중하게 여기는 것에 대해 다른 이는 인정하지 않는다.

---

1) Alasdair C. MacIntyre, *Three Rival Versions of Moral Enquiry: Encyclopedia, Genealogy, and Tradition*, Notre Dame, IN: University of Notre Dame Press, 1990.

도덕 공동체로서의 의(醫) 안에서마저, 서로 심하게 다른 도덕적 탐구의 전통이 있기에 그만큼 전문직이 자율 규제를 하는 것이 어려워진다. 이 자율 규제는 더 넓은 사회, 이해심이 훨씬 더 없는 사회로 내팽개쳐진다. 이것이 바로 로버트 비치가 옹호하는 것이다. 의료 전문직은 그들 내부에서도 목표의 일치를 보여 주지 못한다. 비치에 따르면 결과적으로 사회적 계약의 재교섭이 이루어져야 한다.

그러나 세 번째, 가장 절박한 문제는 문화적인 다원주의와 그 결과로서 도덕적 다원주의가 지속적으로 변화하고 진화하고 있다는 점이다. 혼합된 결과만이 변화 중인 것이 아니라, 도덕적 탐구의 개별 전통과 영역, 하위 집단, 그리고 인종적 다양성 또한 더 큰 맥락의 문화적 각축전에 연동하여, 혹은 이에 대치하며 변화하고 있다.

그렇다면 이 모든 변화의 한가운데에서 현대 의(醫)의 목적(telos)이자 우리가 모색하는 덕목의 근거로서 기능할 수 있는, 의(醫)의 특정 목적을 결정하는 것이 가능한가? 의(醫)의 선(善)이나 여타의 중요한 인간 활동을 사회적 관행과 개별적인 사회를 초월해 위치 짓게 할 때, 사람들은 전통적으로 규칙을 살펴본다. 우리는 치유가 이루어지기 위해 요구되는 덕목뿐만 아니라 의사-환자 관계 그 자체를 바라봄으로써, 대안적이면서 보완적인 접근을 제안할 것이다.

의(醫)의 목적

약 십여 년 전에 비첨과 칠드레스는 생명 의료윤리에서 가장 영향력 있는 지침이 된 책을 출간했다.[2] 그들은 W.D. 로스의 조건부(*prima facie*) 원칙이라는 개념을 새롭게 등장한 의료윤리 분야에 적용했다.[3] 오늘날 해악 금지, 선행, 자율성, 정의는 의사들과 윤리학자들이 윤리적 딜레마를 해결하고 의사와 환자의 올바른 행동을 규정하는 데에 사용하는 탁월한 네 개의 참고가 되었다.

네 가지 원칙, 즉 4원칙의 틀을 사용하는 경험이 확장되면서, 의사-환자 관계라는 실제 임상에 적용했을 때 단점들이 드러나기 시작했다. 그 결과, 오늘날 몇몇 도덕 철학자들은 '원칙주의'의 폐기를 주장하거나[4] 덕, 여성주의 심리학, 결의론, 혹은 경험에 기반한 대안으로 이를 대체하자고 주장했다.[5][6]

원칙이 생명 의료윤리에 필수적인 것으로 유지되려면, 원칙은 의사-환자 관계의 현상에 더 단단히 기반을 잡아야 할 것이다. 이 연결에는 두 가지 방식으로 접근할 수 있다. 첫 번째는 밖에서 접근하는 것인데, 이미 전개된 철학 혹은 윤리 체계를 의료관계에 적용하는 것이다. 이는 그 원칙을 결과주의적으로 생각해 낸 것이든, 의무론적으로 생각해 낸 것이든 자율성, 선행, 해악

2) Tom L. Beauchamp / James F. Childress, *Principles of Biomedical Ethics*, 3d ed., New York: Oxford University Press, 1989.

3) W.D. Ross, *The Foundations of Ethics*, Oxford: Clarendon Press, 1939.

4) K. Danner Clouser / Bernard Gert, "A Critique of Principlism", *Journal of Medicine and Philosophy* 15(2)(April 1990), pp.219~236.

5) Carol Grilligan, *In a Different voice: Psychological Theory and Women's Development*, Cambridge, MA: Harvard University Press, 1982.

6) James F. Drane, *Becoming a Good Doctor: The Place of Virtue and Character in Medical Ethics*, Kansas City, MO: Sheed and Ward, 1988.

금지, 그리고 정의라는 4원칙에서 사용된 방법이다. 두 번째는 철학의 방법(비판적 성찰)으로 의사-환자 관계를 검토하되, 특정 철학의 내용을 도입하지는 않고 검토하는 것으로, 무엇이 윤리적으로 요구되는지와 어떤 원칙과 덕목의 조합이 그 요구되는 것을 가장 잘 예시하는지를 의사-환자 관계로부터 도출해내도록 하는 것이다. 이 방법은 의(醫)의 내적 도덕성을 통하는 방법이다.

이는 본질적으로 결과주의적인 의미에서가 아니라 고전적인 의미에서 목적론적인 접근인데, 즉 그 관계의 목적과 목표에 방향이 지어져 있다는 뜻이다. 의사와 환자라는 도덕 행위자의 결정과 행위가 옳고 선한 것인지 아닌지를 결정하는 것은 얼마나 그 결정과 행위가 그 목적들에 얼마나 근접한지 그 정도를 기준으로 한다.

짧게 말해, 의(醫)의 목적은 궁극적으로 건강의 회복과 개선이며, 가장 근접한 단어로는 치유하는 것, 즉 질병(illness)과 질환(disease)을 치료하고 치료할 수 없을 때에 남은 통증, 불편감, 그리고 장애를 가지고 살아가는 환자들을 돌보고 돕는 것이다. 이러한 목적으로 향하는 도상에는 많은 결정이 있고, 각각의 결정에는 기술적인 요소와 도덕적인 요소의 융합이 존재한다. 그것이 단순히 기술적인 정확함, 의술적인 선(善)만의 문제이기만 하다면, 주요한 도덕 원칙은 역량일 것이다. 그러나 의료 결정의 대상은 사람이며, 이 사람은 불안하고 아프며, 의사의 지식과 기술과 신뢰성, 그리고 전문직이라는 지위가 제공하는 힘의 책임 있는 관리에 의존해야 하는 특별한 상태의 취약성 속에 있다. 게다가 의사는 도움을 제안하고, 그럼으로써 그 취약한 환자가 의료적 도움을 찾았던 목적을 달성할 수 있도록 돕겠다고 약속한다. 이는 그 의사가 자신의 약속된 역량을 자신의 목적이 아니라 환자의 목적을 위해 사용하겠다는, 그리고 일상적인 상황에서는 환자를 위하여 자신의 이익을 소거하겠다는 것을 함축한다. 즉 의사는 환자의 선을 위해 서비스하기로 약속한다. 그러나 그 선은 단순히 의료적인 선만은 아니다. 이는 물질적, 정서적, 혹은 영적인 차원의 선에 관한 환자의 지각을 포함한다.

이러한 목적들을 달성하려면, 환자의 선이 그 관계를 정립하는 원칙으로 서야 한다. 선행은 의에 적용되는 철학 체계의 요구 사항이 아니라 의라는 활동의 본성이 요구하는 사항이다. 자율성의 존중은 의의 목적을 달성하기 위해 요구되어야 하는데, 왜냐하면 환자의 가치를 침해하는 것은 그 인격을 침해하는 것이고, 그리하여 그 관계의 치유 목적을 왜곡하는 해악이기 때문이다. 정의는 필수적인 의무인데, 왜냐하면 의사가 환자에게 빚지고 있는 것은, 의사가 도움을 제안했을 때, 그리고 기꺼이 선한 행동을 하겠다고 하여 환자의 신뢰감을 불러일으켰을 때, 이는 의사가 일으킨 환자 신뢰에 관한 충실성이기 때문이다. 같은 식으로, 그 관계의 본성을 검토할 때, 파생적 책무들이 의무로 도출된다. 의사는 선행을 하겠다는(앞에서 대략 설명했듯이 타인에게 가해질 해악이 걸려 있는 경우를 예외로 하고), 환자의 비밀을 유지하겠다는, 진실을 말하겠다는, 그가 암시적이든 명시적이든, 맺었던 약속을 지켜야 한다. 왜냐하면 앞서 말한 신뢰와 책무 어느 것이든 그것을 어기는 것은 그 관계의 본성 그 자체에 반하는 것이기 때문이다.

우리 관점에 따르면, 4원칙은 의사들이 지고 있는 책무에서 파생된다. 그리고 이러한 책무는 의료 관계의 핵심에 위치한, 역량을 갖춘 도움을 제공하겠다는 약속에서 파생된다. 의료윤리의 이론을 통합하는 최우선의 책무는 선행이다. 온정적 간섭주의와 잘

못 동일시되는 것으로서 선행이 아니라 신뢰 안의 선행이다. 이는 환자라는 인격에 대한 존중과 해악의 예방·제거만이 아니라 좋음을 행할 책무를 융합시키는 선행이다. 최우선 책무는 법에서도 요구하는 소극적 책무인 해악 금지가 아니다. 선행은 자기 자신에게 어느 정도의 비용과 위험을 감수하면서까지 해악을 예방하고, 해악을 제거하고, 좋음을 행할 것을 요구한다. 따라서 환자의 이익을 위해 의사의 이익을 어느 정도 자기 스스로 희생하겠다는 암묵적 약속이 성립한다.

그 관계의 본성에서 생기는 책무는 조건부 원칙에 의한 접근에서 빠진 이론적 근거를 제공한다. 원칙 대신에, 우리는 우리가 아픈 사람에게 도움을 자유로이 제안할 때 자유롭게 짊어지게 된 책무에 대해 말할 수 있다. 신뢰 안의 선행은 환자의 의료적 안녕만이 아니라 온전한 안녕을 포괄하는 다른 원칙들을 아우르는(ordering) 원칙이다. 이 형태의 선행은 우리가 자율성, 정의, 진실 말하기, 신뢰에 대한 충실성, 약속 지키기 등을 위반한다면 획득될 수 없다.

따라서 선행은 행위의 지침이기도 한 원칙이 된다. 즉 "너의 행위가 환자의 선, 즉 치유 관계의 최우선 목적(*telos*)이 지시하는 바에 따라 네 환자와의 관계에서 행위하라"라는 원칙이다. 원칙으로서 선행과 그에 수반되는 선의라는 덕목은 의료 관계에서 상호 관계하고 있는 사람의 인간 본성에 근거를 두고 있다. 그 관계는, 오크샷(Oakeshott)이 모든 윤리학에 대해 말했듯이, 사람 사이의[7] 관계다.

7) Michael J. Oakeshott, *"Rationalism in Politics" and Other Essays*, New York: Basic Books, 1962.

이 접근은 임상 의료 현실의 실제 현장에서 책무와 원칙을 도출해 낸다는 장점이 있다. 이는 의료윤리를 결정하기 위해 철학을 활용하는 일반적인 방식을 뒤집는다. 결과주의, 공리주의, 혹은 의무주의와 같은 윤리 이론에서 이미 형성된 원칙을 취하기보다, 이 접근은 해당 행위의 독특한 현상들로부터 시작해 이를 철학적으로, 다시 말해 그 현상들이 예시하는 인간 현실의 측면을 비판적으로, 형식적으로, 체계적으로 검토한다. 현재의 연구에서 그러하듯이 4원칙 접근의 결과와 비슷한 일이 정말 일어날 수도 있다. 하지만 이 접근의 원칙들은 더 체계적인 이론 활용에 근거를 두고 있다. 원칙들이 의료 관계의 특별한 특성에 근거한 책무에서 나온다는 점에서 그러하다. 또한 이 원칙들은 윤리적 담화를 위한 고려 사항의 체크리스트 이상이 되고, 임상 현실에 단단히 뿌리 내린 도덕적 구속력을 갖는다.

분명, 여기서 제시된 목적론적 접근은 그 자체로는 의료윤리의 온전한 체계를 구성하지 않는다. 그렇게 하기 위해서는 책무와 그것의 우선적 원칙들을 덕 윤리와 연결시켜야 하고, 결의론, 도덕 심리학, 경험적 윤리 체계로부터 얻은 통찰을 통합시켜야 한다. 이 책의 마지막 부분에서 우리는 이상적으로 이러한 모든 특징을 결합할 통합적인 의료윤리의 가능성을 논한다.

4원칙의 접근에는 분명히 이론적·실천적 부적절성이 있다. 그러나 이로부터 취할 것이 여전히 많기 때문에 버려서는 안 된다. 그것의 단점들은 교정될 수 있다. 우리가 제안한 개선의 한 영역은 **'의사-환자 관계'**(physician-patient relationship)에 더 가깝고 단단하게 이를 근거 짓게 하는 것이다. 이 책의 나머지에서 단지 부분적으로만 검토된 다른 영역은 경험, 도덕 심리학, 결의론, 덕 이론에서의 통찰을 통합시키는 것이다. 앞으로 몇 년간, 이 이론이 생명 의료윤리의 중심적 기반인 의사-환자 관계에 확고하게 자리 잡고 있는 한, 이러한 시도들은 의료윤리에 대한 더 완전한 이론과 실천을 생성할 수 있을 것이다.

자율성과 의사-환자 관계 모델

의사와 환자 사이의 관계를 규제하는 윤리적 품행의 기준으로서, 지난 25년 동안 의료윤리가 극적이고 철저하게 변화한 것은 유례를 찾을 수 없을 정도다. 이 시기 동안, 임상적 의사 결정의 무게 중심은 의사에서 환자로 거의 완전히 넘어갔다. 도덕적이고 기술적인 권위자로서 상냥하고 존경받는 의사의 전통적 이미지는 환자의 자기 결정의 수호자·촉진자·옹호자로서의 의사로 대체되었다. 이제 돌봄의 모든 양상에서, 몇 가지 치료 선택지 중의 결정부터 시작해서 심폐소생술을 받지 않겠다는 요청까지, 심지어는 적극적 안락사나 조력 자살의 요청까지도, 올바른 양심을 가진 의사라면 이러한 요청에 따를 것으로 기대할 수 있는 도덕적 권리이며 시민권이라고 이해된다.

이러한 대전환은 미국에서 가장 명백하고 진전된 양상을 보였다. 그러나 그렇게 철저한 변화를 양산해 낸 사회정치적이고 문화적인 힘들은 세계 거의 대부분의 나라에서 일어나고 있는 변화에 비슷한 영향을 미치고 있다. 이러한 동력에는 참여 민주주의의 실현, 현대 사회에서 증가하는 도덕적 다원주의와 도덕적 이질성, 미디어를 통한 공공 교육의 확대, 도덕성의 궁극적 근원으로서 종교의 약화, 권위를 행사하는 것에 대한 삶의 전 영역에서 일어나는 일반적인 불신, 그리고 당연히도, 기술을 통한 의료 권력의 유례없는 확대가 있다.

변화에 영향을 미치는 동력 중에서 가장 중요한 것은 의료윤리라는 학문에 전문적인 철학자들이 진입한 것이었다. 이상하게도, 역사적으로 철학자들은 의(醫)의 윤리에 공식적인 관심을 거의 두지 않았다. 물론 의의 본성과 의료윤리에 관한 의사들의 '철학적인' 성찰이 있긴 했지만, 이는 가장 느슨한 의미에서만 철학이라고 할 수 있었다. 1960년대 중반까지, 전문적인 철학자들은 의료윤리에 공식적인 관심을 거의 두지 않았다.

이는 의료윤리가 진지한 철학적 탐구의 대상으로 처음 등장하면서 바뀌었다. 이 방향으로의 가장 영향력 있는 추진력은 물론, 1978년에 처음 출간된 비첨과 칠드레스의 『생명 의료윤리의 원칙들』이었는데, 이 책에서 4원칙 접근이 처음 소개되었고, 책 전체의 구성이 이를 토대로 했다.[8] 이 책은 의사-환자 관계에 대한 전통적 히포크라테스적 모델의 기반을 이미 약화시킨, 초기 단계에 있는 사회적 변화의 지류에 형식적 분석을 더하였다. 그 자리에 다양한 자율성 기반 모델이 우위에 놓였다.

민주적·세속적·도덕적으로 이질적인 사회라는, 우리가 현대 사회의 특성이라고 앞에서 말한 동력들의 융합을 고려할 때, 자율성의 원칙은 의료계 안팎 모두에서 당연하게도 세계적 호소력을 지녀왔다. 자율성, 자기 지배, 그리고 프라이버시권은 전문직, 제도, 그리고 정부가 행하는 권위 남용에 대한 저항의 상징이 되

8) Beauchamp / Childress, *Principles.*

었다. 자율성 존중은 산업화한, 기술 지향 사회의 공적·사적 결정에서 현저하게 두드러지는 전문적 지식의 엄청난 힘을 균형 잡는 것을 추구한다. 자율성은 각 개인의 도덕적·인격적 가치를 보호하기를, 그래서 그 사람의 통합성을 보호하기를 요구한다.

자율성은 의료 관계에서 특정한 호소력을 갖는다. 자율성은 악의가 없는 권위주의나 온정적 간섭주의가 전통적인 의료윤리에서 가졌던 역사적인 우위에 반기를 든다. 자율성은 환자들이 치료 대안 중에서 고를 수 있도록, 그 대안 중 무엇이든 받아들이거나 거부할 수 있도록, 그리하여 그들 삶에서 가장 내밀하고 개인적인 결정 일부에 있어 통제권을 가질 수 있도록 보장한다. 또한 자율성 존중은 환자들이 자기 자신의 도덕적 가치와 믿음을 침식당하지 않도록 보호한다. 의사와 환자가 아주 다른 문화적·인종적·종교적 뿌리를 가질 수도 있는, 도덕적으로 다양한 사회에서는 특히, 자율성의 이 측면에 대한 준수가 중시되어야 하며 이는 정당하다.

의료윤리에에서 자율성의 주장은 대체적으로 건전한 것이었다. 이는 본인의 권한을 남용하는 의사에 대한 강력하고 점차 더 효과를 발휘한 제지 방안이 되었다. 이 자율성은 삶의 시작과 끝을 결정하는 데서 최종적으로 통제하고 조절해야 하는 많은 부분을 환자의 몫으로 두는 데 특히 많이 기여했다. 이는 환자들이 자기 자신에 대하여 스스로 결정을 내리고, 병의 과정상 결정을 통제할 수 있는 의사 결정 능력을 잃었을 때에 그 결정의 통제를 보장하기 위한 사전 의료 의향서(advance directives)를 쓸 법적인 권리를 확정하는 입법 행위와 사법적 견해 배후의 추동력이 되었다.

자율성에 대한 강조는 전통적인 모델과 뚜렷이 구분되는 의사-환자 관계에 대한 몇몇 모델의 등장 또한 촉진했다.[9] 그 두 가지 예는 소비자 모델(consumer model)과 협상 계약 모델(negotiated contract model)이다.

소비자 모델에서 의료는 상품이나 서비스라고 할 수 있고, 여타의 상품에서와 마찬가지로 소비자의 조건에 따라, 즉 대안적인 치료의 방식, 그들의 비용, 이익, 그리고 위험에 관한 환자의 개인적인 평가의 측면에서, 시장에서 거래된다. 의사는 믿을 만한 정보나 자문을 제공하는 임무를 맡은 제공자이지만, 환자의 가치에 참견하는 임무를 맡은 것은 아니다. 이 상황에서는 환자가 믿는 가치들이 우세해야 한다. 의사의 도덕적 책무는 정보를 주고, 역량 있게 일을 수행하고, 환자의 자기 결정 능력을 보호하고 증진하는 것이다.

협상 계약 모델에서, 의사와 환자는 그들의 상대적 가치를 미리 논하는데, 그 상대적인 가치란 건강과 연관된 가치와 일반적인 도덕적 가치와 연관된 가치다. 소비자 모형에서처럼, 의사와 환자는 모두 자율적인 사람으로 계약에 들어서는데, 협상 계약 모델에서는 어떤 의료적 관계든 시작하기 전에 계약의 세부 사항이 더 꼼꼼하게 검토된다. 게다가, 이 관계의 본성은 계약을 맺는 당사자들에 의해서만 결정된다. 본질적으로 그들만이 어떤 행동이 기대되는지 결정해야만 하고, 그래서 관계의 윤리는 계약을 맺는 당사자들의 윤리에 따라서 달라진다. 이 관점에서, 자율

9) Ezekial J. Emanuel / Linda Emanuel, "Four Models of the Physician-Patient Relationship", *Journal of the American Medical Association* 267(16) (April 22/29, 1992), pp.2221~2226.

성을 넘어서 보편적으로 적용할 수 있는 일련의 윤리적 원칙이란 생각은 중요하지 않다. 상호 동의했다는 전제하에, 의사와 환자는 그들이 바라는 어떤 길이든 추구할 수 있다. 그러나 그 바람이 동의가 되었다는 사실은 제삼자가 알 바 아니다. 여기에는 적극적 안락사, 조력 자살, 혹은 반(半)자발적인 혹은 비자발적인 안락사를 요구하는 사전 의료 의향서가 포함될 수도 있다.

의사-환자 관계에 대한 자율성 주도 모델의 두 예시는 그 관계를 대체로 도구적이고 절차적으로 만든다. 이 모델들은 근본정신에 있어서 법 중심적이고, 이 모델들이 산출하는 윤리는 최소한의 개인적 헌신, 최소한의 신뢰이다. 실제로, 이 모델들은 신뢰보다는 불신에 더 기초하고 있다. 이 모델들은 공통의 의료 도덕성이라는 생각에도 파괴적인데, 왜냐하면 참여자들이 의료윤리에 그들이 선택한 어떤 의미든지 부여하기 때문이다. 유일한 윤리적 실패는 사전에 조정된 계약을 지키지 못하는 것뿐이다.

자율성에서 영감을 얻은 이러한 모델들이 환자의 자기 결정권을 보호하는 것으로 보이지만, 자세히 살펴보면 이 모델들 역시, 상당한 정도의 착각을 일으키며 양측 모두에게 위험하기까지 하다. 첫째, 이 모델들은 의사와 환자가 협상력에서 로크식의 동등하게 자유로운 행위자가 아니라는 사실을 간과한다. 환자는 도움이 필요한 사람이고 자신을 스스로 치유할 힘이 없기 때문에, 아프고 불안하며 겁에 질려 있고, 어쩌면 고통스러워하고 있기에 취약하다. 결정에 필수적인 정보와 선택이 내려지고 난 뒤 이를 수행할 역량에 있어서 한 측이 다른 한 측에 이토록 의존적인 상황에서 타당한 계약이라는 것을 상상하기 어렵다.

따라서 자율성 기반 모델들은 여러 원천에서 나오는 의사의 힘이라는, 논쟁의 여지가 없는 분명한 사실을 의식하지 못하는 것처럼 보인다. 방금 이야기한 힘이 사실상 존재하고, 그 힘은 질병이라는 사실 자체에서 도출된다. 그러나 의사의 인성이나 카리스마의 힘 또한 있다. 이는 종종 의사와 환자 모두에게 잘 보이지 않은 채로 미묘하게 작동하지만, 독립적인 사고를 하는 환자의 결정마저 움직이게 하는 강력한 힘이다. 마지막으로 의(醫)와 의사가 가진 의학 지식의 독점권에 대한 사회적 승인의 힘이 있는데, 이는 협상된 계약의 세부 사항과 상관없이 작동한다.

이러한 형태의 의신(醫神) '아스클레피오스의 힘'의 실제는 자율성 모델 뒤에 숨겨진, 의사에 대한 신뢰를 제한하려는 욕구가 종종 기만적이라는 사실을 충분히 명백하게 보여 준다. 의사의 품성 혹은 실제 임상에서 자율성이 무엇을 의미하는지에 대한 의사의 해석을 피해갈 수 있는 길은 없다. 사실, 계약을 실행하는 것은 의사에게 불신의 신호를 보내는 것이며 의사를 경계하게 하는 것이다. 결과적으로 임상적 상황이 예상하지 못한 방식으로 달라질 때, 의사는 선행을 베풀고자 하는 그 자신의 성향을 억제할 수도 있다. 어떤 경우든, 불신에 기초한 관계가 신뢰에 기초한 관계, 즉 계약이 아니라 서약에 기초한 관계보다 환자의 자율성을 더 보호한다는 증거는 없다.[10)]

의사-환자 관계에서 자율성 기반 모델의 결점은 도덕 원칙으로서 자율성의 타당성을 물론 훼손하지 않는다. 환자 자신에게 영향을 미치는 결정에서 환자의 역할은 수 세기 동안 무시되었다. 이 무시가 사회적으로 용인되었다고 할지라도 도덕적으로 옹

10) William F. May, *The Physician's Covenant*, Philadelphia: Westminster Press, 1983.

호할 수 없으며, 이전에도 옹호할 수 없었다는 것에는 의문의 여지가 없다. 환자의 자기 결정에 대한 존중, 그리하여 그 사람의 통합성에 대한 존중은 모든 인간관계에서 필요한 도덕적 요구사항이며, 의료와 같이 힘의 불균형이 사실상 존재하는 곳에서는 특히 그렇다. 이러한 이유로, 제2부에서는 의에서의 덕목에 대한 탐구를 끝마친 후, 선의라는 덕목 안에서 인격에 대한 존중과 자율성의 역할에 관한 논의로 다시 돌아올 것이다. 자율성을 최적화하려는 모델들의 결점이 의미하는 바는 자율성을 버려야 한다는 것이 아니라, 자율성을 절대시하는 것이 도덕적으로 위험하다는 것이다. 만일 자율성 그 자체가 지켜질 수 있으려면, 그 표현이 원칙 기반이 아니라 덕목과 경험으로부터 나온 의료윤리의 이론과 더 가까이 연관을 맺고, 선행과 정의라는 다른 주요한 원칙과 더 가까이 연관을 맺어야 한다.

자율성과 선행의 충돌

자율성 운동의 두 번째 결과는 환자의 자기 결정이 선행과 상극으로 배치된 정도다. 이는 맥컬러프(L.B. McCullough)와 함께 쓴 비첨의 책에서 명백하게 드러난다.[11] 여기서 선행은 온정적 간섭주의와 잘못 동일시된다. 교과서적 선택들의 개념적인 내용을 보여 주기 위해 사용된 예시들은 거의 전적으로 선행과 자율성 간의 충돌로 틀이 짜여 있다. 그 결과 몇 가지 오해가 발생한다.

11) Tom L. Beauchamp / Laurence B. McCullough, *Medical Ethics: The Moral Responsibilities of Physicians*, Englewood Cliffs, NJ: Prentice-Hall, 1984.

이는 우리의 의(醫) 철학 관점에서 특히 아쉬운데, 왜냐하면 의(醫)의 치유 목적으로부터 환자에게 선행을 빚지고 있다는 의미에서 선행 자체가 정의의 덕목 아래에 포섭되기 때문이다. 시작에 있어 몇 가지 혼동의 지점을 정리하도록 하자.

첫째로, 선행과 온정적 간섭주의는 동의어가 아니다. 온정적 간섭주의(paternalism)는, 부권주의로 부르든 모권주의로 부르든, 환자의 최선의 이익이 무엇인지에 있어 의사가 환자보다 더 잘 알고 있다고, 혹은 정신적으로 의사 결정 능력이 있는 환자마저도 지적인 결정을 내리기에는 그 선택에 대해 충분히 알지 못할 수도 있다고 가정한다. 아니면, 덜 부드럽게는, 의학적 지식과 의술에 대한 특권적 소유자로서 의사가 보기에 알맞다고 생각하는 대로, 환자의 간섭 없이 의료를 행하는 것이 의사의 특권이라고 가정할 수도 있다.

온정적 간섭주의는 악의 없이 의도되었든 아니든, 그 낱말의 진정한 의미에서 선행일 수 없다. 선행과 그것의 귀결인 해악 금지는 환자의 이익을 증진하기 위해 행동하는 것, 혹은 적어도 이를 해치지 않는 것을 요구한다. 자기 안녕에 대한 환자 자신의 지각을 침해하는 것이 어떻게 선행의 행위가 될 수 있는지 이해하기 어렵다. 온정적 간섭주의는 분명 자율성과 상극 관계에 있다. 그러나 온정적 간섭주의는 선행과 해악 금지에도 마찬가지로 180도 반대에 있다.

이와는 달리 진정한 선행은 환자의 선(善)을 모색한다. 이 선이란 오름차순으로 순서 매겨진 복합적인 관념이다: ① 의학적인 선이란 무엇인가, 즉 생리적 기능과 정서적 균형의 회복이란 무엇인가, ② 환자가 자신에게 좋다고 지각한 대로 환자가 선이라고 규정한 것이란 무엇인가, ③ 인간으로서, 그리고 인류 공동체의 일원으로서 갖는 인간의 선이란 무엇인가, ④ 영적인 존재로서 인간의 선이란 무엇인가.[12)]

이러한 위계질서에서, 자율성이란 인간으로서 갖는 인간의 선이다. 자유와 우리 자신의 인생에 관한 선택을 내릴 능력, 그러한 선택에 책임을 질 능력, 그리고 인생 계획을 실행할 능력 없이 우리는 우리의 인간성을 온전히 표현할 수 없다. 환자의 자율성을 침해하거나 가로막는 것은 해악이다. 자기 지배의 역량을 북돋고, 강화하고, 회복시키는 것이 선행이다. 선행과 인격에 대한 존중은 자율성의 도덕적 기반이며, 그러므로 서로 융합된다. 그래서 4원칙의 몇몇 해설가가 그리하듯이 이 둘을 상반된 것으로 보는 것은 오해다. 정의와의 잠재적 충돌뿐만 아니라, 자율성과 선행 사이의 잠재적 충돌에 대해서는 제7장에서 검토할 것이다. 이를 해결하는 데 도움이 될 수 있을 4원칙에 대한 대안적 관점을 이후에 제시할 것이다.

4원칙을 철학적·임상적으로 '조율하기'

4원칙의 접근을 임상적 의사 결정의 몇 가지 실제와 의(醫)의 덕목에 더 가깝게 합치시키기 위해서 우리는 적어도 세 가지 질문을 검토해야 한다. 즉 ① 조건부(*prima facie*) 원칙들 사이의 충

12) Edmund D. Pellegrino / David C. Thomasma, *For the Patient's Good: The Restoration of Beneficence in Health Care*, New York: Oxford University Press, 1988.

돌이 어떻게 해결될 수 있는가? ② 윤리적 통찰의 다른 원천들이 어떻게 통합될 수 있는가? ③ 마지막으로 공식적인 철학이 의료윤리에 대해 갖는 관계는 어떠해야 하는가?

조건부 원칙들 사이의 충돌

조건부 원칙의 틀은 임상에서 이루어지는 윤리적 의사 결정의 질을 의심할 여지 없이 진전시켰다. 그 고유의 내재적 결점들을 갖는 대안적인 접근으로써 이를 대체하려는 현재의 열의에도 불구하고 이 접근의 유용성이 간과되어서는 안 된다. 4원칙은 도덕적 의사 결정의 전체 과정을 한층 더 정돈되고, 덜 기이하며, 더 명시적인 기초 위에 올려놓았다. 4원칙은 모든 의료 종사자, 환자, 그리고 가족으로 하여금 윤리적 쟁점에 대해서 더 민감해지도록 만들었다. 히포크라테스식 윤리의 일반적인 도덕적 규율에서 엉성했던 곳이 구체화하고, 부족했던 곳에는 철학적인 근거가 마련되었다. 원칙 기반 윤리는 그것 없이는 도덕적 전제들이 서로 통약(通約)이 불가능했을 의사와 윤리학자들 사이에 대화를 위한 공통어도 제공해 주었다.

원칙을 버리고 많은 의사가 지지하는 히포크라테스 선서의 충분함에 대한 단순한 확신으로 돌아가는 것은 정말로 퇴보의 걸음이 될 것이다. 덕, 여성주의, 혹은 경험적인 체계로부터 의료윤리에서 중요하지만 불충분한 기반을 끌어올, 반원칙주의자의 논거를 너무도 쉽게 따르는 것은 마찬가지로 만족스럽지 못할 것이다. 이러한 대안들은 가치가 있다. 그러나 주관주의·정감주의·이기주의라는, 비원칙주의 기반 접근이 취약해지는 주요한 위험들로 이끌기도 한다.

조건부 원칙의 체계를 고안하는 데에 있어 중심적인 난점을 부인하려는 것은 아니다. 존중하지 않을 압도적인 이유가 있지 않는 한 이러한 원칙이 존중을 받는다면, 무엇이 그런 압도적인 이유를 구성하는가? 어떤 다른 조건부 원칙을 통해서 기각에 대한 정당화가 되는가, 아니면 어떤 특별한 상황에 의해서 그 정당화가 되는가? 만약 그것이 다른 조건부 원칙에 의해서 정당화되는 것이라면, 하나의 원칙이 다른 것에 비해 더 큰 도덕적 무게를 갖는 문제에 직면한다. 그런데 하나의 원칙에 다른 하나를 능가하는 특권을 인정하는, 틀이 잡힌 기전이나 설득력 있는 논지는 없다.

분명히, 자율성-선행의 상극이라는 앞선 논의에서 나타난 것처럼, 순위를 매기기 위한 어떤 기전이 밖에서 제시되지 않는 한, 조건부 원칙은 조건부 원칙 사이의 충돌을 해결하는 데에 쓰일 수가 없다. 그렇다면 단순히 상황이 제일 정당화(trumping justification)를 가능케 하는가? 만약 그렇다면, 상황 그 자체는 조건부 원칙의 도덕적 힘을 떠안게 되거나 조건부 원칙 중의 하나로 인해 정당화될 것이다. 그런데 그중 어떤 원칙에 의해서 그렇게 된다는 말인가?

조건부 원칙 간의 충돌을 해결하려는 모든 시도는 결국 하나의 조건부 원칙을 다른 것과 경쟁시켜야만 한다. 이는 선결문제 요구나 순환 논증(循環論證)의 논리적인 오류로 이끈다. 만일 그렇다면 조건부 원칙들을 넘어서는 어떤 해결책을 찾아야 한다. 이는 다섯 가지 방식 중 하나로 이루어질 수 있다. 즉 ① 덕목, 경험, 혹은 여성주의 심리학과 같은 어떤 대안적인 이론을 지지하면서 원칙주의를 모두 폐기하는 것, ② 원칙주의를 유지하되, 다른 윤리 이론에서의 통찰로 보완하는 것, ③ 의사-환자 관계의 현상에 원칙주의를 더 깊이 근거 짓게 하는 것, ④ 대안 ②와 ③의 어떤 결합, 혹은 ⑤ 수정 없이 4원칙의 접근을 유지하는 것이 해결책일 수 있다.

우리가 지금까지 살펴본 바와 같이, 여기서 그려낸 실천적이고 이론적인 난맥상에 대해 ①번과 ⑤번 대안이 적합하지 않다는 것은 분명하다. ④번 대안이 가장 유망해 보이므로 이 대안을 여기서 짧게 검토하고, 책의 남은 부분에서 더 발전시킬 것이다.

원칙주의에 대한 가장 근본적인 비판이 클라우저(Clouser)와 거트(Gert) 등의 작업에서 제기되었다.[13][14] 이 저자들은 자기들이 원칙주의의 근본적인 개념적 오류라고 생각하는 것이 특히 프랑케나(Frankena)[15]와 비첨과 칠드레스의 작업에서 예시되고 있다고 지적한다. 클라우저와 거트는 원칙주의가 "체계적인 통일성이 없어서 실천적이고 이론적인 면 모두에서 문제가 있다. '원칙들'을 한데 묶어 주는 도덕 이론이 없기에 행위에 대한 분명하고 일관적이고 포괄적이면서 특정한 규칙을 생성하기 위한 통일된 지침이 없고, 그런 규칙을 위한 어떠한 정당화도 없다"[16]고 주장한다. 클라우저와 거트의 관점에서, 이러한 부적격성은 상대주의로 빠지게 한다. 왜냐하면 원칙들이 어떠한 정당화도 없이 독립적으로 있는 것처럼 보여서, 원칙들이 서로 충돌한다면 해결의 실마

13) Clouser / Gert, "Critique."
14) Ronald M. Green, "Method in Bioethics: A Trouble Assessment", *Journal of Medicine and Philosophy* 15(2)(April 1990), pp.179~197.
15) William K. Frankena, *Ethics*, Englewood Cliffs, NJ: Prentice-Hall, 1973.
16) Clouser / Gert, "Critique", p.227.

리가 마련되지 않을 것 같기 때문이다. 비슷한 비판을 브로디(Brody)[17]의 논문과 그린(Green)[18]의 논문에서도 찾을 수 있다. 또 다른 종류의 비판은 덕 이론, 여성주의 심리학, 결의론, 이야기로나 경험적이거나 실존적 현상으로서 윤리를 주장하는 사람들한테서 나온다. 지면상 이러한 대안들에 대한 진지한 검토는 불가능하다. 그러나 이 대안들은 원칙 기반 윤리가 너무 추상적이고, 실제 선택을 내리는 실제 사람들의 도덕적·심리적 현실에서 너무 떨어져 있으며 심리학과 추론에 있어서 과도하게 남성 중심적이라는 지각을 공유한다. 이런 비판들은 또한 원칙주의가 도덕 행위자의 품성, 성별, 인생의 이야기, 문화적 정체성을 무시한다고 단언한다. 이런 관점에서, 윤리는 분명한 전제로부터 분명한 결론을 끌어내는 기술적 실행 그 이상이다. 이는 원칙이 다루지 못하는 방식으로, 다양하게 미묘한 방식의 뉘앙스가 담긴 개인적 행위다. 오크샷이 말한 대로, "도덕적 행동은 기예(art)이지, 본성(nature)이 아니다."[19]

원칙 기반 윤리에 대한 비판이 원칙을 폐기해 버리거나 그 비판들 자체로 완전히 적합한 대체가 된다고 동의하지 않으면서도, 이러한 비판 각각에 주의할 만한 요지가 있다는 데는 동의할 수 있다. 그 비판들이 4원칙 접근을 어떻게, 그리고 어느 정도로 수정할 것인지 속단하기는 이르다. 그 비판들이 원칙 기반 윤리들을 풍부하게 하고 정교하게 하지만 대체하지는 않을 가능성이 높다.[20][21] 단일화된 생명 의료윤리 이론이 원칙과 이러한 여타

17) Baruch A. Brody, "Quality of Scholarship in Bioethics", *Journal of Medicine and Philosophy* 15(2)(April 1990), pp.161~178.
18) Green, "Method in Bioethics."
19) Oakeshott, "Rationalism in Politics", p.296.

의 원천으로부터 얻은 통찰을 연결시킬 필요가 있을지는 불분명해 보인다. 이것이 생명 의료윤리가 가까운 장래에 직면할 가장 심각한 개념적 과제다.

결 론

우리가 언급했듯이, 도덕적·사회적 다원주의에 접근하는 전통적인 방법은 어떻게든 문화를 초월하는 어떤 절대적 가치를 찾는 것이다. 우리는 생명 의료윤리의 원칙을 개발하려는 노력이 일부 이러한 경향에서 비롯되었다고 생각한다. 근본적으로 각각의 사람, 각각의 사례, 그리고 각각의 사건은 독특함에도 불구하고, 우리가 경험을 획득함에 따라 도덕적 딜레마를 더 효율적으로 해결하도록 도와주는 공통적인 특징들이 있다. 이러한 공통적인 특징들로부터 도덕 규칙, 규범, 기준, 그리고 원칙들이 발달해 나간다.

이렇게 준비하는 장 중 마지막 장에서, 우리는 다원주의 문제에 대한 대안적인 접근을 제안했다. 도덕 원칙만을 바라보는 것보다, 오늘날까지 의(醫)의 역사에 걸쳐 이어져 온 덕목을 검토해야 한다. 이러한 덕목들은 의(醫)의 치유라는 목적에 결부되어 있고, 이는 수 세기에 걸쳐 상당 부분 변화하지 않은 채 남아 있다. 새로운 기술과 새로운 전달 체계로 그 목적이 지속적으로 재해

20) Alisa L. Carse, "The Voice of Care: Implications for Biomedical Education", *Journal of Medicine and Philosophy* 16(1)(February 1991), pp.5~28.

21) Albert R. Jonsen / Stephen E. Toulmin, *The Abuse of Casuistry: A History of Moral Reasoning*, Los Angeles: University of California Press, 1988.

석되었음에도 불구하고, 의사-환자 관계라는 치유적 동맹 관계는 여전히 의료 전문직의 궁극적인 목표다. 그렇지 않다면, 무엇인가가 잘못된 것이다. 목표가 상실된 것이다. 이 낱말의 정의에 따르면, 그것은 더 이상 의(醫)가 아닌 것이 된다.

우리는 이제 이 책의 다음 장들에서 이러한 덕목 중 몇몇을 상세하게 검토할 준비가 되었다. 이제 다음을 기약하자. 공간과 시간의 제약으로 인해 여러 덕목에 대해 선별적으로 검토할 수밖에 없었다. 상세한 검토가 필요하지만, 미처 살피지 못했던 대표적인 덕목으로는 **'지적 정직함'**(Intellectual honesty), **'겸손'**(humility), 그리고 **'치료적 검약'**(therapeutic parsimony)이 있다.

제2부

의(醫)의 실무에서 필요한 덕목

THE VIRTUES IN MEDICINE

제 5 장

신뢰에의 충실성

아데이만토스,
나는 인간들이 어떻게 서로 신뢰한다는 말인지 의구심이 드는구려.
_『아테네의 티몬』, 1,2,43

신뢰는 인간관계에 불가피하다. 신뢰가 없이는 사회 속에서 살아갈 수 없고 충만한 삶을 위한 기본 요소조차도 얻을 수 없다. 신뢰 없이는 미래를 기대할 수도 없어서 어떠한 활동도 할 수 없어 우리의 일상은 마비될 것이다. 그러나 신뢰하고 신뢰받는 것은 취약해지는 것이며 우리가 신뢰하는 사람들의 선한 의지와 동기에 의존하게 되는 것이다. 신뢰는 불가피한 것이자 항상 문제가 되는 것이기도 하다.

신뢰는 우리가 질병을 앓거나, 노년기·유아기라는 특별한 의존 상태에 있거나 치유, 정의, 영적 도움이나 배움이 필요할 때 가장 문제가 된다. 이는 전문직과의 관계 면에서 보면 우리가 전문직을 신뢰하지 않을 수 없게 만드는 상황이 그런 경우에 해당한다. 만일 우리가 그들의 지식이나 기술을 이용하고자 바란다면 우리는 전문직을 신뢰하지 않을 수 없다. 우리는 우리의 가장 중요한 인간적 필요를 극복하고 해결하기 위해서 의사, 법률가, 행정관, 랍비, 사제나 목사, 교사들의 도움이 필요하다. 우리는 신뢰에 대한 그들의 충실함과 더불어 우리의 취약성을 착취하기보다는 보호하려는 그들의 바람에 의존해야만 한다.

이런 신뢰에의 불가피성은 전문직 윤리에서 오랫동안 생산적인 힘이 되었다. 분명, 신뢰를 위반한 전문직들은 항상 존재했지만, 그들은 도덕적 이탈자였고 사회에서 버림받은 이일 뿐이다. 최근에 전문직 윤리에서 신뢰의 중심적 위치는 환상으로, 심지어는 극단적으로 말해 아예 불가능한 것으로 진지하게 의심받거나 공격받았다.[1] 실제로, 불신의 윤리에 해당할 만한 것이 힘을 축적해 왔다. 그것은 전문직을 더 엄격하게 규제하거나 신뢰의 필요를 완전히 제거할 것이다. 전문직 윤리에서 신뢰에 대한 대안들이 실제 이런 목적으로 제안되었는데, 이것에는 전문직 관계를 계약으로 축소시키거나 전문직의 권고나 행위를 모니터할 옴부즈맨이나 여타의 중개인을 지명하는 것이 포함된다.

불신을 생성하는 요인들의 현실을 평가절하하지 않더라도, 불신의 윤리에 대한 논증은 경험적으로, 현상학적으로, 그리고 개념적으로 오류가 있다. 전문직 영역에서 불신의 윤리는 위험하고 자멸적이며, 궁극적으로 실무에서 불가능한 것이다. 오히려 신뢰의 불가피성을 인정하고 이런 기반 위에서 한층 더 견고하게 전문직의 윤리를 재구축하는 것이 건전하다. 이런 재구축이 반드시 전문직의 가치 체계에 환자의 선택을 예속시킨다거나 혹은 환자

---

1) Robert M. Veatch, "Is Trust of Professionals a Coherent Concept?", *Ethics, Trust, and the Professions: Philosophical and Cultural Aspects*, Edmund. D. Pellegrino / Robert M. Veatch / John P. Langan(eds.), Washington, DC: Georgetown University Press, 1991, pp.159~176.

의 자율성과 참여의 윤리를 향한 건전한 움직임을 둔화시키는 것은 아니다.

불신의 윤리에 반해서 신뢰의 윤리를 진전시키기 위해, 우리는 첫 번째로 신뢰라는 현상을 일반적으로, 그리고 전문직의 맥락에서 살펴볼 것이다. 그런 다음, 불신의 윤리가 발흥한 연유와 그것의 내재적인 오류, 그리고 마지막으로 신뢰의 불가피성이 전문직과 환자들에게 부과하는 회피할 수 없는 책무를 살펴볼 것이다.

신뢰의 현상학

모든 인간관계에서 일반적인 현상으로서 신뢰

신뢰는 인간사 어디든 있음에도 불구하고, 그리스도교 윤리에서 중심적 덕목이긴 했지만, 철학자들에 의해서 단지 곁가지로만 검토되었다. 신뢰는 확장되고 공식적인 철학적 분석을 받아야 한다. 최근 저자들은 상이한 개념적 틀을 갖고 상이한 관점에서 신뢰에 관한 고찰을 시작했다.

사회학자 버나드 바버(Bernard Barber)는 사회적 행위자들이 세 가지 조건을 준수할 것이라는 기대를 신뢰와 동일시한다. ① 사회적 행위자들은 지속적인 도덕적 질서 속에서 행위할 것이다. ② 그들은 그들의 기술적 역할을 유능하게 수행할 것이다. ③ 그들은 신탁자처럼, 다른 이들에 대한 특별한 관심이 요구되는 역할을 충실하게 이행할 것이다.[2] 전문직에 관한 한, 바버는 신뢰와 특히 관련이 있는 세 가지의 독특한 특성을 살펴본다. 이것들은 바로 ① 막강한 지식 소유, ② 실무에 필수적인 자율성, ③ 개인과 사회에 대한 신탁자적 책무[3]다. 바버의 분석은 대체로 묘사적이고, 신뢰의 도덕적 기반에 대해서는 간접적으로만 다룬다.

또 한 명의 사회학자 니클라스 루만(Niklas Luhmann)은 신뢰와 불신에 대한 훨씬 더 세련되고 상세한 설명을 제공한다. 그의 설명은 신뢰의 불가피성과 복잡한 사회에서 신뢰의 기능에 대한 귀중한 통찰을 제시한다. 루만의 가설은 신뢰가 "복잡성의 감소", 더 구체적으로는 다른 사람들의 자유가 야기하는 복잡성의 감소와 관련되어 있다는 것이다.[4] 신뢰함으로써 우리는 복잡성이라는 부담과 장애를 제거한다.

> 그렇다면 신뢰는 타인이 자신의 자유, 즉 다양한 행위에 대한 성가신 잠재력을 조정해서 그것이 자신의 인성에 조화되게, 혹은 그가 보여 주고 사회적으로 드러나게 만들었던 그 인성에 조화롭게 할 것이라는 일반화된 예상이다. 의식적으로나 무의식적으로 자기 자신에 대해 알려지도록 허용한 바를 굳건히 지키는 사람은 신뢰할 만한 사람이다.[5]

신뢰는 복잡성을 줄이는 것을 목표로 하지만, 불가피하게 불확실성을 가져온다. 어떤 사람은 불신으로써, 즉 믿었던 사람이 오

---

2) Bernard Barber, *The Logic and Limits of Trust*, New Brunswick, NJ: Rutgers University Press, 1983, p.9.

3) *Ibid.*, p.135.

4) Niklas Luhmann, *Trust and Power*, T. Burns / P. GianFranco(eds.), Ann Arbor, Mi: Books on Demand, 1979, p.30.

5) *Ibid.*, p.39.

용하지 않을 것이라고 생각했던 그 신임(confidence)을 중단함으로써 불확실성을 피하고자 한다. 그러나 동시에 불신은 가능한 인간관계의 범위를 줄여서 개인이 삶에서 성취할 수 있는 충족을 감소시킨다. 명백히 가장 은둔적인 사람을 제외하고는 우리 모두 불신보다는 신뢰에 의해 자신의 삶을 이끌 수 있거나 이끌고자 할 것이다.

루만은 신뢰를 사람 대 사람의 관계에서 '시스템-신뢰'로 이전함으로써 신뢰의 내재적인 위험에서 벗어날 가능한 방식을 모색한다. 복잡성을 줄이기 위해서 신임(信任)은 기관과 사회적 구조 속에 놓이는데, 이것은 그 속에서 기능하는 개인들에게 제약을 부과함으로써 그렇게 된다. 개인과 기관의 관계가 사람 대 사람의 관계에 비해 현저하게 덜 복잡한 것도 아니며 현저하게 더 신뢰할 만한 것도 아니라는 점을 고려할 때, 이것은 상당히 문제가 있는 해결책으로 보인다.

아네트 베이어(Annette Baier)는 철학적 담론에서 등한시되어 온 주제인 신뢰의 본성에 대한 공식적 탐구라는 야심 찬 과제에 착수했다. 그녀가 지적하는 대로, 약속과 계약에 대한 흄의 강조와 신학자들에 의해 강조된 신에 대한 신뢰를 제외하고, 저술가 대부분은 이 주제에 대해 단순히 피상적으로만 주목했다.

베이어는 신뢰를 "자신의 돌봄에 맡겨진 것에 대해 마음을 쓰고, 위해를 가하기보다는 돌보려는 타인의 의지와 역량에 의존하는 것"으로 정의한다.[6] 그녀는 신뢰 관계의 상이한 유형들을 다음 두 가지, 즉 약속·계약·신뢰의 차이와 신뢰를 "도덕적으로

6) Annette Baier, "Trust and Anti-Trus", *Ethics* 96(2)(January 1986), pp.231~260, p.259에서 인용.

그럴싸한" 것으로 만드는 조건을 통해 규정한다. 그녀는 타인을 신뢰하는 데 관련된 취약성, 신뢰받는 사람에게 주어진 자유 재량권의 불가결성과 위험, 그리고 설사 신뢰받는 사람이 그렇게 하려는 동기를 가졌더라도 신뢰하는 사람이 착취당하지 않을 것이라는 신임의 필연성을 강조한다. 베이어의 탐구는 신뢰의 복잡성과 도덕적으로 타당한 신뢰 관계에 대한 철학적 (그리고 확장하면 신학적) 기반에 대한 더 나은 이해가 필요하다는 것을 예시한다. 그녀의 설명은 전문직 관계의 특별한 성질들 몇 가지에 주목한다. 비록 그녀가 상세하게 이런 것들을 고찰하지는 않지만, 전문직과의 관계가 갖는 특별한 특징을 고려하는 것과 관련된 일반적 현상에 대한 통찰을 제공한다.

신뢰에 대한 대부분의 해석은 몇 가지 요소들, 즉 신뢰받는 사람과 신뢰하는 사람 간의 관계가 갖는 본성에 따라 다른 강점과 조합들을 포함한다. 첫 번째 요소는 신뢰가 맡겨진 것에 대한 충실성에 있어서 기대가 충족될 것이라는 확신이다. 둘째는 신뢰받는 사람이 신뢰한 사람의 이익 측면에서 잘 행동하겠다는 약속을 명시적으로나 암묵적으로 했다는 인식이다. 셋째는 만일 신뢰가 충족되어야 한다면 일정 정도 자유 재량권이 필연적이라는 믿음과 신뢰받는 사람이 그 자유재량을 너무 지나치지도 너무 모자라지도 않게 설정하면서 잘 사용할 것이라는 믿음이다. 넷째는 신뢰하는 사람과 신뢰받는 사람 간에 이런 첫 번째 세 가지 요소들을 이해하는 데 있어서의 일치다. 마지막으로 이런 모든 측면의 기저에 있는 것은 신뢰받는 사람의 선의와 좋은 품성에 대한 믿음 행위다. 이런 다섯 가지 요소들은 전문직과의 관계라는 맥락에서 특별한 의미가 있다.

전문직과의 관계에서 신뢰

여타의 인간관계와 같이, 전문직과 우리의 관계는 필수 불가결하게 신뢰를 포함한다. 여기서 신뢰는 전문직 윤리의 근본이 되는 특별한 도덕적 차원을 갖는데, 이는 바버가 "신탁적 관계"라고 부른 것이다.[7] 의료, 법률, 공무, 교육과 같이 돕는 전문직에 대한 신뢰는 공통적으로 많은 특징이 있다. 각각의 관계는 그 자체로 검토를 받을 가치가 있지만, 여기서는 한 가지만이 검토될 것이다. 의료 관계는 신뢰가 환자와 의사 간의, 그리고 유비적으로 변호사와 의뢰인 간의, 종교인과 신자 간의, 그리고 교사와 학생 간의 윤리적 관계를 형성하는 방식을 예시하는 데 쓰일 것이다.

사람들은 어떤 부정적인 증후나 증상이 전문적 충고를 구하도록 촉구할 만큼 건강에 대한 그들의 개념을 위협할 때 의사를 찾는다. 그들이 도움이 필요하다고 결정하자마자, 그들은 곧 환자가 된다. 즉 그들은 불안, 통증, 고통의 부담을 갖게 된다. 전문적 도움을 구하는 것은 의사가 돕고 치유할 능력이 있다고 믿는 것이다. 바로 그 순간부터 환자는 믿음의 행위를 수행한다. 다시 말해서 첫째, 의학적 지식 자체의 존재와 유용성에 대해 믿고, 그다음으로는 자문을 받은 사람이 그것을 소유하고 있음을 믿는 것이다. 이런 처음 단계의 신뢰는 베이어가 "의존"이라고 말한 것에 더 가까운데, 말하자면 우리가 비행기 조종사나 소방관이나 경찰관에게 갖는 유형의 믿음, 즉 그 사람에 의해서 생기기보다

7) Barber, *Logic and Limits*, pp.14~16.

는 규정된 사회적 역할에 대한 공통된 인식으로 갖게 된 믿음이다.[8] 그것은 루만의 "시스템 신뢰"에 어느 정도 유사한 일반적 신임의 표현이다.

우리는 통상적으로 대양을 가로지를 여객기의 조종사를 일일이 만나 질문을 던지거나 그의 비행 동기나 자기 이익에 관해 우려하지 않는다. 추정하건대 그도 우리와 마찬가지로 안전하게 횡단하기를 바랄 것이다. 조종사의 능력은 중요하며, 비행에 있어 그의 자유 재량권은 거의 절대적이다. 그러나 우리가 그와 인간적으로 관계 맺을 여지는 거의 없다. 그에 대한 우리의 신뢰는 개인보다는 시스템에 대한 신뢰에 놓여 있다.

만일 우리가 의료 관계를 패러다임 사례로 받아들인다면, 교육 시스템, 자격증 시스템(credentialing), 면허 발급 과정(processes of licensure)에 특정한 정도의 신뢰가 있음을 알 수 있다. 그러나 의사와의 관계의 친밀함, 특정함, 사적인 특성은 우리로 하여금 인간적 특징, 즉 인성에 더욱 관심을 두도록 촉구하는데, 그중에서도 특히 품성에 관심을 두도록 한다.[9] 응급 상황을 제외하고는, 의료 관계의 가장 초기 단계에서 우리는 여객기 조종사를 선택하는 경우보다 훨씬 자유롭다. 우리는 우리가 받는 충고에 비추어 조사를 할 뿐만 아니라 다른 의사들과 이전 환자들에게 자문하고 자격을 검토할 수도 있다. 여기서 신뢰를 정립하거나 강화하는 데 시스템이 쓰일 수 있다.

그러나 우리는 역량이 있다고 추정하는 이 의사를 만나기 전

8) Baier, "Trust and Anti-Trust", p.245.

9) Edmund D. Pellegrino, "Character, Virtue and Self-Interest in the Ethics of the Professions", *The Journal of Contemporary Health Law and Policy* 5(Spring 1989), pp.53~73.

에, 훨씬 더 많은 것에 관심이 있다. 진료 시 우리를 자세히 살펴볼 의사의 응시에 우리의 몸, 마음, 사회적 가족관계의 가장 사적인 영역을 개방하게 될 것을 예상한다. 우리의 악, 기벽, 약점이 낯선 이에게 노출될 것이다. 우리가 살아가는 것과 죽어가는 것조차 의사의 관심 대상이 되고, 우리는 그의 조언을 구할 것이다. 이것은 조종사에 대한 우리의 신뢰와는 전혀 다르다. 시스템은 우리가 원하는 안심을 제공할 수 없다. 궁극적으로 우리는 의사라는 사람에게 신뢰를 두어야 한다. 우리는 우리에 대해 알고 있는, 우리를 판단하지 않고 대하는, 우리의 복지를 염려하는 누군가를 원한다. 우리는 우리를 돌보는 일이 상황에 따라 요구하게 되는 자유 재량권을 사용할, 즉 너무 많이 간섭하거나 주제넘지도 않고 너무 적게 행사하지도 않는 어떤 사람을 원한다. 우리는 의사가 그렇게 하도록, 신뢰를 받는 것을 행하도록, 즉 우리가 애초에 그에게 신뢰를 준 이유인 치유하는 목적에 봉사하도록 그를 신뢰할 수 있어야 한다.

우리는 우리의 취약성이 권력, 이윤, 특권, 혹은 즐거움을 위해 착취당하지 않을 것임을 또한 신뢰해야 한다. 의사나 변호사의 우월한 지식과 기술은 관계에 있어서 불평등을 미리 운명 지어 놓는다. 설사 우리 자신이 의사나 변호사일지라도, 우리가 아프거나 소송에 걸릴 때는 객관성에 대한 우리 능력이 손상된다. 우리는 변호사나 의사가 우리를 돕기 위해서 무엇이 행해져야 할지 사실을 선택하는 방식에 의해서 기만당하거나 그들이 원하는 선택으로 유인될 수 있음을 알고 있다. 분명 우리는 다른 의견들을 구할 수 있고, 우리 질병에 대해서 스스로 알아보거나 다른 환자들과 의논할 수도 있다. 그러나 궁극적으로 우리는 무엇을 해야 하는 것뿐만 아니라, 누가 그것을 할지도 결정해야 한다. 우리가 원하는 것과 의사가 처방하는 것이 충돌할 수도 있다. 우리는 우리 자신의 판단과, 지식을 갖고 우리의 안녕에 헌신한다고 우리가 신뢰하고 있는 사람의 판단 중에서 택일해야만 한다.

어떤 전문직도 자유 재량권 없이 적절하게 기능할 수 없다. 우리가 전문직에 더 많은 자유 재량권을 허용할수록, 우리는 더욱 취약해진다. 그러나 이런 자유를 제한하는 것은 위해(危害)에 대한 능력을 제한하는 것만큼이나 선에 대한 능력을 제한하는 것이다. 우리가 잘 이해하는 질병에 대해서도, 어찌 되었든 우리는 모든 불확실성을 제거할 수 없다. 만성적으로 아픈 환자들은 종종 본인들의 질환을 의사들보다 더 잘 이해하지만, 비참하게도 잘못 알고 있을 때도 있다. 결국 자신의 필요에 대한 상세한 지식만으로는 부족하고, 환자들은 의사들로 하여금 치료 행위를 하도록 하여야 한다. 우리 목표가 실현되고자 한다면 그런 행동은 다른 사람, 즉 우리가 의존하지 않을 수 없는 사람인 의사, 변호사, 성직자에 의해 취해져야 할 것이다.

우리는 의학적·법적·영적인 문제에 관해서 상이한 권위들에 자문을 구할 수 있다. 우리는 그들의 논리, 그들이 제시하는 증거, 혹은 우리의 개인적 가치와 양립 가능한지를 평가할 수도 있다. 그러나 전문가들 간에 차이가 있을 때, 우리는 그들 중 선택해야 한다. 그리고 그 선택에서 우리는 우리가 생각하기에 우리의 바람을 수행하고 우리의 가치를 존중한다고 신뢰할 수 있는 전문직을 진정으로 선택한다. 그런 다음에도, 우리 자신의 상황에 대한 우리 평가의 각각 작은 부분이 우리 의사·법률가·성직자의 것과 완벽하게 부합하지 않을 수도 있다.

우리는 모든 제안, 권고, 혹은 자문에 대해서 논리적으로 신뢰할 만한지, 일관된 수준으로 면밀한 검토 과정을 거칠 수 없다. 그런 노력은 가장 회의적이고 불신하는 환자마저도 기진맥진하게 만들 것이다. 어떤 시점에서 우리는 무엇이 아픈 사람의 이익인지에 대한 우리의 상호 이해를 신뢰해야 한다. 혹자는 심각한 결정만이 철저하게 검토될 필요가 있다고 주장할지 모른다. 그러나 심각한 결정을 구성하는 것은 또 무엇인가? 이 질문에 답하기 위해서 환자는 또다시 신뢰할 수 있는 출처를 근거로 한 정보가 필요하다. 우리는 여타 다른 전문가들이나 의학 교과서의 도움을 받을 수도 있다. 그러나 다시, 어떻게 갈등하는 의견들 가운데 선택할 수 있는가? 교과서와 논문들이 곧장 낡은 것이 된다는 사실을 환자는 어떻게 다루면 좋을까? 역량 있는 의사는 그 최첨단의 빠른 변화에 항상 더 면밀하게 잘 적응할 것이다.

어떤 의사의 의견과 권고를 검토한 후 그의 동료들 것보다 더 신뢰할 만하기 때문에 그 의사를 선택했다고 가정해 보자. 우리는 그 권고를 수행하는 데 필요한 의술(skill)에 대해 여전히 의문을 품고 있다. 어떻게 술기를 확인할 것인가? 몇몇 환자는 외과 의사의 이환율과 사망률 수치 혹은 그 의사 동료들의 의견을 구한다. 이 경우에도 우리는 그 외과 의사의 정직성과 그의 동료의 객관성을 신뢰해야 한다. 우리는 모든 외과 의사들이 어느 정도의 이환율과 사망률을 갖고 있다는 것을 알아낼 것이다. 우리는 우리가 선택한 사람이 유익한 결과를 내기 위해 필요한 술기를 갖고 있으리라 신뢰해야 한다.

가장 불신하고 회의적인 환자조차도 어떤 지점에서는 의사가 의학에 관한 모든 것이 통과해야 하는 마지막 통로라는 사실에 직면해야 한다. 지시를 내리고, 절차를 수행하며, 다른 의료 전문직의 권고를 해석하는 사람은 바로 의사다. 의사는 단지 사회적, 제도적 혹은 재정적 정책의 도구가 아니다. 우리가 환자의 옹호자라고 믿고 있는, 사실상의 문지기다.[10] 그의 품성과 신뢰에의 충실성에 따라, 그는 환자를 수치상의 존재(statistical entity)로 취급할 수도 있고, 그 제도에 반해서 환자의 마지막 보호처가 될 수도 있다. 전문직 관계에 대한 신뢰가 도움을 요청하는 우리의 필요에 의해서 생성되기 때문에 우리가 전문직을 신뢰할 수밖에 없다는 사실은 이러한 모든 개연성을 심화시킨다. 우리가 의사·변호사·성직자를 필요로 할 때 비록 우리가 아무도 신뢰하지 않기를 선호할 수 있을지라도, 누군가를 신뢰하는 것 말고는 선택의 여지가 없다.

생전 유언(living wills)[11]과 같은 사전 의료 의향서(advance directives)는 계약적 합의로써 신뢰를 대신하려고 시도하는 좋은 예다. 이 문서는 특히 생의 말기 의료에 관한 환자의 바람을 가족과 의사에게 명백히 밝히는 것이다. 이 문서는 도덕적으로 그리고 법적으로, 의사 결정 능력이 있는 환자의 결정과 동일한 효력을 가진다. 이를 통해 환자에게 최선의 이익이 무엇인지에 관한 논쟁을 잠재우거나 피할 수 있다. 또한 이 문서는 만일 의사가 환자의 가치에 동의하지 않는다면, 그 관계에 들어가지 않기로 미리

---

10) Edmund D. Pellegrino, "Rationing Health Care: The Ethics of Medical Gate-Keeping", *The Journal of Contemporary Health Law and Policy* 2(1986), pp.23~45.

11) 옮긴이 주: 생전 유언은 자신이 의사 결정을 내리지 못할 때를 대비하여 연명의료 중단에 대한 선호를 밝히는 문서로서 사전 의료 의향서나 지속적 대리인 지정(환자가 본인 스스로 의사 결정을 내릴 수 없을 때를 대비하여 의료 결정을 내려 줄 대리인을 지정해 두는 것)을 포함한다.

선택할 수도 있는 경고장 역할도 한다.

그러나 사전 의료 의향서는 모든 상세 사항과 개연성을 구체화할 수 없다. 그것은 해석에 열려 있는데, 특히 환자가 '통상적'이거나 '특별한' 조치, 혹은 '가능한 모든 것'으로 무엇을 의미하는지에 대해 의사나 가족이 어떻게 이해하는가에 열려 있다.

만일 생전 유언이 너무 엄격하게 쓰여 있다면, 그것은 환자가 진정으로 원하지 않을 방식으로 의사의 자유 재량권을 제한한다. 반면 너무 포괄적으로 쓰여 있다면, 논란과 추측의 여지를 너무 많이 남기게 된다. 생전 유언이 실행되려면 결국 인간 행위자가 필요하다. 그것을 작성하는 사람은 그의 바람대로 종국에 수행해 줄 사람들이 선한 의지로부터 행위할 것임을 신뢰해야 한다. 요약하자면, 생전 유언은 그것의 집행을 신뢰에 의존하기 때문에 신뢰를 대신할 수 없다. 이런 이유 때문에, 의료에 관한 지속적 대리인 지정(durable power of attorney for health care)이 더 나은 수단이 될 수 있다. 왜냐하면 환자가 의사 결정 능력을 상실했을 때 환자를 대신해서 의사와 함께 작업할 권한을 가진 사람의 구술 지시가 서면 지시를 대체하기 때문이다. 대화 관계는 의사와의 서면 관계보다 훨씬 더 낫다. 왜냐하면 질병의 일련의 경과는 매일같이 변화가 일어날 수도 있는 드라마를 닮았기 때문이다.

신뢰 관계를 돌봄에 대한 계약으로 대체하는 것도 마찬가지로 신뢰에 의존한다. 계약은 환자의 의지를 좌절시킬 수 있는 위험을 감소시킬 수 있지만, 의지에 합치된 것이 실제로 수행될 것이라는 신뢰에 기초해 있다. 계약은 모든 개연성을 예측할 수 없다. 그것은 전문직에게 자유 재량권을 허용해야 하는데, 그렇지 않으면 자가당착이 된다.

더욱이 아프거나, 법적으로 정의가 필요하거나, 구원에 대해 우려하는 사람과 그런 필요를 충족시키도록 도울 전문직 간의 계약이라는 개념 전체가 환상이다.[12] 계약은 동등한 사람들 간에, 혹은 거의 동등에 가까운 사람들 간에 협상으로 이루어진다. 이는 의사, 법률가, 성직자와 맺는 관계에서는 전혀 사실이 아니다. 계약은 또한 그 계약의 어법에 드러나는 것만이 아니라 상호 이익에 대한 이해가 있음을 신뢰해야 한다. 동일한 용어가 너무나 자주 상이한 의미를 담는다. 계약 위반을 주장하는 경우가 많다는 것은 가장 명백하게 표현된 합의에서조차 암묵적인 신뢰가 있었다는 것을 역설적으로 드러내는 충분한 증거가 된다. 그러므로 계약은 역량 있는 계약자(이 경우에는 의사)가 계약의 의미뿐만 아니라 질환과 의존성이라는 역학 관계에 의해 생성된 불균형한 관계에 주의를 기울이게 될 것임을 보장한다는 것을 함축한다.[13]

신뢰가 인간관계에서, 적어도 전문직과의 모든 관계에서 제거될 수 없다는 것은 경험적이고 개념적인 관점에서 명백하다. 이런 사실을 고려하건대, 불신과 의심에 기초한 윤리는, 인간관계의 본성에 의해, 궁극적으로 실패할 것임에 틀림없다. 확실히 생전 유언, 혹자가 그것을 원한다면 계약이나 지속적 대리인 지정이나 환자 옹호자나 보건 관리자의 위임은 신뢰 관계의 취약성 일부를 줄일 수 있다. 그러나 결국 이런 조정안 모두가 어느 정도 의사나 전문직으로부터 신뢰를 가져와서 다른 곳에 자리 잡

12) William F. May, *The Physician's Covenant*, Philadelphia: Westminster Press, 1983.

13) David C. Thomasma, "The Ethics of Caring for Vulnerable Individuals", *Reflection on Ethics*, Washington, DC.: American Speech-Language-Hearing Association, 1990, pp.39~45.

게끔 하려는 시도다. 하지만 신뢰는 여전히 그 행위 자체의 보증인으로서 남아 있다.

전문직 관계에서 신뢰의 경험적 불가피성을 고려하건대, 필요한 것은 이를 뿌리 뽑으려는 시도가 아니라, 오히려 신뢰의 불가피성에 근거해 전문직 윤리를 재구성하는 것이다. 그런 신뢰의 윤리는 각 전문직의 '내적 도덕성', 즉 각 전문직의 본성으로 인해 생기는 윤리적 책무, 각 전문직이 포섭하는 인간 활동의 유형에 기초해야 한다.[14)]

전문직과의 신뢰 관계의 특징은, 그것만 보았을 때는 독특한 것이 아니다. 여기에서 특징적인 것은 신뢰가 그 안에 주어져야만 하는 긴급함, 친밀함, 불가피성, 예측 불가능성, 특별한 취약성의 독특한 집합적 배치다. 신뢰받는 전문직 관계를 그렇게 문제적으로, 그렇게 약하게, 그리고 그렇게 쉽게 파열되게 만드는 것이 바로 이런 맥락이다. 현대 사회와 의료 실무 속의 많은 요소가 이런 취약한 구조(fragile fabric)를 위협하고 파괴하도록, 그리고 전문직에게뿐만 아니라 환자들에게 해를 입히는, 신뢰에 대한 커져 가는 불신을 생성하도록 공모해 왔다.

14) Edmund D. Pellegrino, "The Healing Relationship: The Architectonics of Clinical Medicine", *The Clinical Encounter*, E. Shelp(ed.), Dordrecht, Holland: D. Reidel, 1983, pp.153~178.

불신의 정서와 윤리

의료 실무 환경

전문직, 특히 의사와 변호사에 대한 불신은 새로운 현상이 아니다. 쉽사리 매수되고, 탐욕스럽고, 능력이 없고, 부정직하며, 무감각한 전문직은 결코 희귀하지 않았다. 그들은 오랫동안 풍자가들의 소재가 되었다.[15)]

풍자가들의 혹독한 논평은 아픈 사람의 실제 경험에서 나온다. 전문직 종사자들의 잘못된 행동에서 비롯되기도 하고, 의사를 찾아 다니며, 애초에 원하지 않았던 무엇인가에 대해 돈을 내야만 하는 운명에 대한, 아픈 사람들의 적대감에서 비롯되기도 한다. 자유의 상실과 더불어 심각한 질병으로 인해 우리 모두에게 찾아오는 무력감 때문에 좋은 의사든 나쁜 의사든 의사는 항상 아픈 사람들이 좌절하는 데 있어 피뢰침의 역할을 해 왔다.

지난 이삼십 년 동안, 불신에 대한 이런 지속적인 원천은 의(醫) 안팎에서 일어나는 매우 다양한 사건들로 강화되고 확장되었다. 그것에는 의료 과실에 따른 위기, 광고와 기업가주의로 인한 의료의 상업화, 몇몇 의사의 지나치게 높은 수입과 자유롭게 소비하는 생활 방식, 손익 계산만을 중시하는 시장, '우리가 치료하기 전에 지불하라'는 병원과 일부 의사의 정책, 대규모 당사자 선지불 체계,[16)] 9시부터 5시까지 일하고 퇴근하는 것에 대한 의

15) Mary B. Mahowald, "The Physician", *The Power of the Professions*, R.W. Clarke / R.O. Lawry(eds.), Lanham, MD: University Press of America, 1988, pp. 119~131.

16) 옮긴이 주: HMO의 한 가지 방식으로서, 의료 기관과 하나의 보험회사가 미리

사 선호도 증가, 일반 실무로부터 전공 실무로의 피신, 조기 은퇴 등이 있다. 이들 목록은 길고 매일 늘어난다.

여론 조사가 보여 주듯이, 그 결과 환자는 점점 더 의사를 만나기 어렵다고 느끼며, 의사는 환자에게 덜 관심이 있으며, 전보다 더 돈에 관심을 둔다고 느낀다. 자기방어 차원에서, 좋은 돌봄을 보장받기 위해 환자는 자신의 돌봄에 스스로 책임을 져야 한다고 느끼고, 자신의 증상과 의사에 대해 자체적으로 연구하며, 심지어는 의사만큼 지식을 갖추기 위해 자신에게 필요하다고 생각하는 검사를 요청하기도 한다. 이런 관점에서 의사는 많은 자원 중 하나일 뿐이다.

이런 태도가 신뢰 관계를 침식하는 효과는 분명하다. 경계심이 신뢰를 대신한다. 의사와 환자는 서로에게 친구보다는 잠재적인 적으로서 접근한다. 환자는 의사가 자기보다 돈에 더 관심이 있고 서비스보다 휴식에 더 관심이 있으며 의학 지식의 좋은 관리자라기보다는 착취자에 가깝다고 느낀다. 많은 이에게 의(醫)라는 기획은 신뢰에 대한 충실함과 선행, 자기 이익의 소거라는 원칙보다 점차 '매수자 위험 부담'(caveat emptor)[17] 원칙을 떠올리게끔 한다.

의(醫) 내부의 이런 퇴행적 경향들은 우리 시대 사회 구조 내부의 강력한 동인들에 의해 강화되었다. 참여 민주주의, 더 나은 공교육, 매체의 관심, 권위와 전문가 일반에 대한 불신은 신뢰 관계를 모두 약화시켰다. 긍정적인 면에서, 그것은 환자의 결정

계약을 하는 것이다.

17) 옮긴이 주: 어떤 상품을 구입할 때 그 상품을 구입하는 사람이 위험을 떠안는다는 표현. 환자를 의료 상품을 구매하는 소비자로 보고 위험 부담을 감수한다는 뜻.

에 더 강한 독립성을 촉구하고 그럼으로써 그 전문직의 전통적인 온정적 간섭주의를 중화시키는 데 기여했다. 이는 더 성숙하고 개방적이고 정직한 관계로의 건전한 움직임이다. 사실 이제 문제는 종종 자율성을 절대화한다는 데에 있다. 이 문제는 제삼자 이해관계와 스스로 비윤리적이라 판단하는 바를 거절할 수 있는 의사의 권리에 의해 조정되어야 한다. 환자의 자율성에 대한 건강한 보호와 의료 전문성에 대한 위험한 가치 절하 간의 구분은 점점 더 규정하기 어려워지고 있다.

불신의 윤리

신뢰 관계의 쇠퇴로 인한 가장 심각한 결과는 불신의 윤리가 나타난 것이다. 공식적이며 궁극적으로 가장 파괴적인 공격이 전문직과의 신뢰 관계라는 바로 그 개념과 가능성에 가해진다. 어쩌면 가장 심각한 것은 불신의 윤리가 전문직 관계의 목표를 성취하는 기회를 손상시킨다는 것이다. 아픈 사람이 치유자의 동기와 방법을 의심할 때, 다시 온전해지도록 치유될 수 있겠는가? 아픈 사람은 스스로 치유되도록 역량을 강화해야 한다. 하지만 역량을 강화해 주는 사람이 자기 자신의 이익만을 조성한다는 의심을 받을 때 이것이 가능하겠는가? 자신이 정당하게 제기하는 소송이 부패한 변호사의 손안에서 보호된다고 고객이 느낄 수 있을까? 영적 치유의 길목에서 신자가 성직자를 신뢰할 만하다고 볼 수 없다면, 돌봄을 받거나 하느님과 화해할 수 있겠는가? 신뢰는 전문직 관계에서 완전히 제거될 수 없는 것일 뿐만 아니라, 신뢰의 양성이야말로 각 전문직의 목적에 불가피한 것이다.

불신의 정서는 전문직 관계에서 신뢰가 근본적으로 불가능하다고 주장한다.[18] 의(醫)를 한 가지 예로써 사용하자면, 불신의 정서는 의사가 환자의 가치들 모두를 알 수 없다는 것, 의는 인간적 충족에 중요한 것들의 한 가지 하위 집합만을 다룬다는 것, 그리고 의사는 그 직업의 바로 그 본성에 의해, 필연적으로 의료적 가치를 다른 모든 가치 위에 둔다고 주장한다. 더욱이 의사도 인간이기 때문에, 자신이 뛰어넘을 수 없는 개인적 가치들이 있다. 그러므로 의사는 무엇이 좋은가에 대한 환자의 지각보다는 그들 자신의 지각에 기초해서 제시된 사실들을 선택하고 중요성을 부여한다. 소위 의료적 사실들조차 가치 중립적 사실은 없다고 할 만큼 가치 선호의 낌새를 보인다. 결국 우리는 의사의 가치 체계에 반해서 환자를 보호할, 전문직 실무에 내재된 어떤 덕의 기준을 신뢰할 수 없다. 전문직의 덕목은 그 전문직에 고유한 것이 아니라, 광의의 윤리적·철학적 체계의 다양성에서 파생된다. 의·법·성직 자체의 본성에는 정직·연민·신뢰에의 충실함 혹은 자기 이익의 초월을 포함하는 것이 아무것도 없다. 전문직의 소위 내재적인 도덕성은 허구다. 이런 관점에서 불신의 정서는 불신의 윤리라는 주된 특성을 가정한다.

불신의 정서는 전문직과 그들의 도움을 구하는 사람들이 일차적으로 자기방어적 입장을 주장한다는 것을 함축한다. 환자는 자기 담당 의사와 엄격한 계약적 관계를 모색해야 한다. 돌봄에 대한 구체적인 지시들이 환자에 의해 낱낱이 작성되어야 하며 의

18) Allen Buchanan, "The Physician's Knowledge and the Patient's Best Interest", *Ethics, Trust, and the Professions*, Pellegrino / Veatch / Langan(eds.), pp.93~112; Dan W. Brock, "Facts and Values in the Physician-Patient Relationship", pp.113~138; Robert M. Veatch, "Is Trust ... Coherent", pp.159~173.

사에 의해 엄수되어야 한다. 게다가 더 강력한 보호 조치를 위해서 몇몇 환자는 의사를 대신해 환자의 옹호자가 될, 계약의 면에서 의사의 순응을 모니터링할 객관적이라고 추정하는 제삼자의 개입을 주장한다.

그런 정서와 불신의 윤리에는 경험적이며 개념적인 어려움이 있다. 신뢰의 경험적 불가피성은 이미 논의되었다. 이런 불가피성을 우회하도록 제안된 메커니즘은 환상이다. 예컨대 만일 우리가 옴부즈맨이나 결정을 내리도록 도와줄 의료 매니저를 선호한다면, 이는 단순히 우리의 신뢰를 의사로부터 어떤 다른 사람으로 옮겨 놓는 것이다. 이 사람은 여전히 자기 자신의 가치로 임상적 결정에 참견을 할 수 있다. 매니저가 선택될 때 이미 의사, 가족, 사회적 기대, 또는 자기 이익에 의해 영향을 받을 수 있다. 어떤 경우에는 의심할 여지 없이 환자들이 전문직보다 옴부즈맨에 의해 서비스를 더 잘 받을 수도 있다. 그러나 이것은 결코 다수 사례에서도 보장되는 것이 아니다. 그것은 전문직의 결정과 행위에서 본질적인 자유 재량권에 심각하고 위험한 장애를 가져온다. 의견의 혼란과 혼동의 가능성이 몇 배가 된다. 환자는 여전히 전문직과 일반인인 옹호자 사이에서 어떠한 분쟁에서든 둘 중 하나를 신뢰해야 한다. 최선은 기술적 구성 요소와 도덕적 구성 요소를 모두 갖춘 결정이다.

불신의 정서와 윤리는 전문직과의 관계에 윤리적 최소주의로 이끄는 법적 성격을 부여한다. 전문직은 정교한 동의서에 맞게 자신을 제한하려는 경향을 가질 것이다. 그들은 자신들이 환자 안녕의 옹호자이자, 자문가이며 보호자라는 기대로부터 자유롭다고 느낄 것이다. 자기 이익을 소거해야 한다는 전문직의 필연성이 둔화될 것이다. 그 이유는 법적이고 계약적 관계가 계약이 요구하는 정도를 제외하고는 상대 이익이 아니라 자기 이익을 보호하도록 참여자에게 요구하기 때문이다. 어느 정도 자기 이익의 손상을 요구하는, 업무 시간 외 일을 더 하려는 동력이 완전히 파괴되지는 않더라도 둔화될 것이다. 이런 태도는 전문적 관계에서 이미 분명하다. 그것은 불신에 기초한 정서에 의해 정당화되고 강화될 것이다.

우리의 경험상, 불신이라는 정서에 기초하여서는 이 모든 업무가 불가능할 뿐만 아니라, 불신이라는 급진적 정서에는 개념적이고 논리적인 어려움이 있다. 몇몇 의사가 신뢰 관계를 위반했다는 사실은 신뢰의 개념을 해치지 않는다. 그밖에 다른 의사들은 실제로 신뢰 관계를 존중한다. 더욱이 신뢰가 보장될 수 없거나 일부만 존중될 수도 있다는 사실은 인간적이고 전문적인 관계에서 신뢰 관계 자체를 제거할 수는 없다.

환자의 모든 선(善)이 그의 의료적 선에 포섭되지 않는다는 것 또한 사실이다. 실제로 우리는 의료적 선이 환자의 선이라는 복잡한 개념의 한 가지 구성 요소일 뿐이며, 주요한 개념은 신뢰 안의 선행임을 다른 곳에서 주장했다.[19] 의사는 환자의 의료적 선을 규정하도록, 다시 말해서 권고한 치료가 성취할 수 있는 선을 규정하도록 도울 의무가 있다. 이 과정에서 의사는 전문가이며, 전문가이어야만 한다. 그런데 만일 의사가 어떤 진정한 의미에서든 치유라는 것을 하려면, 그는 환자의 선 전체에 대한 환자

19) Edmund D. Pellegrino / David C. Thomasma, *For the Patient's Good: The Restoration of Beneficence in Health Care*, New York: Oxford University Press, 1988.

자신의 평가 맥락에 의료적 선을 위치시켜야 한다. 여기서는 환자가 전문가다. 만일 의사에게 의료적 선 이외에 다른 층위의 환자의 선을 결정하도록 맡기는 것을 수반하는 것으로 신뢰가 상정된다면, 환자의 자율성이라는 전체 개념을 해치게 된다. 다른 층위의 환자의 선은 본인의 가치, 나이, 성, 직업, 열망을 고려해 환자 자신이 좋은 것이라고 평가한 것, 그리고 우리 각자가 개인으로서 의료적 선보다 더 중요하게 생각할 수 있는 무수히 많은 것들, 혹은 우리가 선택할 의료적 치료의 정도와 유형을 변형시킬 수도 있는 것을 포함한다.

신뢰에 반하는 논증의 논리는 그 논증이 포괄적 신뢰라는 불필요한 개념을 공격하므로 실패한다. 전문직에 대한 신뢰는 이 포괄적 신뢰라는 개념을 수반할 필요가 없다. 우리는 그들이 전문성을 갖는 영역에서 전문직을 신뢰한다. 우리는 그들이 자기 자신의 이익을 위해서 우리의 취약성을 착취하는 데 그 전문성을 사용하지 않을 것이라고 신뢰한다. 우리는 정확한 정보에 대해 그들을 신뢰하고, 우리의 역량을 강화하고 우리 자신의 가치의 우선순위라는 온전한 맥락에 그들의 권고를 위치하게끔 할 것이라며 그들을 신뢰한다. 우리는 또한 그들이 능숙하고 우리가 스스로 수행할 수 없는 시술들을 수행하도록 신뢰한다.

그러나 사실과 가치는 결코 분리될 수 없기 때문에, 의학적 사실과 적응증[20]의 제시에서조차 신뢰가 비정합적인 개념이라는 주장이 제기될 것이다. 의사의 개인적·전문직업적 가치들은 그가 자신의 데이터를 제시하는 방식에 색채를 입히지 않을 수 없

20) 옮긴이 주: 어떠한 치료적 개입에 의하여 특정 효과가 기대되는 병이나 증상을 말한다.

다. 이 책에서 사실-가치 이분법과 같은 근본적인 인식론적 문제를 다룰 수는 없다. 그러나 진정한 의미에서 사실과 가치가 분리 가능한 것으로 보이는 몇 가지 예들을 고려할 만하다.

만일 아이가 나무에서 떨어진다면, 사실과 가치 결정이 부모와 의사에 의해서 이루어져야 한다. 두개골에 골절이 일어났는지, 비장이 파열되었는지, 쇼크가 나타나는지는 모두 사실 질문들이다. 신체검사와 엑스레이는 파열의 종류와 정도를 결정하고 그것을 해결하기 위해 절차적으로 무엇이 행해져야 할 것인지 근거를 제공할 것이다. 절차적 시술의 선택은 위험, 치료에 있어 효능, 회복하는 기능 등과 관련된 경험적 사실에 기초한다. 개인적 가치는 신체적 증상이나 엑스레이 영상을 변화시킬 수 없다.

사실 데이터가 치료 대안 간의 선택에 대한 기초로 이용될 때, 그 과정에서 가치들이 개입된다. 아이는 의사 결정 능력이 부족하기 때문에 자기 결정을 할 수 없다는 것을 가정하면서, 부모는 그들에게 제시된 대안적 선택, 즉 치료 혹은 비치료, 골절 정복의 유형 혹은 마취, 예상되는 기능적 결과, 재활 기간, 통증 등이 아이에게 무엇이 좋은 것인지 평가할 때 고려하는 수많은 여타의 요소들 가운데 그 비중을 잰다.

이 지점에서 그 과정은 사실과 가치 간의 대화와 변증법이 된다. 이 대화에서 의사는 무엇이 아이 안녕의 총체성에 최상이 될 것인지 알 것이라고 기대될 수 없으나, 무엇이 의료적으로 문제가 있는지, 무엇이 행해질 수 있으며, 무엇이 예상될 수 있는지, 치료나 치유가 일어나려면 어떤 대안이 가능한지에 있어서는 전문가다. 의사를 신뢰한다는 것은 의사가 아이와 부모에게 중요한 모든 것을 알기를 기대한다는 것을 의미하는 것은 아니다. 오히려 그가 가장 신뢰할 만한 사실에 기초해서 아이와 부모로 하여금 고유한 선택을 내리는 것을 가능하게 해 주고 힘을 북돋워 주리라고 믿어야 한다.

의사는 물론 그가 사실 데이터를 제시하는 방식에 의해 결정에 영향을 미칠 수도 있다. 그는 자신의 전문직업적 헌신 때문에 환자보다 건강과 의료적 돌봄에 더 높은 가치를 부여할 수도 있다. 그는 또한 삶, 정치, 종교 등에 대한 자기 자신의 가치와 편견을 그 대화에 명시적으로든 은밀하게든 개입시킬 수도 있다. 이러한 개입이 일어날 수도 있다는 사실이, 의사들이 이러한 개입을 반드시 해야 한다거나, 개인적·전문직업적 가치를 의학적 적응증으로부터 분리시키는 것이 불가능하다는 것을 의미하는 것은 아니다. 몇몇 의사, 실제로는 많은 의사가 은밀하든 명백하든 결정을 형성할 수 있는 그들의 힘에 민감한 것이 사실이다. 신뢰가 절대적일 수 없고 전문직과의 관계의 모든 측면을 다룰 수 없는 반면, 전문직은 그들의 개인적·전문직업적 가치를 다양한 정도로 그들의 권고로부터 분리시킬 수 있고 또 실제로 분리시키기도 한다.

전문직 관계가 인간관계이며 그렇게 남아 있을 것을 고려하건대, 이런 분리가 완벽하지 않다는 것은 놀랄 만한 일이 아니다. 완벽하지 않다고 그 개념이 무효가 되는 것은 아니다. 단지 전문직 관계에서 신뢰의 내용과 정도의 명료화가 필요하다는 것이 강조될 뿐이다. 재정비된 신뢰의 윤리는 신뢰가 절대적이지 않다는 것, 신뢰가 손상될 수 있으며 실제로도 그러하다는 것, 그런데도 신뢰는 불가피하기 때문에 모든 전문직 관계에서 신뢰에 대한 충실성이 중심적 책무가 된다는 사실을 받아들일 것이다.

재정비된 신뢰의 윤리

전문직에서 신뢰는 의사나 심지어 몇몇 환자의 바람만큼 더 이상 절대적이거나 무제한적이지 않다. 의(醫)와 의료윤리에 대한 공공 교육, 전문직 윤리의 중심 원칙으로서 환자 자율성의 두드러짐, 의사 최선의 이익과 환자 최선의 이익 간의 잠재적 갈등은 모두 더 제한되고 현실적인 관점을 필연적으로 만든다. 그런데도, 신뢰의 불가피성은 전문직에 대한 어떠한 일관된 윤리에서든 신뢰를 중심적 요소로 남아 있도록 만든다.

신뢰는 인간관계의 영구적 특질이기 때문에, 신뢰에의 충실성은 변호사, 의사, 성직자 혹은 교사 같은 훌륭한 전문직의 불가피한 덕목이다. 이런 덕목 없이는, 전문직과의 관계가 그 목적을 성취할 수 없다. 그것은 거짓이 되고, 돕고 치유하는 수단이기보다는 취약성을 착취하는 수단이 된다. 만일 전문직 윤리에 어떤 의미라도 있다면, 그것은 **'신뢰에의 충실성'**(fidelity to trust)에 대한 책무를 둘러싸고 있음에 틀림없다.

그런데 전문직에 맡겨진 것은 무엇인가? 분명히 지금까지 논의한 것들로 보아, 환자는 의사에게 자신의 선(善)의 총체를 결정지을 책임을 맡겨서는 안 된다. 환자 혹은 도덕적으로 타당한 대리인만이 환자의 선의 총체를 알 수 있다. 의사는 자신이 그런 광의의 의무를 맡았다고 가정해서는 안 된다. 몇몇 환자는 스스로 선택해야 한다는 사실에 압도당할 수도 있다. 몇몇은 의사 외에 어떤 사람도 믿지 않을 수 있다. 그러면, 그들은 의사에게 무엇이 최선이라고 생각하는지 물을지도 모른다. 환자가 스스로 결정할 수 있도록 격려해야 하고 환자 스스로 결정을 내릴 수 있어야 한다. 그러나 만일 환자가 의사에게 그런 결정을 하도록 힘을 준다면, 그 의사는 환자에게 도움을 주는 것을 거절할 수 없다. 그것은 도덕적 포기가 된다. 이런 조건에서, 의사는 그 환자의 최선의 이익(best interest)을 구성하는 수많은 차원에 대해서 할 수 있는 한, 배우려고 모든 노력을 기울여야만 한다. 그러면, 이런 비통상적인 상황에서, 의사는 특히 자기 비판적이 되어야 한다. 의사는 환자의 전체 선, 환자의 가치 체계, 삶의 방식, 인생 이야기, 영적인 헌신과 세속적인 헌신 등 더 광의의 맥락에 의료적 선을 위치시키려 노력해야 한다. 권위를 지나치게 행사하려는 유혹에는 심지어 환자가 권한을 위임할 때조차 저항해야 한다.

신뢰의 윤리에서, 의사는 맨 처음부터 환자가 누구인지, 그가 질환과 장애와 죽음이라는 심각한 도전을 어떻게 맞닥뜨리기 원하는지 아는 것을 포함하는 관계를 환자와 함께 발전시켜야만 한다. 연명의료를 유보하거나 중단하는 것, 심폐소생술, 조력 자살의 요구, 임신 중절 등과 같은 어떤 심각한 결정에 대해 조처하도록 의사가 환자를 돕는 것이 본질적이다. 의사는 환자들이 긴급한 상황에 빠지거나 의사 결정 능력을 잃기 전에 이런 궁극적인 것들을 환자에게 준비시켜야 한다. 환자는 의사에게 적절한 시기, 민감성, 각각의 경우에 적절한 상세함의 정도 등에 대해서 의존할 수 있어야 한다. 이는 계약으로 서면화될 수 없고 의사나 의사 역할을 대신하는 이(physician substitute)에게 위탁해야 한다.

신뢰의 윤리에서 의사는 가능한 한 개인적이거나 전문직업적인 편견이 없는 임상 자료를 제시할 책임이 있다. 신뢰에의 충실성은 동의를 얻는 데 있어 조작, 강요 혹은 기만을 배제한다. 그것은 환자를 도와 상황이 허락하는 한 효과와 이익 및 부담을 주의 깊게 계산하도록 하는 것을 돕도록 요구한다. 다른 덕목, 즉 지적 정직성과 겸손과 같은 덕목이 교차하는 것은 여기에서다. 환자에게 지금까지 알려진 것, 아직 알려지지 않은 것, 그리고 불확실한 것을 구분해 주어야 한다. 당연히 최신 지견(知見)을 유지해야 한다. 더 많은 경험이나 기술을 가진 사람, 혹은 환자의 가치를 더욱 면밀하게 일치시키는 사람에게 자문을 구하거나 참고하는 것이 필요하다. 환자의 가치와 의사의 가치가 날카롭게 대치할 때, 의사는 공손하게, 솔직하게, 비난하지 않고 그 관계에 들어가는 것을 거부하거나 그 관계로부터 물러나야 한다.

현실적인 신뢰의 윤리는 전문직의 신탁자적 역할을 절대시하지 않는다. 그것은 로버트 비치가 열거한 것과 같이 신뢰를 손상시킬 수 있는 실재들, 예컨대 의사의 개인적·전문직업적 가치의 잠재적 강요, 환자의 최선의 이익이라는 개념의 복잡성, 사실과 가치를 분리시키는 것의 어려움과 같은 것을 무시하지 않는다.

신뢰의 윤리는 무능력, 돌팔이 의사 짓, 사기, 알코올이나 여타의 중독 문제가 있는 전문직에 대한 부적절한 자기 규제와 부적절한 동료 평가라는 슬픈 사실을 무시하지 않는다. 그러므로 신뢰의 필수 불가결성을 인정한다고 해서 면허, 교육이나 그 이수 절차, 질 관리, 주기적인 면허 관리, 의료 과실 관련 법 등으로 전문직을 규제하는 것에 반하여 주장하는 것은 아니다. 전문직은 특별한 정도의 책무와 신뢰에 종사하게 되는 그 활동의 본성에 의해 소명(召命)을 받은 평범한 사람들이다. 생전 유언, 대리인 지정, 의사 결정 능력에 대한 조사는 전문직업적 도움을 모색하는 사람들이 제기할 자격이 있는 모든 타당한 조치들이다. 인간 행동의 변덕스러움에 대한 경험에 기초한 일정 정도의 불신은 피할 수 없다.

그러나 신뢰에 대한 이런 합리적인 제약이 불신의 윤리, 즉 신뢰에 대한 충실성의 관계를 타당하지 않고 불가능한 것으로 취급하는 것을 정당화시키지는 않는다. 신뢰가 다양한 정도로 해를 입을 수 있다는 사실이 신뢰에 대한 침해의 불가피성을 함축하지는 않는다. 더욱이, 신뢰에 대한 제약을 가하는 현재의 모든 조치가 실행된다고 할지라도, 신뢰의 잔재는 불가피하게 남아 있을 것이다. 신뢰의 윤리가 가장 관심을 두는 것은 이런 잔재의 인지와 함께 신뢰를 고양하고 강화하는 것이다. 그러므로 재정비된 신뢰의 윤리는 불신의 기원과 신뢰의 불가피성을 동시에 인정한다.

모든 것을 감안할 때 신뢰의 윤리는 불신의 윤리보다 좀 더 현실적이고 개념적으로 더 건전하며 현상학적으로 더 일관적이다. 불신의 윤리가 목표하지만 도달할 수 없는 바로 그 보호를 제공하기 때문에, 전문직 관계에서는 신뢰를 강조하고 명백하고 정확하게 만들게 된다. 자율성, 참여적 민주주의, 전문직 관계에서 서로 교류하는 당사자들의 도덕적 다원주의라는 현대적 맥락과 일관되게 신뢰 관계를 재정의하는 것이 필요하다.

명백하게, 신뢰의 윤리는 원칙 기반, 그리고 의무 기반의 윤리를 넘어서 덕과 품성의 윤리로 나아가야만 한다. 이것은 덕 이론에 대한 오늘날 관심의 부활과 일관된다. 윤리 일반과 전문직 윤리에서, 자율성과 선행의 화합이 요구되며, 우리는 이를 다른 곳에서 신뢰 안의 선행으로 상세히 다루었다. 품성 형성과 전문 직업화에 대한 더 많은 주의가 필수적이다. 왜냐하면 덕은 유덕한 행위의 모델인 스승들 앞에서 실제로 행할 때 가장 잘 배울 수

있기 때문이다.[21][22]

수행과 수행 실행에서 충실함을 통해 신뢰를 획득할 수 있고 그에 대해 칭찬을 받아야 한다는 것은 말할 필요도 없다. 전문직은 단지 그들이 전문직이라는 사실만으로 신뢰받도록 기대될 수 없다. 신뢰의 불가피성은 특권이 아니라 책무의 근원이다. 그들의 환자나 고객의 물음과 질문과 회의주의에 분개하는 전문직은 전문직 관계의 변화된 풍토에 대해 민감하지 않은 사람들이다. 그들은 그들에게 도움을 구하는 사람들이 겪고 있는 취약성이라는 곤경 상태의 의미를 감지하지 못하는 것이다.

신뢰의 윤리에 본질적인 것은, 만일 불신이 있다면 문제가 온전히 환자나 의뢰인에게만 있지 않을 수 있다는 것을 전문직이 깨닫는 것이다. 신뢰는 간혹 사소한 실패들, 예컨대 검사 결과를 알려 주는 것을 깜박하는 것, 몇 가지 필요한 서비스를 하지 않는 것, 어떤 중요한 질문을 회피하는 것으로 쉽게 깨질 수 있다. 신뢰는 전문직 관계의 가장 최초 순간부터 약속에 대한 충실성에 의해 생성되고 점진적으로 정립되어야 한다. 신뢰는 돕고 치유 관계의 불가피한 차원일 뿐 아니라 깨지기 쉬운 현상이기도 하다.

이런 요구 사항들이 어려울 수 있을지 모르지만, 그것들을 충족시키려는 노력은 가치 있는 일이다. 다른 선택지는 불신의 추정에 기초한 윤리인데, 이것은 단순히 상호 자기방어의 관계일 뿐 거의 윤리라고 보기 어려운, 단순히 최소주의적이고 법적인 윤리로 퇴보할 수 있다. 더 이상 충실성에 대한 어떠한 책무도

21) Charles S. Bosk, *Forgive and Remember: Managing Medical Failure*, Chicago: University of Chicago Press, 1979.

22) George Agich, "Professionalism and Ethics of Health Care", *The Journal of Medicine and Philosophy* 5(3)(September 1980), pp.187~199.

없는 전문직은 자기 이익을 추구하는 데 자유로울 것이다. 환자나 고객들은 규제와 개인적 관리를 통해 모든 해악과 모든 잠재적 위험으로부터 자신을 보호할 수 있다는 환상으로 피난할 것이다. 그런 시나리오는 전문직업적 책임감의 모든 개념을 파괴할 뿐만 아니라 강화되고 재구성된 신뢰의 윤리보다 훨씬 더 위험할 것이다.

제 6 장

연 민

의(醫)와 의사에 대해 오늘날 환자들 사이에 널리 퍼져 있고, 의사들이 듣기 괴로워하는 하나의 비판이 있다면, 그것은 의사에게 연민(Compassion)이 부족하다는 인식이다. 대개 이 비판은 의사, 간호사, 모든 보건 전문직 그리고 의료 기관이 의학 지식과 술기를 사용하는 데에 있어 그들이 맡고 있는 질병이라는 곤경에 대한 더 나은 지각을 결합해 달라는 요청을 동반한다. 이러한 연민에의 요청은 이 책의 중심적인 관심, 즉 의사의 품성과 직결된다. 연민은 원칙, 규칙, 지침, 혹은 의무 관련 기술로만 깔끔하게 표현될 수 없다. 이는 의사와 간호사의 품성, 덕목, 악덕 모두를 합친 것이다. 연민의 구성 요소에는 심리학적·사회학적·문화적·민족적·지적 요소 등 매우 많은 것이 포함된다. 그러나 연민은 또한 우리가 이 책에서 그 낱말을 쓰고 있는 고전적 의미에서 도덕적 덕목인데, 습성적 성향, 우리가 어떤 인간 행위를 수행하든 그 목적 혹은 목표를 용이하게 하고 풍요롭게 하는 방식으로 행위하는 것이다. 의(醫)에서 말하는 행위란 물론 아픈 누군가를 치유하는, 돕는, 그리고 돌보는 행위다. 연민은 바로 환자가 처한 고유한 곤경에 적합하도록 치유의 인지적 측면을 형성해 주는 품성적 특질이다.

이 장에서 우리는 연민의 본성, 구성 요소, 의료적 관계 속에서 연민의 표현 등, 연민의 철학적 측면에 집중할 것이다. 연민이 사랑(charity)이라는 신학적 덕목과 아주 유사하다는 것은 인정하지만 이 둘이 완전히 일치하는 것은 아니다.

연민이라는 덕목

연민은 의료 실무에 본질적인 덕목이다. 좋은 의사는 카탈로그나 지시들이 나열된 '요리책'을 따라 하듯이 의학 문헌의 인지적인 데이터를 개별 환자에게 단순히 적용하지 않는다. 오히려 좋은 의사는 환자와 함께 아파한다. 환자와의 유대 관계가 형성됨에 따라 그 데이터가 환자의 개별 상황을 통해 걸러진다. 낱말의 어원은, 특히 토착 어휘를 풍부하게 하려고 수입된 언어의 경우에서는, 종종 그 낱말이 망라하고자 했던 감정이나 생각으로 인도한다. 이는 연민의 라틴어 어원, 'com'(함께) 그리고 'pati'(아파하다) 혹은 옥스퍼드 영어사전에 쓰여 있는바, "다른 이와 함께 아파하다, 고통에 참여하다, 동료 의식"에서 가장 분명하다. 연민은 함께 아파함, 경험 속에서의 동료애, '그것이 어떤 것인지'에 대한 이해라는 생각을 강하게 암시하며 타인의 아픔의 어떤 것을 젊어지고, 가능한 한도 내에서 그 아픔을 자신의 것으로 만드는 것까지도 암시한다. 연민을 갖는 것은 시험, 고난, 혹은 아픔이 그 사람이 지금 여기서 고통받고 있는 이 사람의 삶에서 무엇을 초래했는지를 느끼고, 또 아는 쪽으로 성향 짓게 되는 것이다. 연민은 의사나 간호사를 대상으로 한 심리 검사를 통해 측정될 수 있는 것이 아니다. 이것은 진정으로 함께 아파함이다. 연민은 개인의 역동적인 관계 속에 체화되어 있다. 연민은 두 사람 간의 상호 작용의 측면에서 정의할 수 있으며, 어느 한쪽만으로 정의할 수 있는 것이 아니다. 연민의 존재는 고통받고 있는 사람에 의해서만, 그 특정한 개별 의사, 간호사와의 관계 안에서만 증명될 수 있다.

연민은 정서, 태도, 단어, 몸짓, 언어로 구성되어 있지만, 고전적인 의미에서 덕목이기도 하다. 이는 연민이 도덕적 구성 요소와 지적 구성 요소를 포괄한다는 것을 의미한다. 연민은 다른 덕목들과 마찬가지로 이것이 발현하고 표현될 수 있는 감정적인 상태와 연관되어 있다. 그러나 덕목은 또한 감정 이상이며, 덕목으로서 연민에 관한 우리의 논의에서 가장 중요한 부분은 바로 이 추가적인 차원이다.

연민의 도덕적 측면

이제 도덕적 구성 요소를 살펴보자. 왜 연민이 필수적이며 도덕적으로 진정한 치유자의 속성인지 살펴보자. 덕목이 인간 행동의 목적을 달성하는 데 가장 효과적으로 접근하기 위한 방식대로 행위를 하려는 성향이라면, 연민이야말로 의(醫)와 모든 치유의 도덕적 덕목이다. 질병으로 인한 개별 환자의 곤경의 뉘앙스를 알지 못한다면 의사와 간호사는 '치유', 즉 다시 환자를 전인적이 되게 할 수 없기 때문이다. 치유의 행위 혹은 치유에 대한 시도 중에 치유자가 치유될 사람의 어떤 가치를 훼손하거나 기분을 상하게 하는 경우, 아니면 무시하거나 배려하지 않거나 자신의 곤경을 바라보는 그 환자의 방식에 무관심하거나 연연하지 않는 태도를 보이는 경우, 그 의사는 치유할 수 없다. 만일 우리가 치유 관계 그 자체에 부조화를 초래한다면, 몸과 마음의 기능에서 건강한 조화를 구하는 조치가 무엇이든지 간에 우리는 회복시킬 수 없다.

이러한 부조화에 유의하지 않고 부조화를 끌어들이는 것이나 편의를 핑계로 이 부조화를 정당화하는 것은 환자와의 신뢰 서약, 즉 우리가 의학적인 지식을 환자의 이익을 위해 쓰겠다는 서약을 위반하는 것이다. 연민이라는 덕목이 의(醫)의 목적을 달성하는 데에 불가피하기 때문에, 치유자에게 연민이 있는지 없는지 여부는 불가피하게 도덕적으로 관심을 가질 만한 사안이다.

연민의 지적 측면

연민이라는 덕목에는 도덕적 차원과 더불어 지적 구성 요소가 있다. 질병으로 인한 환자의 곤경의 독특함을 습성적으로 이해하고 평가하고 저울질하는 성향에 지적 구성 요소가 있다. 여기서 또다시, 그 덕목을 형성하는 것은 목적이다. 목적은 치유하고 돕고 치료하는 것이다. 그 목적은 여러 방식으로 수행될 수 있다. 왜냐하면 그 목적은 환자의 선(善)을 통해서 정의 내려지는데, 환자의 선에는 의학적인 선뿐만 아니라 환자 자신이 지각하는 것으로서 선이나 인격이나 영적인 존재로서 선이 구성 요소로 포함되기 때문이다.

순전히 의학적인 선은 선택이 내려지는 순간, 그 사람의 독특한 상황, 삶의 이야기, 염원, 바람, 실패, 두려움, 감정 등에 맞춰지도록 다듬어져야 하고 앞에 열거한 사항들이 미래에 관한 환자의 지각에 어떻게 영향을 미치는지에 맞춰져야 한다. 이러한 의미에서 연민은 무엇이 좋은 것인지에 대한 환자의 평가와 의(醫)가 제공할 수 있는 좋음을 환자가 균형 잡을 수 있도록 돕는 것으로 이루어진다. 이는 환자의 곤경이 실제로 무엇인지에 대한 어떤 식별이 필요하다. 의사는 감정 이입(empathy), 공감(sympathy), 그리고 동정(pity)에까지 이르는 자신의 감정적인 반응 중에서 환자의 곤경을 진정으로 반영하고 있는 요소들을 식별해 내야 한다.

연민의 덕목이 이러한 인지적인 기능을 수행하기 위해서는 역설적이게도 어떤 중지(epoché, 에포케, 판단 중지), 즉 정서적인 요소가 요구하는 애착을 유보하는 것이 필요한데, 그리하여 우리가 객관적으로 뒤로 물러서서 측정하고 저울질하고 느끼고 검사하고 질문하는 것, 요컨대 의학적 진단 도구로 그 곤경을 정의 내리고 적절한 언어로 이를 상징화하는 것이 필요하다. 그 질환이 그 사람에게 독특한 경험이 되게 하는 모든 것, 개인적이고 정서적이며 신체적인 것뿐만 아니라 사회적인 모든 것을 수용할 수 있도록 치료 권고를 형성하는 것에 의사의 노력이 더해져야 한다.

따라서 연민은 의(醫)의 방법론에 의해서 확인되고 인지적으로 파악이 될 수 있는 객관적인 요소를 가지고 있으며 그 객관적 요소가 도덕적 요소와 함께 연민을 덕목으로 만든다. 덕목으로서 연민은 중용을 얻으려고 노력한다. 만일 의사가 환자와 함께 아파하는 사람으로서 너무 자기 자신을 환자와 가깝게 동일시한다면, 의사는 무엇이 잘못된 것인지, 무엇이 행해질 수 있는지, 그러한 필요를 충족시키기 위해서 무엇이 행해져야 하는지에 대한 가장 정밀한 평가에 필수인 객관성을 잃게 된다. 함께 아파하는 감정이 지나친 것 또한 의사에게 방해가 되며 심지어는 무대책의 상태로 의사를 마비시킬 수도 있다. 또한 함께 아파함은 의사가 환자의 고통과 너무 밀접하게 자신을 동일시함으로써 무의식적으로 의사 자신의 가치를 환자에게 부과할 수 있는 위험을 내포한다. 너무 가까이 동일시한다는 것은 자기 자신이 비슷한 상황에 처했다면 이루어지기를 바랐을지도 모르는 그 무엇을 의사가 행하는 것이다. 이것은 감정 이입(empathy)과 공감(sympathy)의 산물일 수 있지만 온정적 간섭주의의 한 형태이기도 하다.

연민의 네 가지 요소

덕목으로서 연민, 그러한 연민의 구성 요소들, 그리고 의(醫)의 다른 덕목들, 특히 역량 사이에는 적절한 균형이 이루어져야 한다. 역량이라는 덕목은 임상적 근거에 대한 정확한 평가, 추론의 명료함, 그리고 분별력 있는 판단을 요구한다. 모든 덕목 간의 관계에서 그러하듯이, 여기서 자세히 살피고 조정하는 덕목은 분별이다.

연민은 감정 이입(empathy), 자비(mercy) 그리고 동정(pity)과 구분되어야 한다. 이들 감정 이입, 자비, 동정은 연민과 밀접하게 연관을 맺고 있어서 혼동을 일으킬 수도 있다. 이러한 세 가지 정서적 상태 역시 환자의 곤경과 특정하게 동일시하는 성향을 갖도록 하지만, 이는 연민이 동일시하게 만드는 방식과는 엄밀한 의미에서 다르다.

자비(mercy)는 "자기 세력 범위에 있으면서 친절함에 대해 요구할 수 없는 자에게 보여 주는 사랑"[1]이다. 따라서 자비는 우월한 사람이 열등한 사람에게 보여 주는 관대함이나 자선을 함축한다. 포시아(Portia)가 유명한 연설에서 말했듯이 "자비는 정의에 양념을 더한다." 그리하여 "세속 권력이 하느님의 것처럼 보이도록 만든다."[2] 그리하여 자비에는 관대함이라는 생각, 정의로움의 기준을 엄격하게 적용하지 않는다는 생각이 들어 있다. 연민은 자비의 필수 요소로, 관대함을 보이기 전에 어떤 사람의 곤경을 느끼는 것이다.[3]

그러나 자비는 의료적 관계라는 측면에 들어맞지 않는다. 분명, 환자가 의사의 세력 범위 안에 있다는 것이 어느 정도는 말이 된다. 하지만 이 사실은, 돕겠다는 의사의 약속까지를 더해서 연민을 도덕적 책무로 만든다. 환자는 의사의 연민을 요구할 수 있지만, 이는 의사보다 열등한 사람으로서가 아니라 의사가 신뢰의 서약으로 인해 그를 도울 의무를 갖게 되는, 즉 하나의 취약한 동료 인간으로서 그렇게 요구할 수 있다.

1) "Mercy", *Oxford English Dictionary*, Oxford: Clarendon Press, 1961, vol.2, p.714.
2) *Ibid.*, vol.6, pp.351~352.
3) William Shakespeare, *The Merchant of Venice*, A. IV, S. I, 11s. 163ff.

감정 이입(empathy)은 연민과 관련된 또 하나의 정서적인 상태로, 자기 자신이 다른 사람인 것처럼 상상할 수 있는 능력, 혹은 자신의 인성(personality)을 타인의 삶에 충분히 투사해 그 사람의 감정을 느끼고 이해하는 능력이다. 타인 경험의 특정한 측면, 즉 그의 고통에 초점을 맞춘 연민과 비교했을 때 감정 이입은 그 대상이 더 넓다. 어떤 배우는 그가 묘사하는 배역에 공감해서 그 배역의 생각, 사상, 혹은 행위의 많은 부분을 공유할 수 있지만, 필연적으로 그 고통을 공유하지는 않을 수도 있다. 감정 이입은 타인의 감정 세계로 들어갈 수 있게 한다. 이는 연민으로 나아가는 첫 번째 단계이지, 연민과 동일한 것은 아니다.

공감(sympathy)은 연민과 비슷한데, 다른 사람과 함께 감정과 동료애를 나누는 것과 관련이 되기 때문이다. 그러나 그 다른 사람이 역경 속에 있는지 여부는 무관하다. 공감은 광범위한 심리적·사회적·윤리적·문화적 측면이 있다. 이는 고통을 나누거나 타인을 돕게끔 하는 충동으로 이끌 수도 있고 그렇지 않을 수도 있다. 공감은 공유된 인간의 동료애라는 더 넓은 우산 아래 이를 품을 수 있긴 하지만, 연민이 갖는 특수성을 갖지는 않는다.

마지막으로 동정(pity)이 있는데, 이는 우리가 필수 덕목이라고 여기는 연민이라는 개념으로부터 가장 멀리 떨어져 있다. 동정은 오만함이라는 불행한 역사적 함축을 갖는데, 이는 불우하거나 자신과 동등한 위치에 있지 않은 사람들의 보잘것없는 상태에 대해 느끼는 감정이다. 동정도 마찬가지로 자비에 대해 앞서 묘사한 함축적 내용을 담고 있는데, 바로 자기보다 열등한 사람들 앞에서의 겸양이다. 동정 또한 자비와 마찬가지로 의료적 관계에서 한계가 있는데, 왜냐하면 이는 불평등이라는 개념에 입각해 있기 때문이다. 의료적 관계에서 불평등은 본래적인 불평등이나 인격 간의 불평등이 아니다. 이것은 병에 걸린 사람의 훼손된 인간성의 결과로 인한 것이다. 여기에 필요한 것은 동정의 행위가 아니라 아픈 사람을 돕거나 치유하려는 도덕적 책무의 행위다.

연민과 우정

따라서 연민은 자비, 동정, 감정 이입, 공감과 구분이 되는 덕목으로, 이러한 정서적 상태와 연민은 어느 정도 가깝다고 볼 수도 있지만, 분명히 서로 구분된다. 연민은 타인의 고통을 함께 경험하는 것에 초점이 맞춰져 있다. 연민은 타인이 느끼고 있는 바를 상징적인 형태, 즉 우리의 말과 몸짓, 타인의 앓음(illness)에 관한 '이야기' 속에 참여하는 것으로 객관화하는 능력을 포함한다. 이것은 우리로 하여금 앓기, 슬픔, 입원, 상실, 비탄의 경험을 살아가도록 하고, 또 말할 수 있도록 도와주는 친구가 그의 연민을 우리에게 명백하게 보여 주는 방식이다. 의사가 환자와 맺는 관계 속에서 이렇게 할 때, 그는 친구가 함께 아파하듯이 함께 아파하는 것이다.

그러나 의사는 친구에게서는 대부분 없는 것을 가지고 들어오는데, 그것은 바로 기술적이고 과학적 구성 요소다. 이러한 기술적·과학적 요소는 그 환자의 이야기를 동일한 증상(symptom)이나 징후(sign), 질병(disease)을 가진 타인들의 범례적(paradigmatic) 맥락 안에 위치시킨다. 의료적 맥락에서 이러한 기술적인 구성 요소는 낯선 것이 아니며 연민에 반대되는 것이 아니다. 연민 어린 의사는 객관적·기술적·과학적 데이터를 얕보거나 무시하는 사람이 아니다. 선의도 있고 공감적이지만 역량이 없는 의사야말로 연민과는 상반된다. 역량은 연민과 함께 존재해야만 한다. 특정 경험을 그 환자에게 독특한 것으로 인정하지 않고 기술적인 정보를 사용할 경우에만, 해당 의사는 연민이 없다 할 수 있다.

때로는 기술적 역량이 가장 중요한 것이 되어야 할 때도 있다. 예를 들어 환자가 마취 상태에 있고 의사가 관상동맥을 문합(吻合)할 때 말이다. 그러나 수술 전이나 후에, 경험을 개인적·정서적으로 나누는 것이 우선시된다. 의료적 관계의 모든 시점에서 임상적 만남의 목적과 목표를 달성하기 위해 필수적이고 상호 증강하는 덕목으로서 연민과 역량은 함께 간다.

결 론

연민이나 통합성과 같은 덕목은 정의나 강인함이나 절제와 같은 다른 덕목들 모두와의 연관 속에서 더 잘 포착된다. 왜냐하면 덕목을 논하면서 다른 덕목들과 직접적으로 연관된 여러 요소를 고려해야만 하기 때문이다. 예를 들어 연민에 관한 우리의 논의에서, 우리는 감정 이입, 공감, 자비, 동정, 우정에 대해서도 고려했다. 지엽적으로는 아가페와 정의도 고려했다. 이러한 관련성은 의(醫)가 환자와의 만남 속에서 의료를 행할 때, 의(醫) 자체가 덕이라는 사실을 강조한다. 환자와 의사 모두 이러한 덕목들을 발전시키는데, 이는 치유라는 더 큰 과정 중의 일부다.

제 7 장

실천적 지혜: 의(醫)의 필수 불가결한 덕목

'분별'(prudence)만큼 쉽게 오해될 여지가 있는 낱말은 거의 없다. 현대의 쓰임새에서 분별은 소심함, 자기 이익에 대한 지나친 우려, 위험을 감수하려 하지 않음, 편협한 실용주의, 그리고 여타의 존경받지 못할 특질들을 나타낸다. 그러나 고대와 중세 시대에서 분별은 미릿돌(capstone) 덕목, 즉 지적인 삶과 도덕적 삶의 연결 고리였다. 이 장에서 우리는 적절하게 이해되었을 때 분별이란 의료적 삶에 필수 불가결한 덕목으로서, 특정 환자에 대한 옳고 좋은 치유 행위라는 의(醫)의 목적에 본질적이며, 충만과 번영의 삶이라는 인간으로서 의사의 목적에도 본질적임을 주장할 것이다.

실천적 지혜(*phronesis*)는 아리스토텔레스가 실천적 지혜(practical wisdom)의 덕목을 표현하기 위해 사용한 용어이다. 실천적 지혜란 도덕적 통찰력, 즉 주어진 일련의 상황에서 행위자의 선(善)이나 행위자가 관여하는 활동에 가장 도움이 되는 도덕적 선택이나 행위들이 무엇인지 식별하는 능력이다. 실천적 지혜는, 진리 그 자체를 위한 것인 관상적 지혜 혹은 철학적 지혜(*sophia*)에 반대되는 것으로서, 행위를 위한 진리를 획득하도록 습성적으로 우리를 성향 짓는 지적 덕목이다.

실천적 지혜는 진리(학문, 기예, 직관적이며 이론적인 지혜 등)에 성향 지으는 것인 지적 덕목과 좋은 품성(절제, 용기, 정의, 관대함 등)에 성향 지으는 도덕적 덕목 간의 연결 고리로서, 덕목 중 특별한 자리를 차지한다. 실천적 지혜는 우리가 인간으로서, 혹은 목수나 의사 등으로서 지향하는 목적이나 선(善)이 언제 곤경에 처하는지를 우리에게 말해 준다. 실천적 지혜는 행위자에게서 그리고 그가 종사하는 일에서 목적, 즉 선을 파악하도록 해 준다. 특정 상황에서 어떤 수단이 가장 선에 적합한지 우리가 식별할 수 있도록 해 준다.

실천적 지혜라는 개념은 13세기까지 상대적으로 변하지 않은 채 서구 도덕철학에서 널리 받아들여졌는데, 13세기에는 그 개념이 토마스 아퀴나스에 의해서 더 풍성해지고 확장되었다. 아퀴나스는 실천적 지혜를 가진 사람(*phronimos*)이라는 아리스토텔레스의 의미를 포섭하고 계시로부터 얻은 통찰력으로 그 개념을 더욱 풍성하게 하면서 '분별'이라는 용어를 사용했다. 분별은 현대의 많은 사람에게 그렇게 된 것처럼 병약한 개념이 아니었다. 오히려, 아퀴나스와 중세·중세 이후 세계의 많은 이에게 분별은 지적·도덕적·초자연적 덕목 간의 연결 고리인 머릿돌(capstone) 덕목이었다. 분별은 선을 인지하는 것과 특정한 행위에서 선을 추구하려는 성향 간의 필수 불가결한 연결 고리이다.

그래서 분별은 아리스토텔레스적인 실천적 지혜(*phronesis*)를 온전하게 받아들이면서도, 그 식별하는 능력은 아리스토텔레스에 의해 인지된 도덕적이고 지적인 덕목들뿐 아니라 믿음·소망·사랑이라는 초자연적인 덕목들로 확장된다. 아퀴나스에게 분별은 행해져야 할 것에 대한 올바른 이성(*recta ratio agibilium*), 즉 올바른 행위 방식이었다. 그것은 지적 지식에 대한 올바른 이성인 관상적 지식(*recta ratio speculabilium*)과 만들어지는 것에 대한 올바른 이성인 기예(*recta ratio factibilium*)와는 대비되는 것이었다.

분별은 모든 덕목에 관해 올바른 행위 방식으로 인도해 준다. 분별은 올바른 수단을 선택할, 그리고 수단과 좋은 목적 간의 올바른 균형을 선택할 능력이나 성향이다. 분별은 우리가 도덕적 진리, 즉 개별 행위의 도덕적 특질, 그리고 그 개별 행위와 인간 본성의 목적 관계에 주의를 기울이도록 해 준다. 분별 자체는 우리가 선을 모색하고 악을 피해야 한다는 보편적인 도덕적 지침에 의해 형성된다. 분별은 우리가 인지(認知)의 불확실성을 전제할 때 어떤 행동이 이 상황, 이 순간 올바르고 좋은 것에 가장 가까울 것인지를 식별하도록 돕는다. 실천적 지혜와 같이, 분별은 이성에 의존하지만, 아리스토텔레스에게는 존재하지 않았던 신앙에 대한 헌신이라는 실재를 인정하는 개념을 덧붙인다. 분별은 다른 덕목들과 함께 개인이 역사와 맥락 속에서 자신의 위치를 깨달을 수 있게 해 주고, 도덕적 삶이란 모든 덕목이 서로 간의 관계에서 어떻게 완성과 충만을 요구하는지 인식하게 해 준다.[1)]

---

1) Alasdair C. MacIntyre, *Three Rival Versions of Moral Enquiry: Encyclopedia, Genealogy, and Tradition*, Notre Dame, IN: Notre Dame University Press, 1990, p.140.

인간으로서 우리의 특정한 선, 혹은 우리가 종사하는 일에서 특정한 선을 획득하기 위하여 우리가 쓸 수 있는 모든 수단에 분별이 연관되어 있기 때문에, 분별은 다른 덕목들을 형성한다. 정의, 용기, 절제와 여타의 다른 덕목들은 개별적인 구체적 행위에서 특정한 방식으로 예시되어야만 하는 성향들이다. 각 덕목의 적절한 예시는 개별적인 실천적 도덕 선택에서 분별에 의해 인도된다.

분별은 확실성을 보장하지 않는다. 분별은 복잡한 상황에서 선택함에 있어서 불안을 인정한다. 분별은 무엇이 옳고 선하며, 무엇이 선을 곤경에 빠뜨리거나 덕목들을 좌절시키는지, 우리가 가능한 한 정확하게, 그리고 상황이 허락하는 한 근접하게 근사치를 내서 복잡성을 평가하도록 해 준다. 분별은 결의론과 동의어가 아니다. 덕목에 대한 가장 명민한 주석가 중의 한 사람인 조셉 파이퍼(Josef Pieper)는 결의론이 하나의 방법임을 지적함으로써 그 오류를 경고한다. 잘 행해졌을 때, 결의론은 분별을 적절하게 사용하는 것에 의존하지만, 결의론이 분별 자체는 아니다. 왜냐하면 분별은 덕목이고, 결의론은 하나의 방법이기 때문이다.[2] 만일 결의론자가 분별의 덕목을 갖추지 않았다면, 그의 결의론적 분석은 심각한 오류를 범할 수도 있다. 우리는 의(醫)에서 분별의 위상에 관한 다음 논의에서 이 지점으로 되돌아올 것이다.

---

2) Josef Pieper, *The Four Cardinal Virtues: Prudence, Justice, Fortitude, Temperance*, Richard / Clara Winston et al., New York: Harcourt, Brace & World, 1965.

의(醫)에서 분별

덕의 정의에서, 아리스토텔레스는 두 가지 것에 집중한다. 이는 인간 존재에서의 선(善)과 우리가 하는 일에서의 선(善)이다. "인간 존재의 탁월함 또한, 인간을 좋게 만들고 그 사람이 자기 일을 잘 행하도록 만드는 품성 상태일 것이다."[3] 이 책에서 우리는 덕에 대한 이런 두 가지 정의 중 한 가지, 즉 인간이 자기 일을 잘 행하게 만드는 탁월함만을 다룰 것이다.

인간을 인간으로서 좋게 만들 수 있는 그런 탁월함을 정의하려고 시도하는 것은 이 작업의 범위를 훨씬 넘어선다. 그런 정의는 인간이란 무엇인가, 삶의 고유한 지향점과 목표가 무엇인가, 혹은 무엇이어야 하는가, 그리고 올바름과 좋음 간의 명백한 관계에 관한 합의를 요구한다. 도덕적으로 다원주의적인 우리 사회에서, 그런 것들은 상당한 논쟁과 광범위한 의견의 다양성을 가진 사안이다. 실제로, 윤리학자들 가운데서 최근에 다시 관심이 생기고 있음에도 불구하고 덕에 대한 어떠한 일반 이론이 되었긴 이를 기로막고 있는 것은 바로 그런 문제들에 대한 합의의 부족이다.

우리가 아리스토텔레스의 정의의 두 번째 부분인 행해져야 하는 일, 이 경우에는 특정한 유형의 인간 활동으로서 의(醫)에 집중할 때, 사안은 어느 정도 더 단순해진다. 우리는 어느 정도 합의의 희망을 갖고 무엇이 의의 목적인지를 정의할 수 있다. 궁극적 목적은 개인과 사회의 건강이다. 반면 더 직접적인 목적은 특

---

3) Aristotle, *Nichomachean Ethics*, 1106, a22-24.

정한 환자에 대한 옳고 좋은 치유 행위다.[4] 이런 목적들은 의(醫)의 선(善)을 구성하는데, 의사의 '의사로서의' 덕목은 바로 의의 선에 맞추어 방향 지어져야만 한다.

우리는 제4장에서 의의 목적을 고찰했다. 건강을 필요로 하며 추구하는 아픈 사람과 그런 도움을 제공하겠다고 제안하는 의사 사이의 임상적 만남에서 예시된 대로 의의 직접적인 목적을 이제 여기서 더 자세하게 들여다보자. 옳고 좋은 치유 행위는 의사와 환자 둘 다의 목표다. 올바른 행위의 옳음이란 과학적·기술적으로 적절한 것을 말한다. 그러나 그 행위는 또한 도덕적으로 선한 것이어야만 하는데, 즉 환자에게 이익이 되어야만 한다. '이익'은 단지 의료적 선, 즉 의학적 지식이 지시하는 것만이 아니라, 환자 자신의 가치, 생활 방식, 염원, 종교적 믿음 등의 면에서 환자에 의해 해석된 좋음이기도 하다. 치유하는 결정이나 행위는 적어도 환자가 아프기 전에 누렸던 상태, 혹은 만일 가능하다면 그가 전에 도달했던 것보다 더 높은 만족과 건강 상태로 환자를 회복시키는 것에 집중한다. '치유'라는 표현은 여기서 가장 넓은 의미로 사용된다. 질병을 치료하거나 억제하는 것이 가능하지 않을 때조차, 만일 환자가 자신의 질병에 잘 대처할 수 있도록 도움을 받는다면, 인간 공동체의 지속적 구성원으로서 돌봄을 받는다면, 죽음이 불가피할 때 임종과 죽음을 대면하도록 도움을 받는다면, 치유가 일어날 수 있다.

의의 이런 목적이 획득되려면 연민, 신뢰에의 충실성, 정직성,

---

4) Edmund D. Pellegrino / David C. Thomasma, *A Philosophical Basis of Medical Practice: Toward a Philosophy and Ethic of the Healing Professions*, New York: Oxford University Press, 1981, pp.119~152.

지적 겸손함, 선의와 용기와 같은 특정한 품성적 특질이 의사에게 필요하다. 이런 것들은 의사가 의의 일을 잘 수행하는 것이 가능하게 해 주는 덕목들이고, 아리스토텔레스의 표현을 빌리자면 '탁월함'이다. 이런 덕목들 가운데, 분별은 활동(activity)[5]으로서 의(醫)의 본성 때문에 특별한 역할을 한다. 의료는, 더 적절하게 말해 치유(healing)는 기술적 역량과 도덕적 판단의 융합을 요구하는 실천적 기획이다.

임상적 판단은 본질적으로 분별의 실행, 즉 아퀴나스의 분별에 대한 정의를 사용하자면 불확실성으로 둘러싸인 복잡한 상황에서 올바르게 행동하는 방식이다. 임상의가 어떤 수단이 그 목적에 가장 적합한지, 임상적 개입에서 이익과 해악의 균형을 어떻게 맞출 것인지, 그리고 서로에 대한 적절한 관련성 속에서 도덕적이고 기술적인 쟁점들을 어떻게 드러낼 것인지 식별해야만 하는 것은 바로 이 지점이다.

연민, 신뢰에의 충실성, 지적 겸손함, 그리고 치유에 본질적인 여타의 덕목들이 적절하게 쓰이려면, 그것들을 인도할 분별이 필요하다. 그래서 도덕적 선택으로서 의에서 분별은 머릿돌(capstone), 즉 어떠한 임상적 상황이 주어지든 다른 덕목이 드러날 방식에 영향을 주게 될, 인도하는 덕목이다. 그러므로 분별은, 도덕적 만남에서 일반적으로 그러하듯이, 의에서 지적인 덕목이자 도덕적 덕목이다.

아리스토텔레스는 현자(*phronimos*), 즉 실천적 지혜(*phronesis*)라

5) 옮긴이 주: 이때 활동(activity)이란 단순한 움직임(movements)과 달리 목적이 내재해 있는 목적 지향적인 행동을 뜻한다. 이러한 활동의 예로 여가 활동, 교육 활동, 친교 활동, 봉사 활동 등이 있으며, 치료라는 목적 지향적 행위인 의료 활동 또한 이에 포함된다.

는 덕목을 가진 사람인 실천적 지혜를 가진 개인을 자주 언급한다. 아리스토텔레스는 유덕한 행위를 실천적 지혜를 갖춘 사람이 결정할 것으로 정의한다. 이제 분별의 덕목이 임상적 상황에서 의료윤리의 덕목이나 원칙의 배열을 통해 어떻게 도덕적 선택을 형성할 것인지 몇 가지 예들을 고찰해보자.

임상적 맥락에서 분별

연민은 확실히 의(醫)의 치유라는 목적에 포함되는 덕목이다. 그것은 환자의 고통과 병의 경험을 공유하는 능력으로 구성된다. 연민은 많은 다른 덕목과 마찬가지로 중용을 목표로 한다. 만일 의사가 지나치게 연민을 느끼고 고통의 경험에 너무 가까워진다면, 적절한 진단과 치료 선택에 필수적인 객관성을 잃게 되어서 치유하는 기능에서 의의 목적을 이루는 데 실패할 것이다. 다른 한편, 연민을 갖지 않는 것은 환자를 하나의 대상으로서, 즉 단순히 질병 과정 중의 한 가지 예로만 다루는 것과 같다. 그렇게 되면 환자는 연령, 직업, 성, 인종, 삶에서의 상황, 가치 등 풍부한 개별성들, 우리를 인간으로 규정하고 우리에게 정체성을 부여하는 그런 모든 개별성을 박탈당한다.

연민과 객관성 둘 다 의의 치유 목적에 있어 본질적이지만, 의사가 연민과 객관성 사이에서 정확히 어떤 지점에서 균형을 맞추어야 하는지에 대한 공식이나 계산법은 없다. 분별의 덕목이 들어가는 것은 정확하게 여기에서인데, 분별은 의사가 자신에게 주어진 수단, 즉 치료적 가능성과 결과와 부작용, 그리고 환자의 선호와 여타의 요소들뿐만 아니라 환자의 가치와 삶의 상황의 상대적 무게를 평가하도록 해 준다. 균형 지점은 어떠한 일련의 환자에게서도 결코 동일할 수 없다. 연민이나 객관성의 극단이 각각 서로를 무효로 하지 않으려면, 분별은 필수적이다.

정직의 덕목에도 동일한 딜레마가 발생한다. 자율성과 충분한 정보에 의한 동의가 중심 규범인 이 시대에, 환자들은 가능한 치료 방식 중에 충분한 정보에 의한 선택을 할 수 있을 만큼 충분히 자신의 상태에 대한 상세한 정보를 공개받을 자격이 있다. 기만, 동의로의 조종, 혹은 데이터의 선택적 제시는 표면상으로 도덕적으로 지지받을 수 없는 것이다. 그러나 어떤 임상의든, 그리고 실제로 그 경험을 한 어떤 환자나 가족이든, 정보가 어떻게 전달되는지가 가장 중요한 것임을 알고 있다. 더욱이 경험 있는 임상의들은 자신들이 선택지를 제시하면서 어떻게 자신의 권위와 지식을 이용하는가에 따라 자신이 원하는 어떤 결정에든 거의 모두 도달할 수 있다고, 꽤 정확하게 주장한다.

한편 너무 많이, 너무 빨리, 그리고 상황의 심각성이 전달되기 전에, 혹은 환자가 그 상황에 적응하기 전에 제시하는 것은 심각한 위해가 될 수 있다. 만일 이익을 너무 장밋빛으로 제시한다면, 환자의 희망이 너무 비현실적으로 높아질 수도 있다. 만일 너무 냉혹하거나 직설적으로 제시된다면, 환자는 극심하게 좌절하여 위험도가 높거나 일시적으로 고통스럽지만 매우 성공적일 수도 있는 시술을 거부하게 될 수도 있다. 표준화된 접근 방식이 가능하지 않을 것 같은 곳에서, 우리는 지나치게 많은 정보를 제시하거나 너무 적게 정보를 제시하는 것 사이에 균형을 꾀하는 의사의 분별 있는 판단을 기대하게 된다.

동의를 얻는 것이 언제 강압적이 되는가? 언제 의사가 설득을 시도해야 하고, 그가 그 결정에 부당한 영향력을 행사하게 될 때는 언제인가? 환자의 이익에 대한 우리의 최선의 추정치에 기초해서 환자에게 충고하지 않는 것은 도덕적 포기에 버금가는 것은 아닌가? 그런데도 만일 우리가 우리 개인의 선호를 표현한다면, 우리가 취약한 환자를 미묘하게 위압하고 있는 것은 아닌가? 우리가 기대하기에, 분별력 있는 의사는 잘 행동하는 성향으로 굳어진 품성에 기초해서 이런 어려운 구별을 해낼, 치유라는 목적을 그 전체성 속에서 바라보면서 유지할, 그 목적을 성취하기 위한 수단의 적용을 조절한 사람이지 그 목적을 좌절시킬 사람이 아니다.

신뢰는 **'치유 관계'**의 도덕을 규정하는 필수 불가결한 요소다. 그러므로 신뢰에의 충실성은 그 관계에 포함되는 덕목이다. 그것은 훌륭한 의사나 간호사의 본질적 성향이며, 바로 그것의 필수 불가결함은 신뢰의 위반이 진정한 의미에서 치유를 헛되게 한다는 것을 잘 보여 준다.

그런데 의의 치유 목적을 생각할 때, 신뢰에 대한 개념 이해를 넓혀야 하는 것처럼 보이는 경우도 있다. 왜냐하면 환자의 이익에 부합한다고 볼 이유가 충분한 듯하고, 이를 위해서 우리가 신뢰에 대해 생각하던 것을 조금 더 유연하게 적용해야 하는 것처럼 보이는 경우가 있기 때문이다. 신뢰라고 할 때 의사가 의미하는 것과 환자가 의미하는 것은 상당히 다를 수도 있다. 의사들은 '옳은' 것을 행하기 위해 신뢰받기를 원하는데, 옳은 것이란 종종 의학적으로 올바른 것, 즉 좋은 의료라는 규준(規準)을 만족시키는 것을 의미한다. 특정한 치료의 이익이 기대될 때, 의사가 환자를 돕고자 가족이나 친지가 환자를 지지하게 하면서 부작용에 대한 상세한 사항을 실제보다 약하게 표현하고 환자의 두려움을 최소화하되, 이러한 조정에 관해 환자가 모르도록 하면서 수행하는 것이 괜찮은가? 이런 행위는 신뢰에 대한 상당한 위반인가, 아니면 애초에 환자가 의사를 만날 때 함축되어 있는 신뢰에의 충실성인가? 그 답은 개략적으로는 명백해 보일 수도 있지만, 개별 환자의 특정한 결정이라는 맥락에서는 다른 답이 될 수도 있다. 구체적인 상황에서는 우리가 기술한 것으로서 분별, 혹은 도덕적 통찰이란 도덕적으로 최선의 것을 하고자 할 때 필수적인 것이다.

마찬가지로, **'인간에 대한 존중'**(respect for persons)은 많은 사람에게 있어 치유 관계에서 확실히 가장 중요한 덕목이다. 무엇이 자신의 이익임을 환자는 결코 알 수 없다고 추정하는 강한 의미의 온정적 간섭주의를 도덕적으로 옹호할 수 없다는 것에는 거의 의심할 여지가 없다.[6] 그러나 많은 윤리학자가 환자를 위해 결정하거나 혹은 환자의 의사 결정 능력이 의심스럽거나 가변적일 때 심지어 환자의 선호를 기각하기까지 하면서 환자를 위해 결정하는 약한 의미의 온정적 간섭주의를 허용할 것이다.

환자가 청색증을 보이며 산성 혈증으로 정신이 혼미한 채 어렵게 숨을 쉬며 응급실에 도착했을 때 기관 삽관을 금지하는 생전 유언이나 대리인 지정은 존중되어야 하는가? 심한 화상을 입거나 이제 막 척추 손상을 입은 환자가 도착한 후 곧 죽기를 희

6) Edmund D. Pellegrino / David C. Thomasma, *For the Patient's Good: The Restoration of Beneficence in Health Care*, New York: Oxford University Press, 1989.

망한다고 표현할 때 그 환자는 치유되어야 하는가? 치료 가능한 수막구균성 수막염과 수막구균 패혈증 때문에 체온이 40도에 달하는 젊은 크리스천 사이언스 신봉자가 항생제를 거부하는 것이 허용되는 것은 어떠한가? 아마도 중추신경을 침범했을 에이즈(AIDS)를 앓고 있는 환자의 경우, 치료받지 않겠다는 요구는 존중되어야 하는가?

만일 있더라도 매우 드물게 사용되어야 한다고 우리가 생각하는 특권인 치료적 특권[7]에 대해서는 어떠한가? 질병이나 시술의 온전한 본성을 밝히는 것이 환자가 자살을 생각하게 되거나, 생명을 구하는 치료를 거부하거나 혹은 도덕적 의사 결정 과정에서 새로운 현실인 안락사를 요구하게 되는 등 환자로부터 희망을 박탈하는 것을 야기할 때가 있다. 신뢰는 중대하고, 식별할 수 있고, 일어날 만한 위해(危害) 이외에도 모든 사실을 공개하게끔 하는가? 아니면 신뢰의 서약은 인간으로서 환자의 직접적인 최선의 이익에 따라 행동하겠다는 또 다른 신뢰를 지키기 위해서 신뢰의 서약을 위배할 가능성을 포함하는가? 어떤 것이 더 안전하게 인격성을 보존하는가? 즉 희망의 상실과 소외 및 우울인가, 아니면 정보를 유보해서 생긴 거짓 희망인가?

이런저런 여타의 많은 복잡한 임상적 결정에서, 추상적으로 주어진 답변이나 혹은 서로에 반하는 조건부적 원칙을 조율하여 주어진 답변들은 실제보다 더 단순해 보일 수도 있다. 여기서 우리에게는 다시 도덕적 통찰이 필요하다. 도덕적 통찰이란 무엇이

7) 옮긴이 주: 치료적 특권(therapeutic privilege)이란 환자에게 심각한 신체적 심리적 위해를 가할 것 같거나 환자의 회복에 해를 가할 것 같다는 판단에서 의사가 환자에게 정보를 공개하지 않는 것을 의미하며 '치료적 비공개'(therapeutic nondisclosure)라고도 한다.

옳은지 그른지에 대한 자연적 성향에 따른 직관적 파악의 한 축과, 어떤 보장된 공식으로도 풀 수 없는 이런 갈등을 해결하려면 이 결정에서 어떻게 분별을 발휘해야 하는지 하는 다른 한 축의 결합이다. 불안의 소용돌이, 불확실성, 긴급성이 특징인 의학적 만남의 와중에 정직함, 신뢰에의 충실성, 인간에 대한 존중 등과 같은 덕목에 대한 우리의 이해 문제를 해결하기 위해 우리가 향하게 되는 것은 바로 분별의 덕목이다.

그런 결론은 임상적 의사 결정을 개연성과 확률론적인 사고나 게임 이론의 실행으로 보는 사람에게는 우려할 만한 것이다. 도덕적 선택의 과정을 확고하고 명백하며 가능한 한 이론적으로 건전한 것으로 만들려고 노력하거나, 혹은 심지어 도덕적 알고리즘을 구축하는 것에는 본질적으로 잘못된 것이 없다. 그러나 명심해야 할 것은 모든 교차 지점에서 경쟁하는 가치, 원칙, 혹은 덕목에 대한 분별력 있는 평가가 이루어져야만 한다는 것을 명심해야 한다. 그런 결정이 없이는, 의사 결정 도식의 가지들이 뻗어 나갈 수 없다. 좋든 싫든, 의사 결정 분석가와 그가 사고 과정을 묘사하고자 하는 임상의 모두는 분별을 사용한다. 의사 결정이 궁극적으로 도덕적인가는 분별의 덕의 특성에 달려 있다.

의에는 분별이 제공하는 중개와 순서 결정이 필요한 덕목의 또 다른 예가 있다. 충성심(loyalty)이 바로 그것이다. 충성심은 우리가 특별한 애착을 느끼는 사람들, 가족, 환자 혹은 전문직 동료와의 관계에서 습성적으로 올바르게 행동하는 성향이다. 실제적 실무에서 이런 애착은 중첩되며, 때로는 서로 심각한 이해 상충에 놓이게 되기도 한다. 환자는 의사에게의 접근성, 그리고 의사 시간의 이용 가능성이라는 일정한 특권을 원하며 또 그런 특권에 대한 자격을 갖추고 있다. 그런데 우리는 우리 가족에게도 시간을 쓸 수 있고 언제든 필요할 때 함께해야 하는데, 이것이야말로 우리의 중대한 책무이다. 우리가 어떻게 시간, 정서적 자원, 사람들 곁에 함께하는 것을 나눌 수 있는가? 동료 의사의 무능력, 물질 남용, 혹은 부정직함을 알게 될 때 우리 충성심에 대해 누가 제1순위가 되겠는가?

원칙 기반 분석의 규범은 일반적 용어로 '올바른' 답을 줄 수도 있다. 그러나 실제 결정은 필연적으로 덜 분명하다. 능력이 떨어지는 외과 의사, 혹은 부도덕하거나 돈에만 관심 있는 동료에 관해 해당 환자에게 경고하지 않는 것이 환자에 대한 충성심에 일치하는 것인가? 물질 남용으로 인해 능력에 문제가 생긴 의사를 언제 내부 고발해야 하나? 잠재적 위해는 이런 갈등들이 컴퓨터 프로그램에서처럼 '예-아니요' 단위로 해결되지 않는다는 것이다. 이러한 갈등은 우리가 애착을 느끼는 사람들 사이에서 잠재적으로 얼마나 위해가 발생할 수 있는지, 그 정도를 보여 주는 것이지, 그 사람들 사이에 샌드위치처럼 낀 대상을 보여 주고 있는 것이 아니다.

분별과 임상적 판단

우리가 그토록 수고스럽게 묘사해 온 것이 바로 임상의가 수세기 동안 '임상적 판단'이라고 알아 온 것, 즉 해야 하는 올바른 일을 파악하는 유사(類似) 신비주의적·직관적 파악이 아니던가? 여기서 신비주의적 색채를 제거한다면 어떤 의미에서는 그렇다고 할 수 있다. 왜냐하면 임상적 판단은 은연중에 분별의 사용을 요구하기 때문이다. 그러나 분별을 사용하는 것이 분별과 동의어는 아니다. 즉, 훌륭한 임상적 판단은 분별을 사용해서 얻은 최종 산출물이다.

조금 더 자세히 고찰해 보자. 의료적이고 임상적인 결정은 일반적으로 과학적이고 도덕적인 사고와 판단의 가장 밀접한 통합을 요구한다. 현대 생명 의료윤리의 주요한 성취 중 하나는 임상적 결정의 도덕적 뿌리를 드러낸 것이고, 그것이 과학적이고 기술공학적인 것과 얼마나 복잡하게 얽혀 있는지 보여 준 것이다. 구체적 사례에서 임상적 선택의 복잡미묘함을 드러내야 했던 사람은 누구나 그 결정이 임상적 사실과 도덕적 원칙, 가치, 혹은 덕목 간의 친밀한 대화의 산물임을 안다.

아퀴나스 성인의 예리한 글귀인 행위에 관한 올바른 이성(*a recto ratio agibilium*)을 반복하자면 분별은 행위를 하는 올바른 방식이기 때문에 임상적 판단의 본질적 요소다. 의(醫)에서 그 올바른 방식은 의료의 치유 목적을 달성하는 것이다. 환자에게 최선의 이익이 되도록 행동하기 위해서, 우리는 지적 덕목(이론적 지혜, 이해, 실천적 지혜)과 도덕적 덕목(관대함, 자기통제 등) 둘 다가 필요하다. 지금까지 임상적 판단에서는 거의 배타적으로, 훌륭한 과학적 결정에 본질적인 지적 덕목을 순서 매기는 것만을 분별의 사용이라고 강조해 왔다. 이제 우리는 동등하게 도덕적 판단에 대해서도 명시적으로 분별을 사용해야 한다. 분별, 그리고 현자(*phronimos*)는 지적이고 도덕적인 덕목을 연결시킨다. 이것이야말로 정확히 오늘날 좋은 임상적 판단에 필요한 것이다. 따라서 분별은 의(醫)에 필수 불가결한 덕목이다. 의라는 실무는 마치 덕목이 그러하듯이 도덕적일 뿐만 아니라 지적이다.

분명히, 만일 덕 이론이 의의 포괄적 도덕철학에서 한자리를 차지한다면, 그것의 중심축은 분별의 덕 혹은 실천적 지혜(*phronesis*)일 것이다. 유사하게, 만일 일반적인 덕 이론이 소생되려면, 분별에 대한 더 온전한 이해가 필수적이다. 분별은 지적·도덕적 덕목을 연결하는 것과 별도로, 어쩌면 선(善)에 대한 인지와 선(善)을 행하려는 동기 사이의 간격을 없앰으로써 감정과 덕목을 연결해 줄 수도 있다. 분별에는 이런 가능성이 있는데, 왜냐하면 그것은 이성(reason)과 성향(disposition)을 결합시키기 때문이다. 그러나 또 한편으로는 "감정에 대해 제대로 태도를 취하거나 나쁘게 태도를 취하게 되는" 것도 있다.[8] 실천적 지혜는 다른 덕목들 이상으로 그것을 소유한 사람에게 우리가 종사하는 활동(activity)의 선을 획득하기 위해서 사용되는 수단들에 관해 잘 사고할 수 있도록 숙고하는 능력을 부여한다.

결론: 좋은 사람

이 장의 초반에 언급한 이유들 때문에, 우리는 덕목에 대한 우리의 논의를 아리스토텔레스가 다룬 두 가지 측면 중 하나, 즉 '일'(예컨대, 의료)을 잘하는 것에만 의도적으로 한정했다. 그러나 덕목은 또한 사람을 좋은 사람으로 만들어 주는 품성 상태이기도 하다. 우리는 무엇이 더 보편적 의미에서 좋은 사람을 구성하는지

8) Aristotle, *Nichomachean Ethics*, 1105, b25-26.

에 관한 질문을 배제했다. 그러나 우리는 분별 있는 의사인 어떤 사람이 적어도 삶의 한 영역에서만큼은 좋은 사람일 수밖에 없다는 결론을 피할 수 없다. 비록 의(醫)를 유덕하게 추구하는 것이 행복의 가장 완전한 표현은 아닐지라도, 우리로 하여금 행복과 충만을 향해 움직이도록 한다. 분별은 의료 실무에서 습성적으로 드러나듯이 행복, 즉 의에서의 만족스러운 삶에 이바지한다.

제 8 장

정 의

몇 년 전까지만 해도 의료윤리와 의(醫) 철학은 비용 절감과 의료 접근성의 쟁점에 거의 관심을 기울이지 않았다. 형평성 있는 의료 전달 체계를 이끌어 낼 수도 있는, 정의(Justice) 이론에 대한 관심은 거의 없었다는 것이 분명하다. 이 상황은 이제 극적으로 바뀌었다. 경제와 사회 정의의 쟁점들은 이제 의료윤리 논쟁에서 중요해졌다. 앞서 우리는 현대 의료 기관이 오늘날의 시장 경제에서 경쟁하면서도 근본적인 헌신을 유지할 수 있는지를 물었다. 그 기관의 서비스를 받는 각 개인에게 보여야 할 적절한 존중이 위험에 처해 있다. 같은 질문이 의료 제공자들에게도 유효하다. 기업가가 되라는 압박하에서, 의료 전문직들이 정의에 대한 그들의 헌신을 유지하면서 살아남을 수 있는가?

정의의 덕

정의의 덕은 다른 이들에게 마땅한 것을 주는 엄격한 습성이다. 그러나 이 짤막한 정의에는 모든 덕목 가운데서 가장 복잡한 것이 담겨 있다. 그 복잡성의 한 가지 이유는 다른 덕목과 달리 정의에는 중간이 없기 때문이다. 모든 사람이 근본적인 존엄성을 지닌다고 상정되기 때문에, 그리고 모름지기 인간사란 가장 좋은 상황에서조차 완벽에는 못 미치기 때문에, '너무 정의롭다'는 것은 불가능하다. 개인과 사회에 마땅한 몫을 주지 못한 오류는 인류 역사에서 무궁무진하다. 교환 정의나 분배 정의에 대한 공적 논의에서 제기되는 많은 어려움은 이러한 정의의 실제 상황, 그리고 정의에는 중간이 없다는 점에서 찾을 수 있다. 무절제나 소심함의 경우에서나 혹은 다른 덕목들에 의해 규제가 되는 몇몇 극단에서는 명확할 수도 있다. 그러나 무엇이 개인과 집단에 적절한 균형이 될 수 있을지는 그 누구에게도 위의 경우에서처럼 명확하게 드러나지 않는다. 그 결과 길고 고통스럽고 씁쓸한 정치적 논쟁이 빚어졌다. 그들의 선조가 노예였던 이들에게 어떤 식으로 보상할 수 있는가? 지속적으로 진화해 나가는 체계 내의 불공평을 어떻게 바로잡을 수 있는가? 의사의 역량 부족의 결과로 지금 고통을 받는 사람에게 지급 판정으로 얼마나 지불되어야 하는가?

의료에의 접근성과 의료 할당(rationing)이라는 중요한 문제를 포함해 이러한 논의는 항상 공적인 논의인데, 왜냐하면 이 논의가 공동선과 관련되기 때문이다. 이런 이유로 정의가 그 근본 의미에서는 다른 개인, 물론 사회의 구성원이긴 하지만 개인인 다른 이에게 그의 마땅한 몫을 주는 것에 관한 덕목이라는 점을 간과하기 쉽다. 정의의 덕목에는 세 가지 주요한 요소들이 있는데, 이는 분배적(distributive), 교환적(commutative), 시정적(rectificatory) 요소다. 아리스토텔레스는 정의가 다른 이에게 그의 마땅한 몫을 주는 습성이라는 그리스 철학자들의 앞선 개념을 확장시켰다. 그는 그 사람의 마땅한 몫을 공동선이라는 근거에 의해 주는 것과(분배적 정의) 개인의 선이라는 근거에 의해 주는 것(시정적·교환적) 사이에 놓인 차이점을 인지했다.[1] 이 통찰은 아리스토텔레스가 우정이라는 또 다른 사회적 덕목으로 확장되어 나갈 수 있게 했는데, 아리스토텔레스는 우정을 논하며 다른 이를 그 사람 자체의 본질적인 좋음에 근거해 사랑하는 것은 옳고 좋은 것이라고 주장했다.[2] 후에 토마스 아퀴나스가 정의의 덕목을 더 발전시키고 이로부터 사회적 덕목과 우정을 추출해 내어 사랑(charity)이라는 신학적 덕목에 적용했다.[3] 이러한 통찰에서 사회적 덕목은 고전적인 그리스 사상에는 없었던 이타주의에서 추가적인 동인을 확보한다. 좋은 사회라는 목적은 하느님의 현존이 발견될 수 있는 사랑의 공동체에도 어느 정도 들어맞는다.

국제적 불공평을 해결하겠다는, 환경에 가해진 그릇됨을 바로잡겠다는, 미래 세대에 대해 신경을 쓰겠다는, 그리고 평화를 증진하겠다는 결단은 모두 정의라는 덕목의 부분들로, 아퀴나스의 관점에 따르면 이러한 정의가 제시하는 바는 아가페적인 윤리라는 이타주의다.[4] 인간적 옳음이란 절대 충분할 수가 없다. 인류

1) Aristotle, *Nicomachean Ethics*, V, 1-7, 1129a1-1135a14.
2) *Ibid.*, VIII-IX, 1155a1-1172a15.
3) Thomas Aquinas, *Summa Theologiae*, 2, qq.57-80.
4) G.B. Phelan, "Justice and Friendship", *The Thomist: The Maritain Volume,*

역사의 어느 시점에서든 어떤 공동체도 이상적인 공동체에는 한참 못 미쳤다. 토마스 아퀴나스는 욥기 주해에서 이 문제를 아름답게 기술했다.

> 인간 법률은 그것의 입법가가 모든 개별 사례를 다룰 수 없기 때문에 보편적인 문제와 대부분의 경우에 일어나는 일을 다룬다. 일반적인 인간 법령이 어떻게 개별적인 행위에 적용될 것인가는 행위자의 분별에 맡겨질 수밖에 없다. 그 결과 사람은 인간의 실정법에 대치하지 않았을지라도 올바름에 못 미치는 경우가 많다.[5)]

다원주의 사회에서, 사법 해석이 되는 정치적·입법적 행위들뿐만 아니라 기준을 정립하고 지속적인 논의를 통해 이를 발전시키고 다듬어 나가는 것은 필수적이다. 그러나 이러한 기준은 다른 이에게 그의 마땅한 몫을 주기 위한 최소한의 요구 사항으로 이해되어야 한다. 그 이유는 앞서 말한 인간 지혜의 한계에 있다. 그리고 그 지혜의 한계로 말미암아 선의의 한계가 존재하며 선에 관한 주장과 해석들이 서로 충돌하기도 한다. 우리가 사회 안의 타인과 함께 행위를 하는, 의식적인 개별자라는 비로 그 사실 때문에 우리는 롤즈가 주장하듯이 공동선에 부합하도록 정의롭게 행위를 하는 데 헌신해야 한다.[6)]

이는 접근성과 할당에 관한 논쟁에서 특히 중요하다. 종종 우

Dedicated to Jacques Maritain on Occasion of His Sixtieth Anniversary, New York: Sheed & Ward, 1943, pp.153~170.

5) St. Thomas Aquinas, *Expositio in Job*, c.11, lect.1; *Parmenides*, XIV, 49; See Vernon Bourke, "Foundations of Justice", *Proceedings of the American Catholic Philosophical Association* 36(1962), pp.19~28.

6) John Rawls, *A Theory of Justice*, Cambridge, MA: Belknap Press of Harvard University Press, 1971.

리는 인간 사회와 사회적 덕목에 관한 최소주의자적 이해의 극대화를 시도하는 논지에 간담이 서늘해진다. 이러한 최소주의자적 움직임을 극대화하려는 경향은 교환적 정의와 분배적 정의 모두에서 정의의 근본이 공동선뿐만 아니라 개인의 선에도 자리잡고 있다는 사실을 망각했을 때 일어나곤 한다.

하나의 장에서 정의라는 주제를 다루는 것은 온당치 않다. 덕목과 관련이 있는 많은 문제 중에는 공평함, 동등한 사람을 동등하게 대하는 것과 동등하지 않은 사람을 동등하지 않게 대하는 것 사이의 균형, 관련된 쟁점 대(對) 관련이 없는 쟁점 등이 있다. 하지만 여기서 우리는 정의라는 덕목에서 중요한 두 개의 줄기만을 탐구할 것이다.

교환적 정의

우리가 말하는 의(醫) 철학은 일대일 상황에서 교환적 정의(commutative justice)를 선행의 원칙과 선의의 덕목 모두와 융합시킨다. 이는 우리가 의사-환자 관계에서, 환자는 의료 전문직이 항상 그 환자의 선(善)에 근거해 행동해야 하는 그런 사람으로서 존중을 받을 자격이 있다고 주장하기 때문이다.

이는 치유하는 과업에 근거한 세속적·아가페적·이타주의적인 윤리다. 의(醫)에서 환자를 치유(heal)하는 것을 목표로 하지 않고 치료(cure)한다는 것은 이치에 맞지 않는다. 환자를 치유하는 것은 의학적 선에 대한 세밀한 관심뿐만 아니라, 행해질 선에 대해 협상이 이루어지게 되는 환자의 가치 체계에 대한 세밀한 관심이 필요하다. 행해질 행위에 대한 협상 과정에서 환자의 가치가 신뢰 안에서 지켜지기 때문에 우리는 이를 "신뢰 안의 선행"(beneficence in trust)이라고 부른다.[7)]

개인에게 정의를 행하려는 노력은 지적인 동시에 분투에 상응하는 노력이 필요하다. 지속적으로 상황에 맞추고 타인들의 필요(needs)와 좋음(goods)을 염두에 두기 위해 이러한 노력은 지성을 요한다. 제임스 드레인(James Drane)은 다음과 같이 말했다.

> 공정함에 대한 열망을 키우는 것과 무엇이 공정함인지를 아는 것은 별도의 문제이다. 모든 덕목은 분별과 지성의 사용을 포함하는데, 왜냐하면 덕목이란 지적인 방식으로 세계에 존재할 수밖에 없는 인간 인격의 정교화이기 때문이다. 맹목적 덕목, 무지한 덕목, 혹은 무의식적 덕목과 같은 것은 없다.[8)]

정의의 덕목은 지성뿐만 아니라 분투를 포함한다. 충돌하는 필요와 좋음을 지속적으로 조정하고 균형을 맞추는 것은 종종 고통스러운 과제이며, 만약에 그것들이 우리의 자발적인 돌봄 아래에 처해 있다면 특히 그러하다. 평등하게 만드는 것이나 공정하게 한다는 과업은 끊임없는 경계와 모니터링이 필요하다. 칼라브레시(Calabresi)와 보빗(Bobbitt)은 어떤 노력을 가하든 인간 사회는 필연적으로 비극적 선택을 만들어 낸다고 주장한다. 왜냐하면 자

---

7) Edmund D. Pellegrino / David C. Thomasma, *For the Patient's Good: The Restoration of Beneficence in Health Care*, New York: Oxford University Press, 1988.

8) James Drane, *Becoming a Good Doctor: The Place of Virtue and Character in Medical Ethics*, Kansas City, MO: Sheed & Ward and the Catholic Health Association, 1988, p.106.

원은 항상 희소하며, 그들의 표현을 빌리자면, "어떠한 일반적인 논의로도, 간접적으로 암시된 것이든 직접적으로 감정이 담긴 것이든 사회 구성원들이 특정한 재화를 귀속시킬 수 있는, 다양한 연합체를 기대할 수 없다. 심장(hearts)과 간(livers)은 다르기"[9] 때문이다.

정의라는 덕목에 기초한 의무

정의에 대한 현재 이론은 선행의 원칙 자체와 마찬가지로, 덕 이론에 의해 변형되었다. 현대 이론에서 정의의 개념은 궁극적으로 실천적이고 사리 분별력(prudential)이 있는 것이다. 우리는 다른 사람들에게 그들의 마땅한 몫을 주어야 하는데, 왜냐하면 우리는 그들이 우리에게 마땅한 몫을 주기 원하며 또한 그들의 부당한 요구로부터 우리 자신을 보호하기를 원하기 때문이다. 정의는 평화로운 사회와 정당한 자기 이익 보호를 위해 필요한 조건이다. 우리가 정의를 실천한다면, 이로써 우리는 모두의 행복을 보장할 수 있다. 이러한 관점에서 정의란 우리가 공동체에 주장하는 요구로, 정의에 순응하는 것이야말로 함께 살아가는 데 있어서 우리의 책무다. 가장 고차원적으로 표현하자면, 인간은 존중과 존엄을 받을 가치가 있기에 정의는 인간이 가져야 할 정당한 몫이라 할 수 있다.

9) Guido Calabresi / Philip Bobbitt, *Tragic Choices: The Conflicts Society Confronts in the Allocation of Tragically Scarce Resources*, New York: Norton, 1978, p.150.

그러나 덕목의 관점에서, 정의는 가장 심오한 근원을 사랑에 두고 있다. 이는 우리가 타인에게 보여 주어야 하는 사랑(charity)[10]의 확장이다.[11] 정의를 행하지 않는 것은 자기 이익에 빠지는 것이며, 다른 이에 대한 사랑에 등을 돌리고 자기 자신에 대한 사랑으로 향하는 것이다. 사랑은 다른 이들이 우리에게 하는 요구가 사랑과 돌봄의 공동체 안에서 우리 형제자매의 요구임을 증언해 준다. 이 사실로 인해 개인은 사랑을 받을 자격이 있고, 특히 의료 환경에서 그러하다.

사랑은 정의를 생성하고 변화시킨다. 아우구스티누스 성인이 주장했듯이 정의는 공동체 내의 개인이 다른 이들에게 보여 주어야 하는 관심과 사랑이다. 그에게 사랑(charity)이란 "모든 선의 근본"이다.[12] 이는 진정 우리를 정의로 이끄는 그 배후의 힘이다. 사랑으로 인해 활력을 얻은 정의는 우리가 체스 게임 방식처럼 상호 상대방에게 책임이 있는 법 중심 정의(legalistic justice)를 넘어선다. 정의는 그리하여 고통 중에 있는 자, 가난한 자, 어려움을 겪는 자, 억압된 자, 버림받은 자들에 대한 특별한 관심을 표현한다. 인간 공동의 관심사에 따라 변환되는 정의는 특정한 사람들에 대한 구체적인 선행으로 표현된다. 따라서 정의는 추상적 원칙에 부합하는 것만이 아니다. 이러한 정의는 요구와 반대

10) 옮긴이 주: 이 장에서 저자들은 세속적인 의미의 사랑(love)과 종교적 색채를 담은 사랑(charity)을 호환 가능한 방식으로 사용하고 있다. 후자를 자애(charity)로 번역한다면 그 차이가 더 명확해지겠으나, 저자들이 종교와 무관하게 설득력 있는 논지를 제시하고자 한 의도를 살리기 위하여 이 책에서는 모두 사랑으로 옮긴다.

11) Edmund D. Pellegrino / David C. Thomasma, *The Christian Virtues in Medicine*, Unpublished manuscript.

12) St. Augustine, Fathers of the Church(Sermon 73.4) as cited in William J. Walsh/ John, P. Langan, "Patristic Social Consciousness — the Church and the Poor", *The Faith that Does Justice*, John C. Haughey(ed.), New York: Paulist Press, 1977.

요구 간의 계산에 따라 무엇이 주어져야 하는가 하는 엄격한 해석에 초점을 맞추지 않는다. 대신에 이는 타인에 대한 의료적 헌신으로 조명된 사랑의 방식을 알려 준다. 의료적 정의는 정의라는 덕목 그 자체에만 의존하지 않고, 신뢰에 따른 선행 원칙이라는 매우 다른 종류의 원칙에 따라, 간혹 종교적인 의료 환경에서 취약한 사람들을 돌보겠다는 종교적인 헌신으로 조율되고 또 빛을 얻는다.[13] 플라톤과 아리스토텔레스가 말했듯이, 단지 지식만이 아니라 돌봄의 공동체가 사랑을 담아 갖는 관심 그 자체가 정의를 생성해 낸다.

플라톤과 아리스토텔레스와 로마 스토아학파의 정의 관련 고전적인 해석들이 우리가 방금 개략적으로 설명한 개념들과 교차하는 방식에 대해서는 검토를 더해 볼 만하다. 현대 윤리와의 교차에서도 마찬가지다. 예를 들어 프랑케나(Frankena)는 사랑의 윤리가 그 자체의 이론, 즉 "순수한 아가페주의"라고 제안했다.[14] 철학적으로 도출된 정의와 종교적 의미의 정의를 완전히 동일시할 수는 없다. 순수하게 종교적인 개념으로서 사랑과 정의가 의료윤리를 변화시키는지 여부, 변화시킨다면 어떻게 변화시키는지 알아내려는 어떤 시도에서든, 철학적으로 도출된 정의와 종교적 의미의 정의, 이 둘 사이의 관계와 차이점에 관해 상세한 연구를 할 만한 가치가 있다. 자연적인 덕목과 초자연적 덕목이 어떻게 서로를 보완하고 보충하며 변환시키는지도 또한 그 자체로

13) 초자연적 덕목과 자연적 덕목의 연속성과 불연속성의 문제는 난해하다. 로버트 사코로브스키(Robert Sokowloski)는 명석한 책에서 덕의 두 가지 유형에 대해 조명하고 이런 관련성을 검토했다. 그의 다음 책을 참조하라. *The God of Faith and Reason*, Notre Dame, IN: University of Notre Dame Press, 1982.

14) William Frankena, *Ethics*, 2d ed., Englewood Cliffs, NJ: Prentice-Hall, 1973.

연구 주제다.[15] 철학적 근거 면에서도 정의란 궁극적으로 선의와 선행에 뿌리내리고 있다고 마찬가지로 주장할 수 있다. 이런 식으로 종교적 윤리에서만이 아니라 자연적(naturalistic)[16] 윤리에서 사랑이 첫 번째 원칙일 수 있다. 철학자로서 우리는 이 책에서 자연적 윤리만을 다룬다.

의사를 단지 직업상 전문인에서 소명(召命)을 받은 이로 변화시키는 것은 바로 모든 사람이 사랑과 연민의 삶을 살라는 부르심을 인지하고 그 부르심에 의식적으로 답변하는 것이다. 이는 다른 전문직 종사자들이 고차원적인 사랑과 정의를 식별할 수 없다거나 의사들이 자동으로 이러한 덕목을 실천한다는 것을 의미하는 것은 아니다. 오히려 의료 전문직에게는 사랑과 연민에 의해 변화된 정의 개념에 대한 충실성이' 도덕적 책무가 된다. 의료는 타인들의 선(善)에 우리 자신을 헌신하는 하나의 방식으로서, 이 소명에 답하는 하나의 방식이다. 교환적 정의와 분배적 정의에 대한 이런 분투에 관해서, 공정함에 있어 가장 중요한 문제는 자율성에 관한 충돌로 제시된다.

자율성과 정의의 충돌

우리가 제4장에서 제기했듯이, 자율성 존중과 선행 사이의 대

15) Pellegrino / Thomasma, *Christian Virtues.*
16) 옮긴이 주: 초월적 존재와 초자연적 세계를 받아들이는 종교적 윤리와 대비되는 의미로서 자연적 세계에서 통용되는 윤리를 가리킨다. 아리스토텔레스의 고전적 윤리와 그리스도교의 사상을 종합한 아퀴나스는 자연적 윤리 외에 종교적 윤리를 제시하였는데, 본문의 문장은 그 구분에 근거한다.

치가 실제보다 더 두드러지게 묘사되어 온 한편, 자율성과 정의의 경우는 그렇지 않다. 환자의 자율성을 존중하는 것이 환자와 가깝거나 먼 제삼자에게 해를 초래할 수도 있다. 여기서 우리는 조건부 원칙이라는 개념의 근본적인 딜레마에 직면한다. 두 가지 원칙이 충돌할 때 우리는 그들 중에서 선택해야 한다. 그렇게 하기 위해서는 하나의 원칙을 취하고 다른 하나를 버려야 한다. 하지만 어떤 원칙을 버려야 할지 어떻게 결정할 수 있는가?

정의는 4원칙 중에서 가장 복잡하며, 덕목인 동시에 원칙인 유일한 항목이다. 덕목으로서 정의는 각각의 사람에게 마땅한 몫을 주려는 습성적 성향이다. 원칙으로서 정의는 각자에게 마땅한 몫을 주는 방식으로 행위를 하고, 동일한 사례들을 동일하게 취급하라고 우리에게 명한다. 따라서 각각의 다른 원칙에는 정의의 요소가 있다. 이는 우리가 사람들을 해하지 않고, 그들의 자율성을 존중하며, 우리가 할 수 있는 때 선을 행할 책임이 서로에게 있기 때문이다. 따라서 정의는 옳음과 선을 결정하는 데에서 어떤 우선적인 위상을 갖는다. 이러한 의미에서 정의는 우리 자신의 자율성 행사와 다른 이들의 자율성을 존중해야 하는 우리의 책무를 한계 짓는다. 따라서 정의는 의사-환자 관계의 자율성 기반 모델이 향하고 있는 자율성의 절대화에 한계를 가한다.

한 사람의 자율성을 존중하는 것이 다른 이에게 부정의를 가할 수도 있는 몇몇 사례를 들면 다음과 같다. 자신의 성적 파트너에게 사실을 알리기를 거부하거나 보호되지 않은 성관계를 가지겠다고 고집하는 인간면역결핍바이러스(HIV) 양성 환자, 물질남용(substance abuse) 상태를 고용주에게 알리는 것을 거부하는 비행기 기장이나 철도 기관사, 과도한 양의 의료 자원을 소진하

면서도 이익은 미미한 치료를 요구하는 환자, 타인을 해치려고 하는 정신과 환자 등등이다.[17)]

환자의 자율성을 존중하는 것이 의사의 자율성을 훼손할 수도 있다. 이때 의사의 자율성이란 환자 최선의 이익에 대한 고려 없이 본인이 보기에 알맞다고 생각하는 치료를 하는 자율성을 의미하는 것이 아니라, 개인적인 가치와 신념을 가진 인간으로서 자율성을 말한다. 이러한 유형의 예로는, 몇몇 환자들이 환자의 자율성에 근거해 의사에게 좋은 진료 표준을 어기고 과학적으로 의심스러운 치료를 제공하기를 요구하는 것을 들 수 있다. 비슷한 종류로는 그 행위들이 의사의 양심을 어기는 것일 때, 임신중절을 시술해 달라고, 안락사에 참여해 달라고, 혹은 인공적인 영양과 수분 공급을 중지해 달라고 요구하는 것을 들 수 있다.

이러한 경우들은 개인의 자율성을 절대화하는 압력이 거세지면서 계속해서 증가했다. 의사는 단지 환자의 의지 실현을 위한 도구일 뿐이라는 증폭된 정서가 특정한 공적·사적 집단 내에 존재한다. 어떤 이들은 의사들이 개인의 도덕성을 전문 의료인으로서 본인의 삶 뒤로 제쳐 두어야 한다는 주장까지도 했다. 이런 관점에서는 환자가 원하는 것이나 제도적 정책이나 재정적 고려사항들이 지시하는 바를 제공하지 않는 것은 자율성의 규칙을 어기는 것일 뿐 아니라 선행, 게다가 정의의 규칙을 어기는 것이기도 하다. 이런 관점에서, 의학 지식에 대한 의사의 독점은 의사의 가치관과 무관하게 상관없이 그 환자의 요구를 정당화하는 보증서처럼 여겨진다.

---

17) J.C. Beck(ed.), *Confidentiality Versus the Duty to Protect: Foreseeable Harm in the Practice of Psychiatry*, Washington, DC: American Psychiatric Press, 1990.

조건부 원칙들 사이의 충돌, 어쩌면 더 정확하게는 그러한 원칙들이 어떻게 적용되어야 하는지에 대한 개별적 해석들 사이의 충돌을 어떤 방식으로 가장 잘 해결할 수 있을지 여부를 판단하는 것은 어렵다. 정의는 이러한 충돌에서 으뜸 패의 역할을 한다. 어떠한 상황에서 정의가 자율성보다 도덕적 우위를 점해야만 하는가? 제삼자나 제삼자들에게 미칠, 특정할 수 있는 심각한 해악이 존재하고 자율성을 보호하기 위한 다른 모든 방법이 시행되었을 때가 이러한 상황에 속한다. 인간면역결핍바이러스 감염 환자의 경우[18]나 대중교통 기사의 경우처럼 다른 이들에 대한 해악의 심각성이 낮은 경우마저도 자율성과 비밀 유지의 요구에 우세하는 경우에는 위의 조건들이 충족될 것이다. 환자가 가격은 매우 비싼데도 그 효과는 의심스럽고 미미한 치료를 요구하는 경우에는 다른 이들에 대한 해악이 더 간접적이며 덜 명확하다. 여기서 의사는 다른 이들에게 갈 수도 있는 분명하게 규정되지 않은 해악에 반해 환자에게 있을 심리적인 이득에 더 쉽게 무게를 둘 수도 있다.

환자나 사회 정책이 의사에게 환자의 요구를 수용하기 위해 의사 본인의 도덕적 가치를 감추도록 지시할 때에는, 설사 그 요구하는 바가 실무적으로 용인되는 관행일 때조차도, 환자의 자율성과 의사의 자율성 간의 충돌이 발생한다. 여기서 우리는 의사도 환자와 마찬가지로 도덕적 행위자라는 점, 의사의 자율성은 환자의 자율성만큼 존중을 받을 자격이 있다는 점, 그리고 정의는 의사와 환자 모두 자신의 가치를 다른 이에게 요구해서는 안

18) 옮긴이 주: 이 책에 쓰일 당시의 HIV/AIDS의 치료 및 예방을 위한 의학적 처치의 효과성이 오늘날에 비해 낮았음을 고려해야 할 것이다.

된다는 점을 주장해야 한다. 환자의 자율성을 침해하는 것이 해악이라면, 의사의 자율성을 침해하는 것 또한 해악이다.

실질적인 측면에서, 이는 의사와 환자가 그들의 관계에서 물러나는 것을 허용하는 제도나 윤리적 메커니즘이 고안되어야 한다는 것을 의미할 것이다. 이는 원만하면서 정중하게 그리고 환자 돌봄의 책임을 이양하는 것을 또 다른 의사가 동의하고 받아들인 후에만 이루어져야 할 것이다. 의사는 먼저 다른 의사에게 이양 또는 다른 병원으로 전원(轉院)을 준비하지 않고 의사-환자 관계에서 물러날 수 없는데, 왜냐하면 그렇게 하는 것은 환자를 버려두는 것이 될 것이기 때문이다. 환자를 버려두는 것은 그 자체로 정의의 덕목과 선행의 원칙에 뿌리박힌 윤리적 책무에 대한 심각한 위반이다.

사회적 정의:
어느 정도 괜찮은 의료(decent health care)라는 도전

분배적 정의에서 가장 어려운 문제 중 하나는 모든 시민에게 적당하고 공정한 의료를 제공하는 것이다. 어느 정도 괜찮은(decent) 의료 체계에 대한 최근의 어려움, 즉 분배의 어려움에 대해 이제부터 살펴보려 한다.

자 원

많은 사람을 돌보기 위한 자원이 부족하다. 오늘날 미국에는 보험이 아예 없거나 보험 혜택을 충분히 받지 못하는 이들이 3천 8백만 명이나 되는데, 특히 1990년대에는 혜택을 받지 못한 수가 5천만 명으로 늘어나게 되었다. 몇몇 주에서는 메디케이드(Medicaid: 저소득층 의료보장제도)와 메디케어(Medicare: 노인의료보험제도) 의료 급여 지불이 지연되어 병원 자금이 빠르게 바닥이 나면서 어쩔 수 없이 폐업에 이르렀다.[19)]

일리노이주는 1988년 4월 말 메디케이드를 위한 자금이 동이 나고 말았다. 그날로부터 회계연도 말일까지 병원에서 치료를 받아야 하는 모든 가난한 사람들은 기관이나 의료 제공자들의 기부로 치료받아야 했다.

기업가 정신

기업가 정신은 의료 전문직이 다른 이들의 질병에서 거대한 이윤을 낼 수 있도록 이끈다. 이러한 의료 마케팅은 전문직들로 하여금 돈을 지불하는 환자들을 통해 이윤을 많이 남기는 사업가로 기울게 하였다. 또 만성질환을 앓는, 재산이 없는 이들과 노숙자들, 에이즈(AIDS) 환자들과 같은 이를 위한 돌봄으로부터는 멀어지게 했다. 몇 년에 걸쳐 세금으로 지원되었던 연구 덕분에 가능했던 '인터루킨2 수용체'(interleukin 2 receptor) 발견을 개인적으로 취하여, 그 새로운 치료법으로 말기 암 환자를 치료하는 회사를 설립한 전(前) 미국 국립보건원 연구원이었던 의사가 비

19) 시카고에 있는 프로비던스 병원(Providence Hospital)은 4천8백만 달러 이상의 빚을 지고 문을 닫았다. 이 채무의 주된 이유는 일리노이주가 가난한 이들에 대한 의료급여 지불을 너무 늦게 해 주었기 때문이다.

난을 받았다.[20] 최근에는 일리노이주 파크 리지(Park Ridge)의 루터교 제너럴 병원(Lutheran General Hospital)이 이 회사와 계약을 맺고 특별한 항암 치료를 제공하기로 했고, 이미 시카고 지역의 다른 의료센터에서도 이를 제공하고 있다.

엥겔하르트와 라이는 현대 세속 국가들이 의료에 있어서 영리 법인을 규제해서는 안 되며 규제할 수도 없다며 명백한 자선 의료 이외의 모든 의료가 어느 정도 상품의 요소를 가지고 있다고 주장했다. 그들은 의료 판매를 규제하는 도덕적 기반을 생각해내는 것이 어려울 것이라고 주장했다. 이 주장은 부분적으로 현대 의료의 변화하는 특징, 즉 의사가 더 이상 그들의 환자에 대해서만 전적으로 책임이 있지 않고 제삼자 지불자에 대한 사회적·공적 책임을 포함시켜야만 하는 특징에 기인한다. 여타의 분야에서 그러하듯이, 책임의 충돌이 있을 수 있다면 환자들에게 이를 알려야 한다고 그들은 결론짓는다.[21][22] 그러나 이 주장의 또 다른 면은 영리 법인이 고용 효율화를 하는 걷어내기(skimming)와 버리기(dumping)가 '덕목'일 수도 있다는 개념에 의존하고 있다. 걷어내기는 최상의 환자들(돈을 지불할 수 있는 이들)만을 맡고 가난한 이들은 치료하지 않는 것을 뜻한다. 버리기는 궁핍한 환자들을 순전히 경제적 이유만으로 민간 병원에서 공공 병원으로 전원시키는 것을 뜻한다. 그들은 이러한 너무도 흔한 관행이 좋은 것이라

20) Glenn C. Graber / David C. Thomasma, *Theory and Practice in Medical Ethics*, New York: Continuum, 1989, pp.186~188.

21) H. Tristram Engelhardt, Jr. / Michael A. Rie, "Morality for the Medical-Industrial Complex: A Code of Ethics for the Mass Making of Health Care", *New England Journal of Medicine* 319(16)(October 20, 1988), pp.1086~1089.

22) Pellegrino / Thomasma, *For the Patient's Good*.

고 주장한다. 왜냐하면 그러한 관행이 사회가 가난한 이들에 대한 사회의 책임을 인정하도록 하기 때문이다. 또한 그 관행이 본인의 의료비를 스스로 감당할 수 있는 사람들에게 의료비를 낼 수 없는 사람들을 위해 보조금을 내도록 요구하는 고약한 관행을 (암묵적으로) 강조하기 때문이다. 그들은 다음과 같이 말한다.

> 이는〔걷어내기는〕 걷어내기가 없을 때 의료비를 낼 수 있는 사람들이 의료비를 낼 수 없는 사람들에게 돌봄을 제공하기 위해 비공식적 세금을 내야 한다는 사실, 즉 비용의 이동을 대중이 알아차리도록 만든다. … 걷어내기는 개인, 공동체, 그리고 정부로 하여금 가난한 이들에게 제공하고 싶은 의료의 수준에 대한 질문에 직면하게 한다.[23)]

돌봄의 수준에 관한 공공 정책이 중요하고 긴급한 쟁점이라는 데에는 우리도 동의한다. 그러나 저들은 명시적인 투표에 의한 동의 없이 공동체에 다른 이들을 돌보라고 요청하는 것은 어찌됐건 비도덕적이라고 가정하고 있다. 이는 공동체에 대한 엥겔하르트의(그리고 우리가 추정하기에는 라이의) 자유 지상주의자적인 관점의 직접적 결과인데, 자유 지상주의자적 관점은 거의 모든 측면에서 치명적인 오류가 있다.[24)] "걷어내기와 버리기의 덕목"[25)]만

23) Engelhardt / Rie, "Medical-Industrial Complex", p.1088.

24) 실제로 로이는 윤리적 기반에 대한 엥겔하르트의 관점이 공동체에 대한 세속적 관점을 토대로 보았을 때 얼마나 오류가 있는지를 *The Foundations of Bioethics*에 대한 그의 서평에서 보여 준다. "Not by Reason Alone: A Review of Engelhardt's Foundations of Bioethics", *Journal of Medical Humanities and Bioethics* 8(1) (January 1987), pp.67~72; E. H. Loewy, "The Role of Suffering and Community in Clinical Ethics", *Journal of Clinical Ethics* 2(2)(Summer 1991), pp.83~89.

25) Engelhardt / Rie, "Medical-Industrial Complex", p.1087.

큼 자율성 기반 이론과 공동체 기반 이론 사이의 가치에 관한 근본적 충돌을 명백하게 보여 주는 것은 없다.

문지기 역할하기

문지기 역할하기(gatekeeping)는 의료 전문직들을 환자와의 새롭고, 생경하고, 양가 감정의 관계에 위치시킨다. 문지기 역할하기는 의료 전문직들의 눈을 사시(斜視)로 만든다. 한쪽 눈은 환자의 선(善)에, 그리고 다른 한쪽 눈은 기관과 건강 관리 조직(Health Maintenance Organization, HMO)[26] 혹은 사회 자체의 선(善)에 향해 있다. 이는 사회적 책무와 개별 환자의 돌봄 중 우선순위에 관한 물음을 제기한다.

의료 체계의 개혁에 관해 국가적 합의가 형성되고 있으나, 이는 여전히 매우 복잡하고 정치적인 공공 정책이자 윤리적 쟁점으로 남아 있다. 충분히 그럴 만한 이유가 있다. 선진국 중에 사실상 유일하게, 미국은 모든 시민이 의료에 대해 동등한 접근성을 가지는 것을 당연한 권리로 간주하지 않는다. 체계와 관련한 다른 문제는 다른 나라의 의료 전달 체계와의 비교에 있어서 삐걱댐과 신음을 자아낸다. 어떤 괜찮은 인간 사회에서든 최소한, 모두에 대한 기초적인 의료 보장은 바람직한 목표다. 우리 중 수백만 명이 의료에 접근하지 못한다는 것, 그리고 중산층이 종종 의료비를 낼 형편이 못 된다는 것은 단지 불행의 문제만이 아니다. 오히려 이는 부당하다. 왜냐하면 이를 제공하지 않는 것은

26) 옮긴이 주: 미국의 민간의료보험 운영방식 중 하나이다.

정치적 의지의 행위였기 때문이다.

우리의 의료 체계에 위기감을 느끼게 하는 이유 중 하나로서, 지속해서 치솟는 비용의 소용돌이에는 많은 원인이 있다. 의료비는 계속해서 인플레이션 비율의 두 배로 올랐기 때문에 우리는 모두 줄어든 접근성, 경쟁력 있는 상품을 내지 못해서 생기는 일자리 상실, 보험 지불 계획에서의 늘어난 고용주의 부담 등으로 고통을 받아 왔다. 1960년의 불과 7퍼센트에 비교하여, 현재 미국의 산업계는 이득의 절반을 의료에 소비하고 있다.[27] 노동조합은 평생 의료 혜택을 계약했다고 생각하기 때문에 혜택 감소에 항의한다.[28]

이러한 비용에 영향을 미치는 원인 중 일부는 정치적 해결책에 곧바로 영향을 받지 않는다. 오히려 이 원인은 의료 체계와 의료 기술에 내재한 가치 체계로부터 비롯된 것이다. 좋은 예는 1950년대부터 시작된 의료 기관들의 확산과 이에 수반된 세부 전공 분과의 증가다.[29] 또 다른 이유는 기술 발전의 내재적 법칙으로서, 이 법칙은 근본적 가치로서 안정성보다는 지속적인 개선과 진보를 향한다. 결과적으로 홍보물이나 잡지나 신문에 실리는 사진들은 자신들의 원래 생활 환경에서 부분적으로 독립적인 삶을 사는 노인들을 돕는 재가 간호사들보다 7톤짜리 최신 MRI 마

---

27) "Industry Spends Almost Half of Profits on Health Care: A Report on 'Future of Corporate Health Benefits: A National Report'", *Loyola World*(August 27, 1992), p.9.

28) "Unions Protest Navistar Bid to Cut Health Benefits", *Chicago Tribune* (August 12, 1992), Section 3, p.3.

29) Carlos J.M. Martini, "Graduate Medical Education in the Changing Environment of Medicine", *Journal of the American Medical Association* 268(9) (September 2, 1992), pp.1097~1105.

그넷을 배경으로 흐뭇한 표정을 짓고 있는 전문가들과 관리자들의 모습을 더 많이 보여 주는 경향이 있다. 우리의 눈길을 끌기에는 전자는 안정적이고 이미 유효성이 입증되었다. 반면, 후자는 매력적이고 흥미진진하다. 그리고 많은 돈이 든다!

어쨌거나 의료 개혁은 이미 도래했다. 왜냐하면 경제적인 자기 이익이 언제나 승리할 것이기 때문이다. 그러나 우리가 개혁에 관해 무엇이 되었건 충성하기 전에, 개혁하려는 욕구가 두 가지 다른 경쟁하는 이익에서 발생한다는 것을 인지해야 한다. 개혁에 대한 몇몇 지지는 정의에 대한 고매한 원칙에서 나오지만 다른 지지는 비용을 통제하고자 하는 욕구에서 나온다. 두 이익을 합리적인 계획 안에서 결합시키는 것은 많은 국가에서 가능하긴 했지만 어려웠다. 어떻게 더 적은 비용으로 더 큰 보험 혜택을 제공할 수 있을 것인가? 만일 우리가 성공하지 못한다면 세계 시장에서 우리 결과물은 그 경쟁력이 떨어질 것이며, 의료에 대한 모든 시민의 접근성 또한 오늘날보다 훨씬 더 맹렬한 속도로 떨어지게 될 것이다.

이 두 이익 중 어떤 하나를 받아들인다고 하더라도 이 두 대립하는 진영 내에서도 광범위한 불일치를 보이는 집단들이 존재한다. 의료 배분과 접근성에 관해 많은 우리 동료들이 제안한 대안을 가능하게 했던, 정의에 관한 서로 다른 개념을 생각해 보자. 아니면 비용을 통제하기 위한, 서로 충돌했던 계획들을 생각해 보자. 이런 충돌하는 계획으로는 이득을 줄이는 것, 관료제를 줄이는 것, 의사-환자 관계에서 정부를 제거하는 것, 비용에 대해 정부가 더 많이 통제하는 것, 보험의 사적 구매에 '바우처'를 제공하는 것 등이 있었다.

비용을 줄이는 데 두 가지 분명한 근거는 의료 환경에서 낭비, 문서 작업, 중개자를 없애는 것과 걷잡을 수 없는 의료 과실 비용을 통제하는 것이다. 물론 소송을 하고자 하는 미국적 경향이 줄어들 가망이나 무기를 소유할 권리와 같은 고소할 권리가 어느 시점에서 축소될 거라는 가망은 거의 없다. 역설적이게도 이러한 성향들이 만들어 낸 의료 체계에 대한 지속적인 압력은 전적으로 자기 파괴적이며 공동체 파괴적인 것이 되었다. 모든 시민을 대상으로 한 포괄적 의료를 놓고 정부가 하나 혹은 복수의 보험회사들과 하는 계약의 형태가 첫 장려책이 되는 것이 가장 그럴듯하다. 콜로라도는 모두에게 의료 접근권을 제공하는 이 방법을 제안했다. 본질적으로 이는 캐나다 체계를 수정한 것인데, 캐나다 체계는 비평가들이 말하는 것처럼 사회주의 의료 방침이 아니다. 오히려 하나의 보험회사가 의료를 제공하고, 그 회사는 정부의 통제를 받아 궁극적으로 의료 비용을 통제한다.

노인이라는 특별한 사례

사회의 고령화가 지속되면서, 공동체가 분열하기 시작했다. 다니엘 칼라한(Daniel Callahan)과 같은 몇몇은 사회가 특정 나이를 넘은 이들에게 고도의 기술 집약적 의료를 중단해야 한다고 주장한다.[30] 하지만 나이에 제한을 두거나 재화와 자원에 대해 경쟁할 기회를 제한하는 것 혹은 그 외 여타의 외적인 기준을 설정

30) Daniel Callahan, *Setting Limits: Medical Goals in Aging Society*, New York: Simon & Schuster, 1987.

하는 것은, 사회적 정의를 개인의 선(善)으로 돌리는 것으로서 사람들에게 그들의 마땅한 몫을 주겠다는 약속은 차치하더라도, 철학적이고 절차적인 어려움을 제기한다.

우선 첫 번째로, 우리는 무엇이 기본 의료로 여겨질 것인지 그리고 그 기본 의료 중에 어느 정도가 의료 체계 내에서 필수가 될 것인지를 정립해야 한다.[31] 탁월한 사상가들도 나이에 기반해 의료를 제한하는 것을 제안했었다. 그러나 이러한 입장은 도덕적으로 옹호 불가능한 것으로 보이며, 게다가 바루크 브로디(Baruch Brody)에 따르면 실행이 불가능하다.[32] 이러한 제한은 '식별 가능한 생명'(identifiable lives)의 문제로 인해 실행 불가능하다. 연령에 기초해 배분 체계를 서류상으로 작업하는 것이 하나의 문제라면, 가족 구성원이 걸려 있을 때 이 배분 체계를 받아들이는 것은 전혀 다른 별개의 문제다.[33] 일반적이고 더 추상적인 원칙은 논리적으로 말이 되게 만들 수도 있다. 하지만 식별 가능한 개개인이 고통받을 때는 그 추상적인 원칙이란 인기가 없어지고 수용 불가능한 것이 된다.[34]

램(Lamm), 칼라한,[35] 비치, 엥겔하르트(다니엘스에서는 조금 덜 그러한데)가 제시한 제안들[36][37]의 문제 이외에도 의료 체계가 지향하

---

31) Fredrick R. Abrams, "The Basis of Basic Care", *Frontlines* 7(2)(October 1990), p.2 & p.11.

32) Baruch A. Brody, "The Macro-Allocation System of Health Care Resources", *Health Care Systems: Moral Conflicts in European and American Public Policy*, Hans-Martin Sass / Robert U. Massey(eds.), Dordrecht: Kluwer, 1988, pp.213~236.

33) E. Haavi Morreim, "Fiscal Scarcity and the Inevitability of Bedside Budget Balancing", *Archives of Internal Medicine* 149(5)(May 1989), pp.1012~1015.

34) Norman Daniels, "Why Saying 'No' to Patients in the United States Is So Hard", *The New England Journal of Medicine* 314(May 22, 1986), pp.1380~1383.

35) Callahan, *Setting Limits*.

는 것 자체의 문제들도 있다. 의료 체계의 지향이란 제시 잭슨(Jesse Jackson)이 "병이 있으면 치료한다"(sick-care system)라고 명명한 것이다. 이 지향은 한계도 또한 '설정'하는데 이러한 한계는 눈에 보이지 않는 기준들이긴 하지만 의료 전달 메커니즘과 포괄 수가제(包括酬價制, Diagnosis-Related Group, DRG) 안에 심겨 있다.[38] 각각의 제안은 사소하지 않은 문제들과 씨름하는 사소하지 않은 생각들을 보여 준다.[39][40] 그러나 이들 중 다수는 하나의 특징을 공유하는데, 이는 의료 접근성에 대한 객관적이고 영속적인 한계다.

접근성의 체계는 다음의 특징이 나타날 수 있도록 구상해야 한다.

- 유동적인 한계, 그리하여 의사-환자 관계와 그 관계의 융통성이 온전하게 남아 있어야 한다. 그리하여 개별적인 필요와 치료 계획이 지속적으로 가능해야 한다.
- 사회적 지위, 부가적인 치료에 관해 지불할 수 있는 능력 등과 무관하게 같은 범주의 질병이 있는 모든 이에 대한 동등한 치료. 오리건 플랜[41]은 오직 가난한 사람들에게만 초점

---

36) Norman Daniels, "Is Age Rationing Just?", *Efficacy in Health Care: Essays from the First International Conference on Justice in Health Care*, Andrew Griffin(ed.), Chicago: Illinois Masonic Hospital, 1990, pp.11~22.
37) Norman Daniels, *Am I My Parents' Keeper? An Essay on Justice Between the Young and the Old*, New York: Oxford University Press, 1988.
38) Leonard M. Fleck, "DRGs: Justice and the Invisible Rationing of Health Care Resources", *Journal of Medicine and Philosophy* 12(2)(May 1987), pp.165~196.
39) Leonard M. Fleck, "Just Health Care(I): Is Beneficence Enough?", *Theoretical Medicine* 10(2)(June 1989), pp.167~182.
40) *Ibid.*, pp.299~380.
41) 옮긴이 주: 오리건 플랜은 오리건 주민들의 건강향상을 도모하기 위해서 오리건 주에서 자체적으로 만들어 시행하는 의료보험제도다. 오리건 주민들이 적정 수준의

이 맞춰져 있어 돈을 낼 능력이 되는 사람들은 오히려 치료에 제한을 받기 때문에 우리는 그 플랜에 반대했다.[42]

- 특정 질환에 있어 의학적으로 지시되는 치료의 연구와 실무 경험을 통해, 치료의 한계를 결정하는 데에 있어서 의사의 개입이 가능해야 한다.
- 그런데도 증가하는 의료 비용에 대한 어떤 공적 통제.
- 자신들에게 제공될 돌봄에 관한 모든 사람의 사전 결정에 대한 강조.
- 의료 진보에 대한 연례 검토, 그리고 앞서 논의한 융통성 있는 계획에 포함된 효과적인 치료가 제공되었는지에 대한 연례 검토.
- 삶의 연장보다는 안녕, 예방, 삶의 질에 대한 강조. 이는 치료에 관한 현재의 어떤 기본 설정치를 바꿈으로써 성취될 수 있다.
- 노인에 대한 돌봄은 나이에 따라 차별하지 않는 정의로운 공동체에서 요구될 사회 혁명의 한 부분이라는 인지

유동적인 한계

래리 처칠(Larry Churchill)이 제시하듯이, 한계를 설정하는 것은 미국의 정신에 반한다. 단호한 개인주의와 정복하는 데에 한계가

의료비를 유지하면서도 신뢰할 만하고 질 높은 의료를 이용할 수 있도록 하기 위해 이용 가능한 의료보험의 대상과 범위를 규정하고 있다.

42) Lisa Holton, “The Oregon Answer: A Radical Experiment in the Name of Rationing”, *American College of Physicians Observer* 10(6)(June 1990), p.11.

없는 개척주의, 자비를 위한 결연한 운동, 빈곤과의 전쟁, 주춤대는 사회 정의의 모양새에도 불구하고 수행되는 사회적 헌신 등에 대한 비전이 모두 이러한 미국 정신의 예들이다. 노인에 대한 돌봄을 고려할 때만큼 경계를 설정한다는 생각이 불쾌하게 여겨지는 경우도 또 없다.[43] 노인 돌봄에 관한 사회적 비전은 우리가 만들어 가기를 원하는 종류의 사회에서 중요한 부분이다. 모든 사람은 필요한 사람이 되기를 원한다. 어느 누구도 사회적 작동 기제를 느리게 만드는 불필요한 짐짝처럼 느껴서는 안 된다. 노인에 대한 사회적 관심에서 심층적인 비전은 노인 돌봄을 위한 본래의 입법 의도에서 찾을 수 있다.

그러나 이러한 입법 의도와 여기에 활기를 불어넣는 비전은 많은 부분 사라졌다. 그 자리에는 연령에 기초해 의료 접근성을 제한하라는 사회적 압력이 자리 잡았다. 사회 계약 자체가 변화할 수도 있는데, 그 이유는 바로 고령화되는 시민들 때문이다.[44] 비단 의료—뿐—만이 아니라 모든 사회적 재화를 연령에 기초해 배분하려는 유혹은 어마어마하다.

한계에 대한 각각의 제안의 문제는 이것이 '자연적인' 기준에 기초할 수 없다는 점이다. 에리히 로이(Erich Loewy)가 주장했듯이, 칼라한이 말한 '자연적인 수명'(natural lifespan)이란 잘못되었을 뿐만 아니라 기술하는 것이 불가능하다. 자연적 수명은 의료에서 우리의 능력이 변화함에 따라 변화할 것이다. 연령 제한이 너무도 혐오스럽게 보이는 이유 중 하나는 칼라한 범주의 80세 연령

---

43) Larry Churchill, *Rationing Health Care in America: Perceptions and Principles of Justice*, Notre Dame, IN: University of Notre Dame Press, 1987, p.20.
44) C.M. Madigan, "As Citizenry Ages, Social Contract May Have to Change", *Chicago Tribune*(August 27, 1989), Section 4, p.1.

의 노인(여전히 골프를 치는 밥 호프와 같은 남성이라고 치자)이 그의 어깨에 있는 고통스러운 뼛조각을 빼내기 위해 관절경 수술이 필요할 수도 있기 때문이다. 왜 그가 이 수술로부터 거부당해야 하는가? 그의 '자연적인' 수명이 상당한 수준 연장되었고 만일 유전자 조작과 예방 기전이 계속해서 빠르게 발전한다면 미래에는 더 연장될 수 있을 것이라고 우리의 직감은 말한다. 실제로, 다음 세기에는 죽는 것을 선택으로 결정해야 할 인간 세대를 탄생시킬 수도 있다.

논증만으로 노인 차별적 제안의 문제를 대면할 수 없는 이유는 사회 혁명을 제외하곤 그 어떤 일정 수준의 도움이 필요한 미래 노인들의 엄청난 수를 다룰 수가 없기 때문이다. 인구 통계 자료를 떠올려 보라. 50년 안에 의존적인 사람들의 수는 거의 열 배로 뛸 것이다. 선도적인 권위자는 다음과 같이 기술했다. "적어도 현재 주어지는 만큼의 가족과 이웃의 도움 없이는, 닥쳐올 노년기의 부담을 감당할 수 있을 것이라는 희망은 없다."[45] 이 부담은 인간 삶의 목표가 무엇인지, (예를 들어 플로리다에서 은퇴 후 생활을 하는 것 말고 시카고에 있는 자기 집 한쪽에서 시어머니를 돌보는 것과 같은) 그러한 삶의 목표에 대해 재고할 필요가 있음을 제기한다. 이는 또한 공동체에 대한 우리의 관념을 새로이 구성해 치유자의 공동체(community of healers)로서 생각하기를 촉구한다. 따라서 이는 사회 혁명을 필요로 하는데, 왜냐하면 이는 우리가 일상적으로 서로에게 부과했던 자유에 대해 재고하도록 만들기 때문이다.

45) J.H. Sheldon, *British Journal of Medicine* (1950), 1, 319.

우리가 정의와 자율성 간의 충돌을 논하면서 이미 언급했듯이 모든 시민을 돌보도록 고안된 주요한 사회 정책에서 자기 결정의 역할은 중요하다. 요점은 개인이 값비싼 의료 기술에 대해 더 많은 통제권을 획득할 수 있는 방법을 강조하는 것이다. 이러한 방법은 개인이 자신을 스스로 돕고 또한 자신이 믿는 가치를 고수하도록 도우면서도 또한 사회가 비용을 통제하도록 돕고, 배분의 영향을 없애지는 않으면서도 그 영향을 축소시킨다.

기술이 인간 생명과 맞닿았을 때 발생하는 엄청나게 복잡한 쟁점 중 어느 것에서든 단순한 태도를 취해서 얻을 수 있는 것은 거의 없다. 하지만 생의 시작에서의 쟁점과 생의 마지막에서의 쟁점들 사이에는, 그러니까 산과와 소아과적인 쟁점을 노인의학적 쟁점과 비교했을 때에는 차이점이 있는 것처럼 보인다. 전자의 경우에서 우리는 잠재적인 인격을 다룬다. 그러한 존재가 인권을 가지고는 있지만, 이는 온전히 기능하는 인간에 비해서 법적으로 더 제한될 수도 있다. 따라서 냉동 배아는 현재 호주에서 그렇다고 하듯이 미래에 착상될 권리는 가질 수도 있지만, 당연히도 우리가 도덕적 인격, 즉 도덕적 선택을 내릴 수 있는 이들에게 부여하는 언론의 자유, 집회의 자유, 참정권 등은 갖지 못한다.

반대로 생의 마지막의 문제에서 우리는 가치의 역사를 구성했던 한 사람을 고려하는 것이다. 소아과 환자와 노인의학과 환자 중 일부가 현재 의사 결정 능력이 없는 것으로 간주되더라도 그들 사이에는 엄청난 차이가 있다.

차이의 핵심은 이미 가지고 있는 가치에 기반해, 혹은 결정에 대한 성찰 이후에 드러날 가치에 기반해 결정을 내리기 위한 능력의 완성에 달려 있다. 모든 존재가 우리에게 가치 있게 여겨져야 하며 그 존재의 통합성이 가능한 한 지켜져야 하지만, 비극적 선택에 직면할 때에는 환자가 그의 생애 동안 구성했던 가치 모두를 고려해 의료 기술을 적용할 것인지 아니면 중단할 것인지에 대한 결정을 내리는 것이 배아나 신생아에서 나타나는 '선호하는 가치 없음' 영역에 기반해 결정을 내리는 것보다는 훨씬 더 용이하다. 적어도 이론의 차원에서는 생전 유언과 생애 말기에서 의료 기술 적용에 대한 다른 형태의 통제에 관한 논쟁은 임신 중절이나 장애를 지닌 신생아에 대한 돌봄 논쟁에 비해 덜 격렬해야 한다. 개인들이 의사 결정 능력을 잃은 후에 그들에게 내려져야 하는 결정의 일부로서 개인들의 가치를 존중하는 것은 우리가 그들의 본래적 존엄성을 존중하는 주요한 방식이다. 만일 그들이 죽어 가고 있다면 우리는 그들이 믿는 가치가 드러나는 일생의 선택을 앗아 버려서는 안 된다.

그 인간 생명이 우리가 평상시 인간 됨을 이해하는 식의 도덕적 차원의 인간이 더 이상 아닐지라도, 인간 생명의 가치에 대한 단호한 헌신의 입장은 극심한 편견, 억압, 네오나치즘, 그리고 살인에 대항하는 가장 안전한 보호를 생성한다. 기술을 어떻게 쓸 것인지 총괄하기 위한 노력을 정하지 않으면, 위의 입장은 뻔한 소리가 된다. 몇몇 중요한 예는 논의할 만하다.

연 명

증가하는 고령 인구에 대한 충격적인 통계가 현실이 되어 가고 우리의 아이들이 우리의 손자들에게 문제가 되어 가면서, 값

비싼 형태의 돌봄을 보류하고 중단하는 것에 대한 극도로 세련된 규범들이 정립되어야 할 것이다. 그 규범들은 아마도 말기 질환을 다루고 있는 현재의 지침들에 기반을 둘 것이지만, 오늘날 주요한 윤리적·법적 쟁점들은 진행된 알츠하이머병이나 지속적 혼수상태와 같은, 말기 상태로 보일 수도 있고 보이지 않을 수도 있는 특정 질병 상태에 관한 논쟁에 대한 것이다. 미국 기술평가국에 의한 미국 의회의 조사는 이 측면에서 유용한데, 왜냐하면 이 조사가 노인에 대한 기술의 적용이 윤리적·경제적 문제 모두를 일으킬 수 있는 영역을 열거했기 때문이다.[46]

연명 기술을 통제하는 것은 인간의 목표를 향해 기술을 어떻게 이용할 것인가라는, 더 큰 문제의 한 측면에 지나지 않는다. 이것이 가장 명백하게 드러나는 곳은 바로 나이 들어가고 죽어가는 환자에 대한 의학 기술의 적용과 다양한 개입이다. 모든 이가 '최상의' 의료 기술을 원한다는 생각에는 오류가 있다. 이렇게 개입된 오류는 기술과 더 좋은 돌봄을 동일시한다. 놀랍지 않게도 연구 결과는 웰빙을 결정하는 것은 기술이 아니라, 그 사람이 받는 돌봄, 그리고 노인 환자의 경우에는 마지막까지 그들의 인간적 정신이 보호받는 것이라는 점을 확증했다. 의료에서 극적인 변화가 한때 더 개인적이고 가족적인 돌봄이었던 부분에도 변화를 일으켰다. 돌봄의 기술화에는 엄청난 양적 발전이 있었다. 한때 냉찜질이 가해지고 손을 맞잡던 곳에 이제는 정맥 내 수액과 영양, 혈액 제제와 혈액 응고나 출혈을 막기 위한 제제, 심폐 소생술, 발전한 항암제, 방사선성 삽입물, 인공 심장, 타 장기의 이

46) Congress of the United States, *Office of Technology Assessment Brief 1987*, Washington, DC: U.S. Government Printing Office, 1987.

식에 이르기까지 모든 종류의 의학적 개입이 가능해졌다. 대부분의 경우에서 이러한 개입들은 냉찜질보다 훨씬 더 좋다. 하지만 죽음의 과정에서 개인적인 통제력을 잃는 정도만큼, 새로운 보호의 방법들이 개발되어야 한다. 낸시 크루잔(Cruzan) 이후에, 생전 유언은 환자가 자신에게 가해질 치료에 대해 지시하는 사전 의료 의향서를 강화시켰다. 제15장에서 사전 의료 의향서와 관련된 문제들을 검토할 것이기 때문에 여기서 더 논하지는 않을 테지만, 유덕한 개인이라면 이러한 의향서들을 환자의 선(善)과 의(醫)의 치유하는 목적에 비추어 해석하는 것이 요구된다는 것만을 지적하겠다.

사회적 선(善)

정의의 쟁점은 유권자들이 그들의 관심을 알리기 전까지는 많은 부분 학문적인 논의에만 머문다. 미국 대통령 후보는 의료 체계 개혁에 대한 그들 고유의 장점을 내세우며, 상원 의원과 하원 의원들 또한 그리한다. 정치의 한복판에서는 의료가 모든 인간 존재의 복지에 선결 조건이 되는 선(善)이자 서비스라는 점을 망각하기 쉽다. 예전에는 의료의 본질적인 도덕적 특질이 돌보는 이들, 특히 많은 부분에서 의사와 간호사들의 전문직 강령 그 자체에 체화되어 있었다. 현대 의료 기술의 발전과 함께 의사와 환자 사이 예전 그 일대일 관계는 제도화되었다. 병원은 더 이상 의사들이 그의 의지대로 환자를 받고 내보내는 호텔과 같은 곳이 아니게 되었다. 비용의 갑작스런 상승과 이에 따르는 사회적·정치적 감독하에 의사-환자 관계는 공급자-환자의 관계가 되었고, 정부, 제삼자 지불자, 기관들 자신, 그리고 수많은 여타의 전문가와 보조적인 돌봄 인력 또한 끼어들게 되었다. 이 모든 참여자 또한 의료 제도 개혁에 있어서 상보적이고 또 어떤 때에는 경쟁적인 이해 관계를 가지고 있다.

본래의 의사-환자 관계로부터 급진적인 변혁은 혼란과 통제의 상실을 초래했는데, 특히 우리 사회의 개인들을 돌보는 필수적인 가치에 대해서는 더욱 그렇게 되었다. 어떠한 국가적 의료 프로그램 설계에 있어서든 최우선시되는 몇몇 윤리적 고려 사항들이 있다. 첫 번째, 환자는 자신이 받는 돌봄에 대한 통제권을 가져야 한다. 그렇게 함으로써 그들은 적절하고 공인된 치료를 받는 데에 난관이나 지체(遲滯)를 겪지 않아야 한다. 둘째, 의료 전달 체계 내의 기관과 의료 종사자들의 도덕적 특성이 관료주의적인 요구 사항에 의해 파괴되지 않아야 한다. 세 번째 윤리적 고려 사항은 특정한 치료를 이용 가능하게 만드는 데 있어서 일종의 의료 배분의 형태가 요구될 것이기 때문에, 국가적 의료 프로그램 자체가 가능한 한 효율적으로 설계되어야 한다는 것이다. 이는 행정적인 간접비보다는 환자 돌봄을 위한 비용에 이전보다 더 많은 노력이 투입되어야 한다는 것을 의미한다. 네 번째, 인간 판단의 특성과 개별적 차이를 다루는 데에 있어서 융통성이 가능한 한 많이 유지되어야 한다. 그렇게 함으로써 인간의 통증과 고통에 대한 정형화된 반응을 피할 수 있다. 그렇지 않으면 사람들을 존중하며 치료하는 것은 약화될 것이다.

현대 의료는 자선과 사업, 연민과 재정적 책임에 대한 관심의 독특한 혼합체다. 만일 의료 기관이 이러한 섬세한 균형을 유지하도록 요구받는다면, 정치적 논쟁에서 등장하는 국가 의료 프로그램도 또한 그렇게 요구받아야 한다. 비용을 낮추고 의료의 질을 높이기 위한 장려책들은 그 계획 속에 녹아 들어가야 한다. 그러나 경쟁하기보다는 협력하도록 하는, 기관의 생존만이 아니라 환자와 그의 가치에 대한 헌신을 보장하도록 하는 장려책도 녹아 들어가야 한다. 어떤 기관도 필수적인 치료를 피함으로써 이득을 얻어서는 안 된다. 비용이 고가이면서 상환되지 않는 의료 부담을 기관들끼리 나누는 것도 국가적 의료 프로그램에 포함되어야 한다. 어떤 고안 가능한 프로그램에서든 모든 의료적 개입에 보험 적용이 되지는 않을 것이기 때문에 이는 여전히 요구될 것이다.

의료 위기는 어떻게 발생했는가? 공공 의료나 예방의학에서 실패를 언급하는 것만으로는 부족하다. 현대 의료의 성공 그 자체도 역시 파괴를 불러왔다. 실패만이 아니라 성공 또한 기관 정체성의 상실을 초래했다. 사회의 고령화 문제를 생각해 보자. 감염성 질환을 통제하고, 높은 혈압으로 인한 효과를 억제하는 데 성공함으로써 거의 직접적으로 사회의 노령화 문제가 유발되었다. 개심술, 인슐린 치료, 그리고 항암 치료와 같은 주된 개입들 역시 사람들이 오래 살도록 도왔다.

하지만 고령화가 계속되면서, 공동체에 분열이 야기되었다. 다니엘 칼라한과 같은 일부 학자들은 사회가 일정 연령을 지난 이들에게 고도의 기술 집약적 의료를 중단해야 한다고 주장한다.[47]

47) Daniel Callahan, *Setting Limits.*

의사-환자 관계

의료가 실행되는 오늘날의 변화된 사회 정치적·경제적·과학적 풍토에는 **'치유 관계'**(the healing relationship)에 관해 충돌하는 관념들이 있다. 다른 곳에서 우리는 치유 관계에 관한 종교적·현상학적 분석을 그려냈었다.[48] 이런 관계의 유형을 규정하는 것은 여타의 것보다 더 철학적 통찰에 가깝다. 이 관계에 관한 몇몇 정식화는 다른 것들에 비해 더 철학적인 관점에 적합했다. 따라서 의사-환자 관계나 치유 관계에 관한 생물학적인 모델이 치유나 돕기에 대한 더 온전한 해석에 부합되기에는 부족하다고, 그 둘이 완전히 상반되는 것은 아닐지라도 여전히 부족하다고 알아채기 위해 종교적 신념이 필요치는 않을 것이다. 이 관계를 법적 계약 관계, 상업적인 거래 관계, 혹은 강한 온정적 간섭주의적 관계로 바라볼 때도 동일하게 이야기될 수 있다. 다른 모델, 즉 서약과 우정과 약속에 대한 충실성의 모델들은 정의라는 덕목의 연민 어린 뜻과 더욱 잘 일치를 이룰 것이다.[49]

인용한 모든 모델은 어느 정도의 신빙성을 지니고 있다. 이 사실을 부정하지 않으면서도, 가장 중요한 모델, 즉 다른 모델보다 우세하는 것은 바로 일차적인 것으로 지각되는 모델이다. 따라서 약한 온정주의는 지지를 받을 수도 있는 한편, 강한 온정주의는

48) Edmund D. Pellegrino / David C. Thomasma, *Health and Healing* (in press in Italian translation).

49) William F. May, *The Physician's Covenant*, Philadelphia: Westminster Press, 1983; Pedro Lain Entralgo, *La relacion medico-enfermo, historia y teoria*, Madrid: Revista De Occidente, 1964, pp.235~258; E.D. Pellegrino, "Toward a Reconstruction of Medical Morality: The Primacy of the Act of Profession and Fact of Illness", *Journal of Medicine and Philosophy* 4(1)(March 1979), pp.32~56.

거의 지지를 받을 수 없다.[50] 엄격한 자유 지상주의 관계는 일관성이 있을 수가 없는데, 왜냐하면 이는 예컨대 자살이나 안락사를 막는 개입을 금지할 것이기 때문이다. 자살이나 안락사와 같은 이러한 예외들이 있긴 하지만, 인간 존재로서 환자의 자율성을 존중하는 것은 그 자체로 모순이 없이 일관성 있는 주장일 뿐 아니라 요구되는 것이기도 하다. 마찬가지로 심각한 위해가 예상되는 경우를 제외하고는, 환자와 의사라는 각각의 행위자를 존중하며 둘 중 한 사람에게 과도하게 개입하지 말아야 한다. 의사와 환자 모두에게서 개별적인 도덕적 책임에 관한 상호 존중을 해야 한다는 강력한 명령도 역시 성립하게 될 것이다. 양심은 정의에 관한 현대적인 해석에서는 간혹 결여된 특징인데, 의사와 환자 그 누구도 상대방에게 양심에 반해서 행동하라고 요구할 수 없을 것이다.

마찬가지로, **'치유 관계'**에 관한 엄격한 계약주의 모델은 정의에 관한 사랑의 관점을 따랐을 때 불충분하다. 계약주의 모델은 최소주의 윤리만을 요구하는데, 이는 환자와 의사에게 동의의 조건들만을 충족시키기를 의무화하고 그 이상은 바라지 않는 것이다. 이 모델은 선행에 대해 최소한만을 요구한다. 이 모델은 결국 의사의 선의나 약속에 대한 충실성에의 의존도를 줄이게 되었다. 임상적 상황에 내재한 불확실성, 사랑을 통한 정의가 가장 분명하게 역할을 하는 의사와 환자의 충실성과 선한 의지에의 의존, 이 관계의 이러한 특징들이야말로 계약이 다룰 수 없는 것

50) *Who Should Decide? Paternalism in Health Care*, New York: Oxford University Press, 1982, pp.102~112에 있는 제임스 칠드레스의 강한 온정적 간섭주의와 약한 온정적 간섭주의 논의를 참조하라.

이다.

사랑을 통한 정의라는 동기가 부여된, **'치유 관계'**의 가장 뚜렷한 특징은 그 과정상 요구되는 높은 수준의 자기 이익의 소거(消去)다. 엄격한 철학적 근거에서조차, 아픈 사람의 취약성은 그 환자로부터 이득을 취하지 않을 특별한 책임을 부여한다. 더 적극적인 의미에서 의사는 환자를 돌보기 위해 자기 이익, 편안함, 선호를 어느 정도 억누르겠다는 마음의 자세를 가지게 된다. 이것이야말로 의료 전문직에게 동기를 부여해야 한다고, 하비 쿠싱(Harvey Cushing)이 "공공에 대한 헌신"이라 부른 "높은 수준의 자기 이익의 소거"다.[51]

결 론

의료 기관도 양심을 가지고 있다고 말할 수 있다. 이는 그 의료 기관의 설립 취지와 신념의 총체를 약술하는 것이다. 기관에서 실무를 보는 의사들을 포함해 기관의 개인들은 그 기관의 설립 취지와 가치 표명의 형성에 관여할 권리를 가져야 하고, 또한 그들 자신이 그 설립 취지와 가치에 헌신해야 한다. 만일 집행부가 의료보험이 없는 이들에 대한 치료를 마련하려고 한다면, 그 때 의사들은 특권을 받은 이로서 도움을 요청받을 수도 있다. 만일 의사들이 그 요청을 거부한다면, 그 거부가 기관과 그 기관의 지도자와 직원들의 신념을 훼손한다면, 그 의사들은 계속 그러한

51) Harvey Cushing, "The Common Devotion", *Consecratio Medici and Other Papers*, Boston: Little, Brown, 1929, pp.3~13.

특권을 부여받을 수 있는가?

경영자들과 직원들은 국가 의료 프로그램의 개요, 설계, 시행에 관한 국가적 논쟁에 기여할 수 있도록 정책 입장을 논하고 형성해야 한다. 다음과 같은 몇몇 질문이 나올 수도 있다. 만일 기본적인 의료가 제공되어야 한다면 무엇을 거기서 배제할 것인가? 어떤 종류의 할당 계획이 가장 공정할 것인가? 할당이 있어야만 하는가? 만일 있어야만 한다면 공정한 할당에 관한 상이한 제안들을 두고 대중이 논의할 수 있도록 촉구할 수 있는가? 민간 병원 자체는 공적 논의의 한 부분을 맡아서는 안 되는가? 어떠한 종류의 리더십이 발휘될 수 있는가?

이러한 질문들은 전략적 질문만은 아니다. 이러한 질문들은 의료 전달 체계라는 기획에 있어서 정의(justice)가 차지하는 도덕적 중심을 나타낸다.

제 9 장

강인함

강인함(Fortitude)의 덕은 종종 용기(Courage)와 외연이 같은 것으로 간주된다. 이 낱말은 맥락에 따라 서로 교환적으로 쓰일 수 있다. 그러나 이 장에서 우리는 '용기'를 이 덕목의 신체적 측면, 예컨대 불타는 건물로 들어가는 소방관의 용기, 스턴트맨 이블 크니블(Evil Knievel)이 오토바이로 협곡을 넘어 질주하는 용기를 묘사하는 데 사용할 것이다. 다른 한편, 강인함으로는 도덕적 용기를 표현할 것인데, 그 예로는 도덕적 선을 위해서 자신에게 닥칠 해악을 참아 내려는 개인의 의지, 파괴적일 수 있는 비밀을 적에게 누설하지 않는 첩보원, 혹은 매일 고독과 고립의 두려움에 직면하는 인질 등을 들 수 있다.

이 장에서 우리의 관심은 우리 사회가 실제 텔레비전 프로그램과 영화 드라마 대부분의 기본 요소인 신체적 용기에 관해서는 그렇게 많이 집중하면서, 도덕적 용기와 강인함은 얼마나 등한시하는 경향이 있는가에 있다. 이런 등한시는 특히 의사에게 문제가 된다.

강인함에 대한 일반적 고려 사항

강인함에 대한 고전적인 탐구를 잠깐만 들여다보아도, 도덕적 용기와 신체적 용기를 구별할 가능성이 드러난다. 강인함은 용기와 외연이 같은 것으로 생각되지 않는다. 오히려, 혹자는 강인함을 지속적인 용기로 간주할 수도 있다. 강인함은 용기에 덧붙여 용기 있는 각각의 행위들이 갖지 못할 수도 있는 항상성의 의미가 있다. 웹스터 사전은 '강인함'을 "굳건한 용기, 혹은 불행이나 통증 등을 참아 내는 인내"로 정의한다.[1] 모든 덕목의 경우가 그러하듯이, 여기서도 지속 가능성, 즉 개별적이고 독립된 행위들이 아니라 특정한 방식으로 지속적으로 행위를 하는 성향이 강조된다.

플라톤의 말대로, 용기는 어떤 면에서 보았을 때 사악한 사람에게도 있을 수 있다.[2] 플라톤은 용기가 지나치면 사람이 짐승같이 변하는 경향이 있다고, 용기는 온건함으로 다소 누그러뜨려야 한다고 지적한다.[3] 용기에 대한 여타의 언급들은 "역경에 직면해서도 자신의 자리에 남아 있는 것",[4] 용감함(bravery), 항상성(constancy), 용맹(valor)을 다룬다. 일반적으로 플라톤이 묘사한 대로,

1) "Fortitude", *Webster's Twentieth Century Unabridged Deluxe Edition*, New York: William Collins Publishers, 1980, p.722.
2) Plato, *Laws*, I, 630b.
3) Plato, *Statesman*, 308-309e; *Laws*, I, 630a, 3, 696b.
4) Plato, *Laches*, 190e.

용기라는 덕목에는 군인다운 모습이 있다. 너무 많이 용기가 넘치는 사람은 적군을 자비심 없이 죽여서 '난폭해진' 군인일 수도 있다. 이는 우리가 말하는 강인함이 아니다. 오히려, 용기를 마초적인 행동과 동의어로 여기지 말아야 한다. 용기는 우리를 둘러싼 모든 것이 행동을 재촉할 때 차분한 반응들로 이루어질 수도 있다. 이 덕목은 또한 기업과 대학과 공공이 역경에 직면해서 올바른 것을 회피하는 것에 저항하고 행동하는 것을 포괄한다.

아리스토텔레스가 주장한 덕에 관한 일반적 이론을 받아들이면, 강인함의 덕목은 사악한 사람에게서 발견될 수 없다. 덕목에 대한 설명에서 그는 덕목이 특별한 품성적 특질(character trait), 즉 "품성의 습성"(hexis of character)이라고 주장한다.[5] 아리스토텔레스에게 있어 덕목은 느낌(feeling)에 대한 우리의 반응을 다룬다. 느낌 그 자체는 도덕적 성질을 가지지 않는다. 그것은 그냥 느낌일 뿐이다. 오히려 도덕적 성질은 화, 분노, 두려움, 무서움 등등의 느낌에 대해서 그 사람이 훈육된 반응에서 획득된다. 그런 느낌에 대해 특정한 방식으로 행동할 성향을 혹자가 예측할 수 있을 때 이런 훈련된 반응은 품성적 특질이 된다.[6] 아리스토텔레스는 훈육에 대해 "훈육된 것은 본유적이 아니며 인도(引導)에 의해 특정한 방식으로 반복적으로 변화됨으로써 결과적으로 그 방식으로 행동할 수 있게 된 어떤 것"이라고 말한다.[7] 아리스토텔레스에게 있어서, 용기 있도록 훈육된 개인은 또한 다른 영역에서도 유덕하게 되는 것을 선택할 것이다. "품성의 탁월함(*aretê*)"을 논할 때 중

5) D.S. Hutchinson은 이 점에 대해서 *The Virtues of Aristotle*, London/New York: Routledge and Kegan Paul, 1986에서 다루었는데, 특히 108쪽 이후를 참조하라.
6) Aristotle, *Eudemian Ethics*, 1220a38-1220b20.
7) *Ibid.*, 1220b1.

요한 점은 이것이 선택의 문제라는 것이다. 사람은 느낌과 자연적 성향에 따라 특정한 방식으로 행동하기를 선택하기도 하고, 또한 그런 식으로 성향 지어지도록 선택하기도 한다. 요약하자면, 덕목들은 선(善)을 향해서 인성(personality)의 자연적 충동과 상황을 통제한다.

그래서 토마스 아퀴나스는 아리스토텔레스가 그러했던 것처럼, 도덕적 덕목에는 여러 가지가 있는지, 혹은 단 하나만 있는지 묻고 부분적으로 다음과 같이 답변한다.

> … 도덕적 사안에서 인간의 이성적인 부분은 명령하는 이와 움직이는 이의 자리를 차지하지만, 인간의 욕구적 부분은 명령을 받고 움직인다. 그런데 욕구는 이성 작용을 단 하나의 목소리인 것처럼 받아들이지 못한다. 왜냐하면, 우리가 『윤리학』에서 읽은 대로, 욕구는 본질적으로 이성적인 것이 아니라 참여에 의해서 이성적이기 때문이다. 따라서 욕구의 대상들은 이성의 통제하에서 이성과 다양한 관계를 맺음으로써 다양한 종류로 정해진다. 그 결과 덕목은 단 한 가지가 아닌, 여러 종류가 있다.[8)]

그리하여 분별이나 도덕적 삶의 통일성은 대상의 단일함에 달려 있다. 우리가 지적한 대로, 모든 도덕적 덕목들의 대상이야말로 선택을 명확하게 해 주고, 극단적 욕구들 사이에서 균형을 제공한다.

인류의 역사에서 부처, 예수, 아우구스티누스, 도미니크, 아빌라의 테레사 등 개인의 인성에 대한 이런 유덕한 자기 통제의 많은

8) St. Thomas Aquinas, *Summa Theologiae*, Ia2ae, q.60, art.1. 라틴어 번역은 모두 the Blackfriars / McGraw-Hill Book Company edition, New York/London: Mcgraw-Hill, pp.1963ff에서 취했다.

사례를 발견할 수 있다. 이런 개인들 각각은 상당한 도전과 내적 투쟁에 직면했다. 로욜라의 이냐시오는 역경이나 즐거움에서 결코 자신의 평정함을 잃지 않았다고 전해진다. 이것은 그의 리더십을 보여 주는 괄목할 만한 특성이었다. 그러나 이런 품성적 특질은 자신의 인성을 자유롭게 표출하는 대신, 자신의 인성으로 수년간 투쟁하고 침착성을 유지하려고 수년간 선택한 결과다.

강인함이나 용기의 덕목은 두려움과 자신감의 느낌과 관련이 있다. 아리스토텔레스의 관점에서 모든 덕목은 두 가지의 극단 가운데 중간을 선택하는 성향과 관련된다. 피하려는 극단의 느낌은 한편으로는 비겁함이며, 반대의 극단은 무모함이다. 그래서 아리스토텔레스는 "용기는 자신감이나 두려움을 촉구하는 것에 관한 중간이다. … 그리고 용기는 행하기에 고귀한 것이기 때문에, 혹은 행하는 것이 천박한 것이기 때문에 선택하거나 참아 내는 것이다"[9]라고 주의를 준다. 그래서 자살하는 것은 강인함의 덕이 아니라 빈곤이나 통증으로부터 비겁하게 도망치는 것이 될 것이다. 강인함은 그런 것을 참아 내는 것이다.

아퀴나스에게 있어서 두려움 없음은 실제로 악덕인데, 왜냐하면 그것은 우리가 어려움에 직면할 때 가져야 하는 자연스러운 두려움을 제거하기 때문이다. 그는 덕이 어려움과 좋음, 둘 다와 관련이 있다는 취지로 아리스토텔레스를 즐겨 인용했다.[10] 어려운 것은 간혹 우리를 제압할지도 모른다는 우리의 느낌이 주는 압박이다. 용기는 도망치고자 하는 두려움을 본질적으로 통제하기 때문에, 아퀴나스는 유덕한 사람이 이런 느낌들을 완전히 제거

9) Aristotle, *Nicomachean Ethics*, Bk.III, c.7, 1116a10-13.
10) Aquinas, *Summa Theologiae*, 2a2ae, q.123, a.9.

할 것인지 여부에 대해 의구심을 가졌다.

> 스토아학파는 분노와 다른 여타의 느낌들을 현명하거나 유덕한 사람으로부터 금한다. 그러나 아리스토텔레스가 이끈 페리파토스 학파는 분노와 여타 느낌에 의한 압박이 이성에 의해 통제된다는 조건하에서 이를 유덕한 사람에게 허용했다.[11]

아퀴나스 역시, 개인의 도덕적 삶에서 이 덕목의 중요성에 대해 논평했던 그레고리오, 암브로시오, 아우구스티누스와 마찬가지로, 용기를 주요 덕목으로 꼽았다. 그렇게 선정한 이유는 모든 덕목의 공통 특성이 용기에서 발견되기 때문이다. 아리스토텔레스와 아퀴나스에 따르면 용기의 공통적 특성은 확고부동한 행위였다.[12]

> 확고부동함을 주로 칭송하는 것은 바로 용기다. 굳건하게 자신의 자리에 서 있는 사람은 그가 견디는 압력에 비례해 더 큰 칭송을 받을 만하다. 그가 견디는 압력은 그가 낙오하거나 도망쳐 버리도록 강요할 수도 있는 것이다. 즐길 만한 좋음과 억압적인 나쁨 둘 다 인간이 이성을 팽개치도록 제약한다….[13]

그러므로 용기에 고유한 행위는 인내함과 견실함이다.[14]

그러나 드레인이 주장하는 대로, 덕목들은 단순히 내적으로 도덕적인 삶을 질서 짓고 전문직으로서 한 사람의 품성에 기여하는 것만은 아니다. 덕목들은 또한 개인이 현실의 도덕적 차원을 발견

11) *Ibid.*, a.10.
12) Aristotle, *Nicomachean Ethics*, Bk.II, c.4, 1105a34.
13) Aquinas, *Summa Theologiae*, 2a2ae, q.123, a.11.
14) *Ibid.*, a.11. ad 1.

하도록 돕는다. 좋은 의사는 환자의 두려움을 지각하고 그것을 경감하려고 노력하지만, 나쁜 의사는 이런 두려움을 전혀 알아차리지 못할 수도 있다. 드레인은 다음과 같이 말한다.

> 덕목은(혹은 악덕은) 품성을 형성한다. 덕목은, 비전에 의해 소통되는 선의 기준과 이상에 부합하도록 선택하고, 느끼고, 행동하는 균형 잡히고 이성적인 형태라는 의미에서, 품성의 길잡이 역할을 한다고 볼 수 있다. 덕목은 윤리의 전부는 아니지만, 좋은 행동, 좋은 사람, 그리고 심지어 좋은 사회에까지 기여한다.[15)]

용기와 강인함에 대한 이런 일반적인 고려 사항의 요약은 신체적 용기와 도덕적 용기를 구별하도록 이끈다. 신체적 용기는 주체로 하여금 신체적 위험에 직면해 도망치는 것에 저항할 수 있도록 하거나 동일한 상황에서 성급한 행동을 조정한다. 예컨대, 용기 있는 장군은 너무 빨리 후퇴하지도 않고 후퇴하지 못해서 자신의 군사들을 헛되이 모두 잃지도 않을 것이다. 만일 오늘날의 의사들이 전쟁의 포화나 시민의 비상 상황에서 환자를 보살피거나, 감염병이 돌고 있는 곳으로 가거나, 에이즈(AIDS) 환자를 치료한다면 어느 정도의 신체적 용기가 필요할 것이다.

도덕적 용기나 강인함은 잠재적으로 해가 되는 결과에 직면해서 개인이 너무 빨리 그 원칙을 포기하거나 혹은 불합리할 지경까지 참아 내는 일이 없이 원칙에 따라 행위를 할 수 있도록 해 준다. 혹자는 그런 상황에서 균형 잡힌 판단이나 분별의 요구 사항

---

15) James Drane, *Becoming a Good Doctor: The Place of Virtue and Character in Medical Ethics*, Kansas City, MO: Sheed & Ward/Catholic Health Association, 1988, p.159.

을 쉽게 식별할 수 있다. 의사들은 삶에서 그들의 역할이 주어지면 그것이 요구되고 기대될 때 올바른 것을 행할 강인함이 필요할 것이다. 오늘날 우리 사회에 의해 가치 절하된 것은 신체적 용기보다는 일상적 의료 실무 중에 합의 사항을 마주했을 때의 도덕적 용기나 강인함이다. 우리는 도덕적 용기가 손상되었을 정도로 신체적 용기에 너무 지나친 집착을 한다. 만일 "남들도 다 그렇게 한다"면, 의사는 어디까지 원칙에 기초해 저항해야만 하는가?

이제 강인함이 어떻게 의사의 공적인 사무에 영향을 미치는 덕목이 되는지 살펴보자.

의료적 덕목으로서 강인함

절제를 가능한 예외로 두고, 오늘날 환경에서 어쩌면 강인함보다 더 실천하기 어려운 덕목은 없을 것이다. 그 이유는 제약이 없이 의료를 실행하는 최초의 자유, 즉 강력한 개인주의자들을 전문직으로 끌어들였던 바로 그 자유의 많은 것이 퇴색했기 때문이다. 이러한 퇴색은 정부와 제삼자 규제에 의해서만이 아니라 공동체의 기대에 의해서도 초래되었다.

정부와 제삼자 규제에 의해 촉발된 비애의 탄원은 익숙하다. 비용을 통제하려는 노력에서, 그리고 자주는 아니지만, 간혹 고가가 아닌 치료에 대한 접근성을 높이기 위해서 정부는 긍정적·부정적인 효과 둘 다를 갖는 규제와 상환 양식을 개발했다. 긍정적 효과 중에는 의사가 의료 서비스를 제공하고 받게 될 비용을 통제함으로써 의료비를 낮추게 된 것이 있다. 그러나 부정적 효과 중에는 전문직 자유의 상실, 의료 보조비를 받는 가난하거나 나이 든 사람들을 치료하기를 거부하는 것이 있는데, 왜냐하면 상환은 의료를 제공하는 비용에 좀처럼 맞먹을 정도가 되지 못하며 의료를 실행하는 데 있어 어느 때보다 더욱 엄격하게 관리된 구조가 출현했기 때문이다. 여기서는 후자가 우리의 관심사다.

의료 제공자의 규제를 둘러싸고 일어난 관료주의의 순전한 무게는 몇몇 의사에게 중대형 병원이나 여타의 의료 조직들에 자신의 실무를 팔도록 강요했다. 이런 '수직적으로 관리되는' 체계에서 의사들은 다시 한번 의료를 행하는 데 자유를 보장받은 것처럼 보이는데, 환자당 특정한 할당을 채우도록만 요구될 뿐이고, 기업이 비용을 청구하고 자금을 모으며 의사에게 지불한다.

이런, 그리고 여타의 만연한 사회적 변화 때문에, 의사의 역할에 대한 공동체의 기대 또한 변화했다. 과거의 공동체는 의사가 환자의 최선의 이익에 기반을 두어 개별적으로 판단하리라 기대했다. 그러나 이제는 환자, 공동체, 그리고 사회 자체가 제시하는 가치들이 종종 충돌하는 가운데 일종의 균형 잡기를 기대한다.

이런 '기업적 의료' 환경에서 용기 있게 행동하는 것은 더욱더 어려워지고 있다. '팀 역할자', 즉 건강 관리 의료 조직(Health Maintenance Organization, HMO)과 기업적 구조 환경에서 잘 기능할 수 있는 이로서 의사에 대한 요구가 증가하고 있다. 그러나 더 거대한 구조와 이익에 대한 문지기인 개별 의사가 필요시 환자를 대신하여 불평등에 관해 용기 있게 말할 수 있을 개연성은 감소할 것이다.

신체적 용기 이상의 것이 위험한 질병, 특히 에이즈에 걸린 환자를 치료할 때 요구된다. 용기 있게 행동하는 것의 문제는 에이즈를 접촉할 때 가능한 결과들 때문에 오늘날 의료 전문직에게 복합적이다. 예외 없이 미래에 말기 질병으로 진행될 에이즈를 치료하며 아주 작은 위험을 감수하는 것조차 신체적·도덕적으로 용기가 필요하다. 또한 의사가 환자들에게 자신이 에이즈에 감염되었다는 사실을 밝히는 것도 또 다른 맥락에서 강인함이 필요한 것이다. 자신의 에이즈 양성 상태에 대한 정보를 자발적으로 운영진과 선택된 환자들에게 밝힌 의사 닐 레즈프코우스키(Neal Rzepkowski)에게 일어났던 것처럼, 그것은 자신의 실무가 줄어들거나 심지어 병원 문을 닫게 되는 것을 의미할 수도 있다.[16)]

역경에 직면할 강인함을 가질 뿐만 아니라 선(善)을 야기하는 것은 모든 사람에게 있어 도덕적 책무다. 그러나 관리 의료라는 오늘날의 환경에서 의사들은 종종 서비스 제공자로 간주되고 환자들은 소비자로 간주된다. 책임을 변경하는 것은 매우 쉽다. 이것은 현대 사회에서 모든 기업적 인간에게 사실일 뿐만 아니라, 심지어 자기 환자의 최선의 이익을 위해서 행동해야만 하는 의사들에게조차 더욱 그러하다.[17)] 환자의 최선의 이익이 의사 자신의 자기 이익, 병원, 관리 의료 체계, 사회 일반의 이익으로 대체될 위험에 처해 있다.

제8장에서 우리는 분별이 임상적이고 윤리적인 판단을 강화시키는 바로 그 이유 때문에 의료적 기획의 중심에 있음을 주장했다. 동일한 강화가 강인함에서 나타난다. 강인함은 환자들이 검사

16) "Doctor with AIDS Virus Forced Out", *Chicago Tribune*(July 28, 1991), Section 1, p.18.

17) Edmund D. Pellegrino / David C. Thomasma, *For the Patient's Good: The Restoration of Beneficence in Health Care*, New York: Oxford University Press, 1988.

에 적절한 병원으로 갈 수 있도록 의사가 영향력을 행사하게끔 하는 일종의 끈기다. 혹은 메디케이드가 가난한 사람들을 돌보는 비용을 최소한도로만 지불할 때도, 메디케이드 지불을 수용하기를 지속하는 끈기다. 혹은 모든 아픈 사람, 가난한 사람, 도움이 필요한 사람에 대한 돌봄을 위해 공개적으로 말하는, 사기와 무능력을 공개하는, 필요할 때는 현재 의료 제도의 오류를 인정하는, 모든 이를 위한 의료의 분배, 이용 가능성, 접근에 관해서 공적인 논쟁에 기여하는 용기다.

강인함은 의사 레즈프코우스키 사례에서도 역할을 하였다. 비록 그가 자기 상관들과, 많은 경우에 자기 환자들에게 자신이 에이즈에 감염되었음을 자발적으로 알렸음에도 불구하고, 플로리다의 한 치과의사를 통해 환자들이 에이즈에 감염된 것으로 보여 공개 압력이 점차 커질 때까지는 어느 누구도 반감을 갖지 않았다. 비록 의사들이 환자들에게 에이즈를 감염시킨 증거가 없음에도 불구하고 뉴욕 북부의 브룩스 메모리얼 병원의 병원장은 그런 두려움 때문에 레즈프코우스키에게 사임을 강요했다. 이 때문에 그의 경력은 서른아홉의 나이에 끝이 났다. 그는 애틀랜타에 위치한 질병 관리센터가 인간면역결핍바이러스(HIV)를 보유한 의사는 환자에게 그 사실을 알려야 하며, 침습적인 시술을 삼가야 한다는 새로운 지침을 발표한 이후 사임을 강요받은 최초의 보건 의료직이었다.[18] 전문직 업무와 개인적 위상 둘 모두를 상실할 가능성은 실제로 존재했다. 레즈프코우스키는 인간면역결핍바이러스 감염으로 인한 죽음이라는 두려움과 함께 이 두 상실에 직면해야만

18) 16번 주석을 참조하라.

했던 것이다.

너무 성급하거나 독선적으로 행동해서 무익한 지경에까지 가지 않도록 하는 것도 의료적 덕목이다. 의사는 단지 사회가 변화하기를 기대할 수 없다. 그 기획에 다른 이들을 참여시키는 것이 중요하다. 무엇보다도 이러한 참여는 지나치게 열성적인 나머지 잘못된 길로 가고 있는 것이 아닌지 확인할 수 있는 중요한 절차를 제공한다. 많은 의사가 국가 정책이 포괄 수가제에 대해 어떻게 말하는지, 포괄 수가제라는 국가 정책이 환자들에게 해를 입힐 수도 있다는 것을 잘 알고 있다. 그러나 그들은 그 제도를 바꾸려고 노력하는 것에 있어 어느 정도까지 책임이 있는지는 확신 없어 한다. 그 과업은 어렵기로 악명 높다. 문제를 공개적으로 지적하는 행동은 지적한 사람을 '까탈스러운' 사람으로 꼬리표 붙게 할 수는 있지만, '팀 플레이어'로 보이게 하지는 못할 것이다. 그것은 경력에 해가 될 수도 있으며, 의뢰 건을 잃게 될 수도 있고, 환자들을 멀리 쫓아 버리게 될 수도 있다. 임상에 필요한 시간을 줄이고, 수술 실무에서 시간을 줄이고, 진찰실에서 진찰 시간을 줄여 입법자들에게 로비하기 위해 시간을 들이는 것은 선(善)을 야기하는 의사의 힘을 가장 효과적으로 활용하는 것이 아닐 수도 있다.

제8장에서 논의된 분별의 덕목이 인도하는 덕목으로서 행동하는 것은 바로 여기다. 분별은 언제 용기가 자가당착으로의 조급함으로 기울면서 중간을 넘어섰는지 우리에게 말해 준다.

오늘날 사회에서 의료적 강인함

우리는 이제 의사들이 자기 자신의 두려움을 통해서나 사회적이며 관료주의적 압력을 통해서 환자의 선을 감소시키려는 유혹을 뿌리칠 것이라는 확신, 그리고 그들이 사회에서 선을 성취하기 위해 자기 시간과 훈련을 요령 있게 이용할 것이라는 확신을 고무할 덕목으로서 의료적 강인함을 새롭게 정의할 수 있다. 그러나 오늘날 우리 사회에는 강인함을 실천하는 것을 매우 어렵게 만드는 몇 가지 특성들이 있다.

첫째, 우리 사회는 고통에 대해 비참할 정도로 냉담하다. 부분적으로 이것은 비판자들에 의해 자주 지적된 대중 사회의 특징이기도 하다.[19] 그러나 일부는 이 시대의 비인간성으로부터 생겨난다. 우리는 공동체 내 친구일 수도 있는 가족 주치의 같은 일차 진료 의사보다는 우리를 돌보고 우리의 가치를 존중한다고 신뢰해야만 하는 낯선 사람들과 전문가에게 치료를 받아야 하는 시대에 살고 있다. 우리 시대의 비인격화된 의료 환경에서는 개인적 가치를 보존하기 어렵다. 그 결과 환자는 의사에게서 소외되었다고 느낀다.

의사도 역시 자기 환자에게서 소외되었다고 느낀다. 의사는 소송의 두려움 속에 살아간다. 그들은 시간과 개인적 삶을 희생해야 하는 지나친 요구를 받는다. 이런 두려움에 더해 의과대학의 졸업과 동시에 감당해야 하는 학자금 대출과 전문직 소진(professional burnout)[20]이 존재한다. 의료의 관료주의적 구조는 의사와 사회 간

19) Lewis Mumford, *The Pentagon of Power: The Myth of the Machine*, Vol.2, New York: Harcourt Brace & World, 1967-1970.

의 역기능적인 행동을 부추기며, 이는 환자와의 일차적 관계 손상에 의해 더 악화된다.[21]

둘째, 강인함의 근원은 현대 사회에서 뿌리 뽑혀 있다. 우리에게는 미래 보상을 위해서 현재의 보상을 희생하는, 그리고 기본적인 가치에 대한 헌신을 더욱 충족시키기 위해서 현재 우리의 충동을 통제하는 능력을 키워 주는 가치의 공동체가 없다. 그래서 의사는 환자에게서뿐만 아니라 환자의 가치로부터도 소원해졌고, 그렇게 의사와 환자는 서로 조심스럽게 낯선 자로 만나게 되는 비인간적 의료 환경에서 기능해야만 하게 되었다. 그 직종 자체의 기본적 가치는 사회에 의해서 그리고 환자에 의해서 의문시되었다. 이것은 지지하는 공동체로부터 더욱더 의사를 고립시키는 경향이 있다. 영성과 덕목은 합법주의로 요약되고 압축되어 있다. 오늘날 의사가 그런 환경에서 자기 이익을 우선시하는 유혹을 느낄 수 있다는 것은 전혀 놀랄 일이 아니다. 이것은 너무나 중요한 문제여서 우리는 이 장의 후반부를 오늘날 그야말로 심각한 위험에 처한 자기 이익의 소거라는 덕목과 지적 정직성에 할애하려 한다.

셋째, 결과적으로 시민들은 나르시시즘적 광고의 쉬운 표적이 된다. "네 뜻대로 해" "네 스스로를 보상해 주라고" "왜 충동에 따라 행동하지 않아? 아무도 너를 지켜보고 있지 않아"라고 우리를 부추긴다. 이런 환경에서는 더욱이 소수의 사람만이 기꺼이 위험을 감수하려고 한다. 누구도 고상한 척한다거나 비현실적 이상주의라고 비난당하기를 원하지 않는다. 실제로, 몇몇 윤리학자는 우

---

20) 옮긴이 주: 전문직 일을 수행하면서 스트레스나 피로가 누적되어 신체적으로 에너지가 고갈되고 정서적으로 무관심해지며 일의 능률이 떨어지게 되는 현상.

21) Jurrit Bergsma / David C. Thomasma, *Health Care: Its Psychosocial Dimension*, Pittsburgh: Duquesne University press, 1983.

리가 용기라고 부르는 것이 자기 이익을 위험에 빠뜨리며 사회적 관행의 주요한 벡터(vector)에 반대되기 때문에 실제로는 오만함이라고 주장할 것이다. 이런 관점에서, 강인함은 덕목이 아니라 반(反)덕목이며, 어떠한 가능한 이익도 없이 그를 사회적 배척이라는 상당한 위험에 처하게 할 것이다. 만일 이것이 진실이라면, 우리가 그것을 묘사한 대로 용기 있게 행동하고자 하는 누구나, 한 가지 행위를 단지 시작하기 위해서도 용기를 두 배로 가져야 할 것이다.

강인함에 있어, 우리가 이 책에서 논의한 다른 덕목과 마찬가지로, 가장 최소한의 것 이상의 어떠한 책무든 초과 의무적인(supererogatory) 것으로서 그래서 윤리적으로 요구되지 않는 것으로서 분류하려는 경향이 있다. 여기서 우리는 현대 사회의 주요한 네 번째의 특징인 고립된 개인들의 집합으로서 공동체의 분절화에 직면한다. 이런 고립에 대한 한 가지 대응은 단호한 개인주의와 사회의 기초이자 윤리의 기초인 일종의 이기주의적 자율성에 대한 필요를 강조하는 것이다. 철학에서 아인 랜드(Ayn Rand),[22] 사회정치철학에서 로버트 노직(Robert Nozick),[23] 의료윤리에서 트리스탄 엥겔하트(H. Tristram Engelhardt)[24] 같은 사상가들은 비인간적인 사회에 반한 유일한 보호는 한층 강조된 자기 이익과 자율성이라고 확신했다. 사회적 관계는 자발적이며 개인적 자기 이익에 부차적이기 때문에, 덕목의 책무도 또한 자발적이며 부차적이다. 이것은 자유 지상주의자들과 여타의 다른 현대 도덕 사상가들이 유덕한 삶을 살고 있는 개인들에 반대한다고 말하는 것은 아니다.

---

22) Ayn Rand, *Atlas Shrugged*, New York: Random House, 1957.
23) Robert Nozick, *Anarchy, State, and Utopia*, Oxford: Basil Blackwell, 1974.
24) H. Tristram Engelhardt, Jr., *The Foundations of Bioethics*, New York: Oxford University Press, 1987.

정확히 말해, 덕목에 대한 그들의 분석은 괄목할 만한 방식에서 우리의 것과 다르다.

우리는 자유 지상주의자들에게 두 가지 방식으로 대응할 것이다. 덕목은 품성의 탁월함(*aretê*)으로 간주되지만, 그 설명이 덕목이란 획득 불가능한 것을 뜻하는 것은 아니다. 유덕한 행동을 하는 것은 초과 의무적인 것과 동일하지 않다. 우리는 모두 유덕한 삶을 살도록 부름을 받았고, 우리 자신의 선택에 의해 그렇게 하도록 자유롭다. 한 가지 의미에서, 의료 전문직을 선택하는 것은 덕에 대한 이런 헌신을 강조한다.

둘째, 위에 지지된 반(反)공동체주의 관점에 더욱더 적절하게, 덕목은 특정한 사회문화적 시대에 속해 있는 개인에 의해 실천되는데 개인은 그 사회문화적 시대 안에서 자기 자신을 발견한다. 이것은 역설적이기도 하며 또한 많은 덕목이 오늘날 악덕으로 보이는 정도, 즉 좋은 사회의 고전적인 개념을 우리가 침식시켜 온 정도를 나타내기도 한다. 의사 레즈프코우스키는 다시 한 가지 본보기로서 기능한다. 자기 상관과 많은 환자에게 자신이 에이즈 환자라는 사실을 밝힌 그의 분별과 용기는 현대 사회에서 보자면, 좋게 말해서 순진하고 나쁘게 말해서 분별없는 것이 되고 만다.

결 론

이 지점에서, 덕목에 대한 논증은 이상적인 사회의 본성과 그 안에서 개별 덕목의 위치에 관한 메타윤리적인 논증이 된다. 자유 지상주의적 사회 구성을 부인함으로써, 가속화되는 '시계태엽 오렌지'(*A Clockwork Orange*) 식의 문명화를[25] 우리가 기적적으로 멈출 수 있다고 주장하는 것은 주제넘은 것이 될 것이다. 서구 문명의 붕괴라는 중요한 증거에도 불구하고, 충분한 정도의 품위는 여전히 남아서 우리에게 덕의 이상을 증진하도록 격려한다. 이것이 사회적 유대와 공동선에 대한 신념에 적대적인 이론들에 대한 유일한 해독제다. 매킨타이어와 하우어워스가 주장하는 대로, 덕목은 우리가 "품성 상태"라고 이름 지은 것을 지지하는 공동체 없이는 번창할 수 없다.[26][27]

마지막으로, 그렇다면 현대 사회에서 용감한 의사가 되라는 요청은 쟁점에 관해서 공개적으로 말하거나 위해를 입은 환자의 최선의 이익을 옹호하는 것보다 이제 훨씬 더 복잡한 과업처럼 보인다. 적어도 이것은 간혹 끔찍하게 무섭게 '주행 중(drive-by)인 차량에 의한' 살인이라는 현실에 직면해 우리가 바라는 사회의 유형에 관한 추가적인 세련화를 필요로 한다. 괴팍한 시대에, 관련된 위험을 왜 감수하려 하는지 사랑하는 사람조차도 이해하지 못할 수도 있다는 바로 그 이유 때문에, 다른 이들에게 자신을 헌신하기 위해서 최고의 용기, 즉 강인함이 필요하다.

---

25) 옮긴이 주: "시계태엽 오렌지' 식의 문명화란 표현은 1971년 스탠리 큐브릭의 영화로 더 유명해진 앤서니 버지스(Anthony Burgess)의 소설 『시계태엽 오렌지』(*A Clockwork Orange*)의 제목을 그대로 차용한 표현으로, '시계태엽에 달린 오렌지'처럼 인간의 자유 의지와 도덕 등 인간 개개인의 선택 여부와 상관없이 국가 권력의 정의에 따라 진행되는 '문명화'를 말한 것으로 보인다.

26) Alasdair MacIntyre, *After Virtue*, 2d ed., Notre Dame, IN: Notre Dame University Press, 1984.

27) Stanley Hauerwas, *The Community of Character*, Notre Dame, IN: Notre Dame University Press, 1981.

제 10 장

절 제

거의 외설적일 정도인 현대 문명의 욕망을 생각할 때 절제(Temperance)의 덕목을 쉽게 실천하는 의사는커녕 어떠한 개인조차 상상하기 어렵다. 과시적인 방종을 정당화시키는 사회에서, 절제에 반하는 유혹들은 많다. 그러한 유혹들은 전문직의 물질 남용으로부터 현대 의료 기술의 부적절한 사용에까지 광범위하다.

전통적으로 절제는 음식, 술, 성에 대한 욕구를 통제하는 덕목으로 이해되었다. 그러나 우리는 이를 현대 전문직 종사자들에게서 나타나는 더 흔한 몇몇 유혹들에 대한 것까지 포함하도록 확장하고자 한다. 다른 장들에서 그러했던 것처럼 이 덕목에 대한 고전적인 개념으로부터 시작해 그 덕목을 계발함으로써 피할 수 있는 현대적인 극단, 그리고 마지막으로 오늘날 의사의 삶에서 그 덕목이 갖는 함의를 기술함으로써 덕목이 다루는 영역을 확장하고자 한다.

절제와 존재의 기능 장애 상태

우리가 사는 현대에서 가장 큰 유혹은 온갖 종류의 과잉이다. 낭만주의 시대 이래로 인간 욕구는 그 자체로 미술, 음악, 건축에서 찬양을 받았다. 환경 파괴와 인격 파괴를 막기 위해 모든 영역에서 우리의 욕구를 억제하려는 수많은 노력이 이러한 과잉에 대응해 왔다. 연구에서 동물 실험을 절제하려는, 환경에 대해 인식하고자 하는, 그리고 콜레스테롤과 지방과 염분을 삼감으로써 식이를 조절하고자 하는 이러한 움직임들 모두, 실은 삶 속의 자기 표현과 직업 그 자체에 대해 칭송하던 문화적 낭만주의 속에 내재한 지나친 자기애(pampering of the self)를 조절하려는 것이라고 쉽게 주장할 수 있다.

플라톤은 절제란 자기 일을 할 때 좋음을 행하는 과정이라고 정의하였다.[1] 종종 절제는 덕 그 자체와 거의 동의어로 좋음을 행하는 것, 무엇을 알고 무엇을 모르는지 아는 것, 그리고 영혼의 건강을 의미한다.[2] 절제는 한 개인이 무엇을 할 수 있고 할 수 없는지, 무엇을 알고 무엇을 모르는지에 관한 어떤 종류의 겸손이다. 이 정의는 지금의 사회적 가치에 비추어 봤을 때, 절제된 사람이 어떻게 지루하거나 억눌린 것처럼 보일 수도 있는지를 보여준다. 이 덕목을 그 반대인 천박함과 오만과 대조해 보자. 이러한 천박함과 오만은 MTV에 나온 마돈나의 비디오나 운동과 과학과 경영의 천재인 방종의 아이콘만 보아도 알 수 있다.

유덕한 삶의 핵심은 절제를 포함한다. 왜냐하면 절제는 삶 자체

1) Plato, *Charmides*, 161b-e.
2) *Ibid.*, 167a; *Gorgias*, 504c, 507.

의 도전에 덕목이 영향을 미치는 방식이기 때문이다. 뒤에서 덕목이 가르쳐질 수 있는지를 논하면서 우리는 플라톤의 유명한 동굴의 비유를 인용할 것인데, 이 비유에서 사람들은 실재의 그림자를 볼 뿐이다. 동굴에 비유하듯이, 플라톤은 그림자와 다름없는 이 세상의 것들보다는 형상들의 실재에 훨씬 관심이 많았다고 종종 상정(想定)된다. 하지만 플라톤에게 도덕적 삶 속에서의 연습은 사색의 상아탑으로부터 동굴 안 경험의 영역으로 돌아가는 것을 포함했다.

> … 너는 그들〔학생들〕을 동굴로 다시 내려보내야 한다. 내려보낸 뒤에 전쟁터와 여타의 청춘에 적합한 일터에서 명령을 내리도록 만들어야 한다. 그리하여 그들이 다른 종류의 경험에서도 뒤떨어지지 않을 수 있도록 해야 한다. 그리고 이러한 일터에서도 그들은 다양한 유혹하에서 변함없이 남아 있을 수 있는지, 아니면 주춤하며 방향을 바꿀지 시험에 들게 될 것이다.[3] 플라톤은 그 후의 아리스토텔레스와 마찬가지로 오십 세가 되기 전까지는, "시험을 이겨내고 모든 과업과 모든 형태의 지식에 있어서 모두 최고라고 증명된"[4] 그런 사람으로서 이상의 세계를 이해할 만큼 충분한 경험을 할 수 없다고 생각했다.

따라서 경험을 쌓는다는 과업에 있어서 중요한 덕목 중 절제는 욕망에 대한 어떤 승리,[5] 자기에 대한 앎,[6] 인생의 모든 도전을 감당해야 한다는 과업을 지지해 주는 자제[7]를 나타낸다. 절제 안

3) Plato, *Republic*, VII, 539d-e.
4) *Ibid.*, 540a.
5) Plato, *Phaedrus*, 237e.
6) Plato, *Charmides*, 165d.
7) Plato, *Phaedo*, 68.

에서 개인의 극기는 온유함이나 겸손과 동일시될 뿐만 아니라 지혜와도 동일시된다. 바로 이 때문에 절제는 철학자의 덕목이라고도 불리기까지 하는데, 왜냐하면 철학자의 욕망이 "배움의 경로를 통해 흐르도록 훈습되었기 때문이다. 이 욕망은 영혼 자체의 즐거움에만 관심이 있고 몸을 도구로 하는 즐거움에는 무심할 것이다."[8)]

아리스토텔레스에게 있어서도 역시 절제는 신체적 쾌락을 통제하는 것이었다. 따라서 그는 이렇게 정의 내렸다. "절제는 쾌락에 있어서 중용이다."[9)] 전형적인 인간 존재에 대한 아리스토텔레스의 분석은 지혜로 가득하다. 그러한 사람은 인생에서 모든 쾌락적인 것을 갈망하기 때문에 어떤 비용을 치르더라도 가장 쾌락적인 것을 선택하게 된다. 우리 욕구의 특성 때문에 원하는 쾌락을 얻지 못했을 때 평정을 잃게 된다는 점은 아이러니다. 즉 "그는 그 쾌락을 얻지 못했을 때와 그것을 단지 갈망하고 있을 때(왜냐하면 욕구가 고통을 수반하므로) 모두 고통을 받는다. 하지만 쾌락을 위해 고통을 받는다는 것은 부조리하다."[10)]

덕이 양극단 사이의 중용이라는 그의 원칙[11)]을 유지하면서, 아리스토텔레스는 절제하는 사람이 둔감함을 피한다고 주장한다(그는 동물도 어떤 종류의 음식을 피해야 할지를 안다고 말한다). 절제하는 사람은 그가 원하는 것, 그가 원해서는 안 되는 것, 그리고 모든 종류의 과잉에서 '중간 위치'를 점유한다.[12)] 우리가 앞선 장에서 덕

8) Plato, *Republic*, VI, 485e.
9) Aristotle, *Nichomachean Ethics*, Bk.III, c.10, 1117b, 24-25.
10) *Ibid.*, c.11, 1119a.
11) William F.R. Hardie, *Aristotle's Ethical Theory*, 2d ed., Oxford: Clarendon Press, 1980, pp.129~151.

목이란 한 사람이 더 완벽한 사람이 되기 위해서 하는 선택이라고 말했던 것을 떠올려 보자. 방종도 자발적인 것이다. 그래서 어떤 면에서는, 무절제는 쾌락주의와 권력에 대한 욕망이 몸 그리고 몸의 욕구에 관한 지혜를 압도해 버리는 영혼의 자발적인 상태라고 할 수 있다. 이는 영(靈)이 어린아이와 같은 상태인 것이다.

토마스 아퀴나스가 음식과 술과 성처럼 일상적인 인간 욕구를 방향 짓는 덕목이자 "지적인 삶"[13]으로의 동반자로서 절제를 얼마나 완전하게 다루었는지 검토하는 것은 흥미로운 일이다. 이 덕목을 다루면서 나오는 매일의 덕목과 악덕은 다음과 같이 많다. 즉 냉철함, 금욕, 폭식, 금식, 취기, 순결, 욕정, 동정 등이 그것이다. 그러나 결국[14] 훨씬 더 흥미로운 열정들이 절제의 범위 내로 들어오는 것으로서 검토된다. 즉 성적인 문제에 대한 억제, 온유와 점잖음, 화와 잔인함, 단정함과 겸손함, 호기심 많음, 좋은 매너, 향학심, 스타일, 그리고 패션, 또한 자신감 그 자체 등이다. 아리스토텔레스도 또한 아량이 넓음(magnanimity)과 엘리트의 다른 특징들에 관해 말했다.[15] 그것은 우리가 여기에서 다룰 내용이 아니다. 이어지는 분석에서, 우리는 자신감과 권력에 대한 탐욕에 초점을 맞출 것이다.

토마스 아퀴나스는 강인함(fortitude), 분별(prudence), 정의(justice)라는 동반자적인 덕목과 더불어 절제(temperance)를 '주된' 덕목으로 여겼는데, 주된 덕목, 즉 주덕(主德)이란 다른 밀접하게 연관되는 덕목들을 논할 수 있는 관계에서 최고이거나 중심적인 덕목들

12) Aristotle, *Nichomachean Ethics*, Bk.III, c.11, 1119a, 10-15.
13) St. Thomas Aquinas, *Summa Theologiae*, 2a2ae, Q.141, a.1.
14) *Ibid.*, qq.151-170.
15) Aristotle, *Nichomachean Ethics*, 1123a34-1125a17.

이라는 뜻이다. 이 덕목들은 그들 안에서도 서로 밀접한 연관을 갖는다. 만일 어떤 이의 품성이 명령을 내리는 성향을 가지고 있다면, 그는 덜 고결한 다른 품성, 권력, 헐뜯기 등에 대한 욕구도 또한 가지고 있을 수 있다. 이러한 것들은 대부분은 다듬어져야 한다. 하지만 특정한 상황에서 분별 있는 판단은 이러한 것들을 필요로 할 수도 있다. 종종 이러한 개인은 마틴 루터 킹이 그랬듯이, 정의가 구현된 사회로 바꾸기 위해 엄청난 강인함과 이와 동등한 정도의 분별 있는 판단력을 가지고 노력을 선도하기도 한다. 따라서 정의에, 강인함에, 그리고 분별 있는 판단에 절제가 그 자체로 수반된다. 또 다른 예는 다음과 같다. 세평에 따르면 토스카니니(Toscanini)는 그의 지휘에 있어서 엄청난 집중력과 기억력을 결합시켰지만 음악을 함에 있어서 거의 폭군처럼 보였고 모든 것 위에 음악을 두었다. 바로 이런 좋음 때문에, 그의 무절제가 용인되었다. 하비 색스(Harvey Sachs)는 이 특성에 대해 다음과 같이 말했다.

> 청소년기에 접어들었을 때, 아르투로 토스카니니는 음악에 대한 그의 사랑과 그 안으로 들어가고 싶다는 욕망에 완전히 사로잡혔고 그의 삶의 다른 측면들은 부차적이 되었다. 이를 뒤틀린 시각이라고 부를 수도 있을 것이다. 그리고 이 경우에 뒤틀림은 너무도 확연해 결국 그 뒤틀림과 직접적인 접촉을 하게 된 많은 사람의 삶을 힘들게 만들 지경이었고, 종종 직접적인 희생양이 되는 이들로 하여금 참을 수 없게 만들었다. 하지만 그 뒤틀림이 요구한 정신적 훈육은 고유한 형태의 건강함 또한 야기했다.[16)]

16) Harvey Sachs, *Toscanini*, New York: Haper & Row, Perennial Library, 1988, p.12.

오늘날, 환경을 통제할 수 있는 힘, 즉 음식과 패션과 성적인 만족을 쉽게 제공할 수 있는 우리의 힘을 고려할 때, 쾌락주의적인 목표가 중세 때 그랬던 것보다 더 자주 나타난다는 것을 강조할 필요가 있다. 사실, 오늘날 자신의 욕구를 마음껏 채우는 것은 더 완전한 삶을 살려고 노력하는 것보다 더 명백한 목표인 것처럼 보인다. 아리스토텔레스의 행복에 대한 이론은 많은 비판을 받았다. 하지만 인간 선(善)이 우리 본성 안에 있는 훌륭함을 좇는 데에 있다는 것을 부정하기는 힘들어 보인다. 그리고 그 훌륭함 중에 가장 중요한 것은 이성으로 욕망을 통제하는 것이다.[17)]

이러한 점에서 합리적인 통제하에서 철학적인 삶을 사는 것과 절제가 직접적으로 연관된다는 플라톤의 논증으로 우리는 다시 돌아오게 된다. 예를 들어, 홉스는 이성이 인간 욕구에 의해 규정된 목표(ends)를 획득하기 위한 수단일 뿐이라고 말한 반면, 스피노자는 인간 욕구가 "이성적 탐구를 통해 이성적 인간에게 적합하다고 알려진 목적(ends)에 의해 변형되어야 한다"[18)]는 더 고전적인 시각을 가지고 있었다. 스피노자는 홉스와 같은 여타 사상가들이 인간 본성에서 보이는 명백한 쉼 없음, 아무런 생각 없이 한 욕구에서 다음 욕구로 이어서 추구해 가는 것을 지목하던 시기에 살았다. 하지만 그는 이 정확한 묘사를 액면 그대로 받아들이지 않았다. 오히려 매킨타이어는 스피노자를 이렇게 묘사했다.

그는 최고선이 인간 본성을 향유하는 데 있다고 결론 내렸다. 인

17) D.S. Hutchinson, *The Virtues of Aristotle*, New York: Routledge and Kegan Paul, 1986, p.39.
18) Alasdair MacIntyre, "Spinoza", *Encyclopedia of Philosophy*, Vol.7~8, Paul Edwards(ed.), New York: Macmillan and the Free Press, 1967, p.540.

간 본성은 자연적인 순리의 불가피함과 필연성을 받아들이는데 왜냐하면 인간 본성은 자신의 자리를 완벽하게 인지하고, 사물에 대한 전체 자연 계획과 인간 본성의 일치를 온전히 인지하기 때문이다.[19]

오늘날 문제는 기술과 과학의 남용이 우리를 자연적 순서와는 반대 방향으로, 자연적 순리를 바꾸고 이에 대한 우리의 통제를 확장하는 방향으로 이끈다는 점이다. 의사와 환자들은 이 같은 종류의 힘이 갖는 도덕적 함의를 이해해야 한다.

'신 노릇하기'

환자의 이익을 위해서 의사는 언제나 전문화된 지식을 활용했다. 이 지식을 통제하는 것은 사회에서, 일상에서, 그리고 의사-환자 관계에서 그 전문직과 개별 의사의 대단한 권위였다. 현대 의료 기술은 보통의 능력 이상으로 개인에게 힘을 부여한다. 그 정의에서부터 이미 인간이 하는 작업의 확장을 의미하기 때문에, 기술은 절제의 범위를 넘어서라고 유혹한다. 이는 일종의 온정적 간섭주의로 이어지는데, 이러한 온정적 간섭주의에서 의사는 기술이 그에게 부여하는 힘을 이용함으로써, 다른 이에게 무엇이 선(善)인지 알고 있다고 믿게 된다.

의료 기술은 이러한 전통적인 온정적 간섭주의에 훨씬 더 큰 유혹을 더하는데, '신 노릇'에 대한 유혹이 바로 그것이다. 이것의

19) *Ibid.*, p.531.

반대는 충분한 의료적 개입 없이 소심한 마음에 환자를 방치하는 것인데, 이러한 방치는 덜 흔하게 발견되긴 하지만 환자의 가치나 환자의 삶의 질에 대해 부적절한 판단이 내려졌을 때 벌어지곤 한다.

인간 존재가 권력에 대한 엄청난 갈망이 있다는 사실을 처음부터 인정해야만 한다. 인류가 끝없이 현 상태에 만족하지 못하고 그리하여 역사를 관통한 우리의 진보를 특징짓는, 더 나아지기 위한 끊임없는 노력에도 만족하지 못하는 것 중 한 가지 이유는 분명 그 갈망이다. 제너럴일렉트릭은 다음과 같이 주장하는 광고를 했었다. "진보가 우리의 가장 중요한 제품이다." 무엇에서 진보인가? 우리는 물어야 한다. 그에 대한 답은 단지 기술적인 향상일 수 없다. 좋은 삶을 살기 위해서, 진보는 삶의 우여곡절에 대한 통달을 포함해야 한다. 우리 삶을 향상시키려는 노력에 본질적으로 잘못된 것은 없다. 오히려 자신들의 삶과 사회에서 선을 구현하기 위해 재능과 경향을 사용하는 것은 모든 인간의 임무 중 하나다.

그러나 환경, 자기 삶의 상황, 미래 문명에 대한 지배의 유혹이 종종 우리를 압도해 버리곤 한다. 그 결과 더 좋아지기 위한 개선이나 권한 강화가 아니라 오히려 의존성과 두려움, 그리고 '가능성의 불안' 증가가 일어난다. 이번 세기에서 모든 다른 것의 전조가 된 한 가지 예는 원자력과 그것의 파괴적인 잠재력이다. 실로, 많은 이에게 이 예시는 구약성경의 바벨탑에서 말하던 인간의 자만심과 어리석음에 관한 이야기의 현대적 예다. 탑을 세움으로써, 인간 공동체는 그 공동체 자체를 파괴한다.

기술이 광란의 지경까지 이른 또 다른 예는, 앞서 말했듯이 연명 의료 기술이다. 이와 관련해 존슨은 생명 유지(life support) 기술을 유지하는 것이 정확히 무엇인지 의문을 제기한다. "우리는 생명의 유지에 대해 말한다. 우리는 종종 인격의 유지에 대해 말하지 않는다. 생명의 유지는 거의 내 관심을 끌지 않는다." 그는 말하길, "사실 유기체로서 살아 있는 것에는 전혀 관심이 없다. … 내 인격의 보전이야말로 내가 관심을 두는 바다. 실상, 나의 주된 관심사이자 어쩌면 내 유일한 진짜 관심사는 인격의 보전일 것이다."[20]

특정 환자군을 위해 개발된 많은 기술이 그들을 대상으로 해서는 아직 효과가 평가되지 않은 다른 환자군에도 이제는 사용되고 있다. 장비의 존재가 의료 제공자를 마음 편하게 만들기 때문에 사용이 되는 것이다. 투석이나 심폐 소생과 같은 기술 접근이 더 쉬워지면서 그 기술을 사용하는 것에 대해 정당화해야 한다는 명령은 약해진다. 중환자실 자리가 많아지면, 가망이 없는 임종 환자들마저도 중환자실 진료를 받게 된다.

효능에 대한 평가 없이, 게다가 대개 환자의 동의를 받지 않고 혹은 환자의 반대를 물리치면서까지 기술을 과용한 결과는 환자와 가족의 고통 증가다. 이는 죽음의 고통을 연장할 수 있고, 잠재적으로 가역적인 질환이 있는 이들에게 이득이 될 수도 있었던 자원을 낭비함으로써 사회적인 고통을 야기할 수 있다. 우리 사회에서 기술의 효과적인 이용과 남용에 있어 중환자실은 주요한 실례다. 중환자실 한 침상당 일일 비용은 대략 2~3천 달러다.[21] 병

---

20) Albert R. Jonsen, "What does Life Support Support?", *Personal Choices and Public Commitments: Perspectives on the Humanities*, W. Winslade(ed.), Galveston, TX: Institute for the Medical Humanities, 1988, pp.66~67.

21) Thomas A. Raffin / Joel N. Shurkin / Wharton W. Sinkler, *Intensive Care: Fa-*

원의 다른 침상은 대략 이 비용의 반절이 든다. 중환자실 환자의 70~80퍼센트는 살아서 중환자실을 나간다. 그들 중 많은 수는 수술 후 치료를 받기 위해 입실한 환자다. 하지만 중대한 내과적 혹은 외과적 문제를 가지고 있거나 만성 질환을 앓고 있는 중환자들의 사망률은 40~60퍼센트다. 에이즈(AIDS) 환자의 치료가 이에 딱 들어맞는 예다. 미국 국립보건원 통계에 따르면, 인공호흡기를 달고 있는 에이즈 환자의 중환자실 사망률은 최소 85퍼센트다. 그들 중 폐렴이 처음 발생한 경우에는 중환자실 치료로 종종 도움을 받는다. 실제로 중환자실은 중환자실이 목표로 하고 있는 바로 그 환자들을 대상으로 할 때 주된 이득이 된다. 하지만 쇠약하거나 만성적으로 아픈 이들은 거의 확실하게, 그 상황에서 사용되도록 설계된 것이 아닌 기계에 매달린 채로 죽게 될 것이다.[22)]

사실, 인간 생식에 관한 엄청나게 어려운 질문과 더불어 안락사의 문제, 그리고 생명의 기원과 죽음이라는 마지막 순간 사이에 있는 모든 다른 문제들은 생명에 대한 지배의 문제와 관련된다. 우리의 기술로 말미암아 생명 그 자체를 통제하려는 유혹이 거의 압도적이다. 의료에 있어, 더 많은 선택지가 반드시 더 좋은 의료로 이어지는 것은 아니다. 그래서 유전체 지도(遺傳體地圖, genome map)를 작성하는 것은 인간 유전체 구조의 복잡성에 관한 지식을 늘릴 뿐만 아니라 유전자 치료로 이끌 것이며, 머지않은 미래에는 수정 이전에 유전체 구조를 개선하는 개입으로 이어질 것이다.

이런 기술에 대한 우려는 생명의 마지막에서 환자를 죽이기 위해 우리 마음대로 수단을 사용하는 것에 대한 우려와는 다르다.

---

cing the Critical Issues, New York: W.H. Freeman, 1988, p.185.
22) *Ibid*., p.175.

전자의 경우, 기술적 개입은 그것이 생명 자체의 본성을 다시 설계하는 것처럼 보이기 때문에 우려스럽다. 하지만 수 세기 동안 우리는 생명에 대한 힘을 획득해 왔고 이를 좋게든 나쁘게든 이용해 왔다. 후자〔우리 마음대로 수단을 사용함으로써 삶의 마지막에 있는 환자들을 죽이는 것〕의 경우인 안락사에서 걱정은 상당 부분 다르다. 개인 스스로가 이를 요청할 것이 분명하다. 그런데도, 개인이 조력 자살이나 직접적인 안락사를 요청할 수도 있을 때조차, 타인의 생명에 대해 우리가 진지하게 생각하지 않고 지배력을 행사하지 않기 위해서, 우리 마음대로 할 수 있는 그 힘을 자제하는 것이 현명하지 않은가?

직접적 안락사라는 당혹스러운 문제와는 반대로, 돌봄의 부적절한 중단이나 보류 역시 어떤 형태의 '신 노릇'하기이다. 왜냐하면 다른 이를 돌보는 일을 위임받은 한 개인이 그 사람의 생명 가치에 대해 판단 내리는 것까지 수반하기 때문이다. 여기서는 환자의 안녕 측면에서 내리는 개입과 결과에 대한 객관적인 평가와 주관적인 삶의 질에 관한 판단을 구분하는 것이 중요한데, 삶의 질에 관한 판단에서 의사는 환자가 현재 살고 있는 삶이 살 만한 가치가 없다고 판단한다.

오늘날 미국에는 경제적인 영역에 위험이 존재한다.[23] 돌봄에 너무 많은 비용이 들거나, 혹은 노인이나 가난한 이들처럼 현재 사회에 부담이 된다고 여겨지는 사람들의 고통, 가장 헌신적으로 돌보는 이들조차 종종 감당하기 어려운 그 막대한 고통을 다루기

23) Ann A. Scitovsky / Alexander M. Capron, "Medical Care at the End of Life: The Interaction of Economics and Ethics", *Annual Review of Public Health Reports* 7(1986), pp.59~75.

보다는, 그들을 '처리하는' 단순한 방법을 쓰는 것이 더 쉬운 방법이 되지 않을까? 조지프 버나딘 추기경(Joseph Cardinal Bernardin)이 시카고 대학 병원에서 안락사에 관해 연설했듯이, "우리는 그들에게 의식이 없다는 이유만으로 그들의 삶이 가치 없다고 간주하는 환자 범주를 만들어 안락사로의 문을 여는 정책은 받아들일 수 없다."[24)]

미국 국가생명권위원회(National Right to Life Committee, NRLC)의 법무 자문위원인 제임스 밥(James Bopp)은 크루잔(Cruzan) 판례에 대해 발언하면서, 지속적 식물 상태(permanent vegetative state)에 있는 사람의 생명을 제삼자가 끊을 수 있는 일반적인 규칙을 사회가 정할 수는 없다고 주장했다.[25)] 의사 결정 능력이 없는 환자의 의향을 표명하는 도덕적으로 합당한 대리인이 해당 돌봄에 대해 그러한 결정을 내릴 수는 있지만, 쟁점은 우리 사회에서 인간 생명에 대한 연민 어린 존중을 유지하는 것의 중요성에 주안점을 두었다.

이는 버나딘 추기경에게 실질적인 문제였는데, 예를 들어 그는 이런 질문을 던졌다. "만일 겉보기에는 최선의 동기들로, 아픈 이들, 노쇠한 이들, 혹은 의식이 없는 이들을 죽일 수 있다고 말한다면 우리는 서로에게 그리고 우리 사회에 무엇을 시사하게 될 것인가? 그러한 행동이 개인적으로나 집단적으로 우리에게 영향을 미치지 않을 것이라고 어떻게 주장할 수 있는가?"[26)] 그러한 행

24) J. Bernardin, *Euthanasia: Ethical and Legal Challenge: Address to the Center foe Clinical Medical Ethics, University of Chicago Hospital*, May 26, 1988. Unpublished manuscript, p.16.

25) M. Weinstein, "United States Supreme Court to Hear First Case Involving Right-to-Die", *American College of Physicians Observer* (9)(July-August 1989), p.9.

위들은 일종의 '생명의 사유화'로 사적이면서도 공적인 선으로서 생명이 갖는 사회적이고 공동체적인 차원을 무시하는 것이다.

따라서 인간 고통에 대한 기술적인 대응에 의해서 인간 생명 경시가 일어날 것이라는 우려를 너무도 보수적이고 신경증적인 반응이라고 일축해서는 안 된다. 20세기의 위압적인 경험은 사람들이 기술에 속수무책으로 휘둘린 것이었다. 사람들이 이제 자기 자신의 창조물에 대상이 되는, 창조적 과정의 이러한 반전에 대한 우려는 사회적인 정책과 입법 절차를 개발하는 데에 있어 정당화될 뿐만 아니라 중요하다.

기술에 대해 책임지기

이제 의료적 절제란 환자의 선(善)을 위해 힘을 책임 있게 사용하려는 성향, 즉 기술과 여타 개입의 사용을 줄이는 동시에 그로 인해 환자가 방치되는 일을 지양하고 한편으로는 기술과 여타 개입의 과도한 사용을 피하려는 의사의 지속적인 성향으로 정의할 수 있다. 개입과 결과의 최상의 균형에 관한 모든 사례에서 찾아볼 수 있는 윤리적 임상 결정에는 책임 있는 힘의 사용이 존재한다.

절제의 덕목은 (결과를 평가하기 위해) 환자의 신체적 상황과 (환자의 가치에서 보았을 때 그 결과의 질을 평가하기 위해) 환자나 그의 대리인의 가치에 대해 거의 정교한 지경까지 인지하기를, 아마도 우리가 지금껏 논한 어떤 덕목보다도 더 많이, 의사에게

26) Bernardin, *Address*, p.14.

요구한다. 과도한 치료와 과소한 치료 사이에 적절한 균형을 맞추려면 이러한 지식은 필수적이다. 절제라는 필수적인 성질을 묘사하는 다른 방식은 '치료적인 검약'(therapeutic parsimony)이라는 표현을 통해서인데, 이는 효과, 이득, 그리고 부담에서 합리적인 배치가 일어날 수 있는 개입만 하는 것[27]이다. 이러한 판단을 올바르게 내리는 습성적인 능력을 갖추고 있는 의사는 절제의 덕목을 갖추고 있을 것이다.

절제에 관한 가장 극적인 예들은 죽어 가는 이에 대해 치료를 보류하거나 중단하는 선택들에서 끌어올 수 있다. 그러나 어려운 사례 몇몇만 언급하자면, 병약한 이들과 쇠약한 노인들, 치매에 걸린 이들, 자기 파괴적이라고 쉽게 판단할 수 있는 방식으로 그들의 자율성을 행사하고자 하는 개인들, 아이들에게 행할 개입을 적절하게 평가하는 데에서도 절제가 필요하다.

죽어 가는 과정에 있을 때뿐만이 아니라 삶의 어느 시점에서든, 어떤 치료를 원하는지 혹은 거부할 것인지 결정할 수 있는 환자의 권리를 정립하는 것에는 극적인 진보가 있었다. 환자 단체들은 입법을 지지하고 재정적으로 지원했을 뿐만 아니라 법정도 많은 부분 동의했다. 몇몇 판례에서 법정은 적극적으로 이러한 입법을 장려했는데, 의사 결정 능력이 없는 환자들, 대리인들, 그리고 어려운 결정을 내리는 것에 연관된 의사들을 위해 더 나은 법적 보호 장치를 만들도록 우리의 대표들을 재촉했다. 생전 유언(living will), 사전 의료 의향서(advance directives), 대리인 지정(durable pow-

27) Edmund D. Pellegrino / David C. Thomasma, *For the Patient's Good: Toward the Restoration of Beneficence in Health Care*, New york: Oxford University Press, 1989.

er of attorney)이 그러한 권리를 보호하기 위한 방안이다.[28] 이러한 방편들은 장기 요양 환경에 영향을 끼칠 것인데,[29] 이에 대해서는 추후 연구가 필요하다. 중요한 것은 이러한 방안의 개발에 깔린 동기가 자신이 확고하게 가지고 있는 가치관에 따라서 삶을 살아갈 환자의 권리 보호에 있다는 점이다.[30][31]

하지만 이 모든 방법은 이득, 효과, 부담 사이의 최선의 균형에 있어서 절제를 목표로 해야 한다. 그러므로 환자의 자율성을 절대시하는 것은 긴장을 고조시키는 주제이다. 이러한 강조가 암시하는 자유 지상주의적 가정에 대한 우려는 많은 사상가에게 자율성에 맞서는 데에 선행의 필요 또한 활용하게 했다.[32][33] 적극적 안락사에 관해서 의료윤리와 윤리 이론 내에 있는 갈등의 함의는 적극적 안락사로의 자유 지상주의적 밀어붙임을 포함하는데, 적극적 안락사는 죽어 가는 환자를 돌보는 것에 있어서 의료 제공자의 가치를 위험에 빠뜨린다. 이러한 밀어붙임은 의사와 환자 사이 관계의 도덕적 성질을 약화시킬 수 있다. 분명히 이러한 밀어붙임에는 개별 환자의 요구와 욕구만을 강조하는 경향이 있다. 안락사는 궁극적으로 우리가 어떤 사회를 살아가고자 하는가 하는

28) Chris Hackler / Ray Moseley / Dorothy E. Vawter(eds.), *Advance Directives in Medicine*, New York: Praeger, 1989.
29) F. Rouse, "Living Wills in the Long-Term Care Setting", *Journal of Long-Term Care Administration* (17)(Summer 1988), pp.14~19.
30) A. Mehling, "Living Wills: Preventing Suffering or a Deadly Contract?", *State Government News* (December 1988), pp.14~15.
31) A. Mehling / S. Neitlich, "Right-to-Die Backgrounder", *News from the Society for the Right to Die*, January 1989. Newsletter of 4 pages.
32) Pellegrino / Thomasma, *For the Patient's Good*.
33) Erich Loewy, "The Restoration of beneficence", *The Hastings Center Report* 19(1989), pp.42~43.

질문을 던진다.

자발적·적극적 안락사에 의사가 개입될 때 공동체에 가해질 영향에 대한 심각한 우려가 있다.[34] 이 때문에 레온 카스(Leon Kass)는 죽어 가는 환자가 의사에게 무엇을 받을 자격이 있는지에 관해 사려 깊게 설명했다. 인간성(humanity)은, 환자를 죽임으로써 자비로워지는 '인정 많음'(humanness)뿐만 아니라, 인간성(humanity) 그 자체로 존중받을 자격이 있다고 그는 주장한다. 우리가 할 수 없이 동물들을 (그들이 겪고 있는) 고통으로부터 놓아 주는 이유는 그들이 인간이 아니기 때문이고 그리하여 우리에게 어느 정도 인정 많음이 요구되기 때문이라고 카스는 주장한다. 반대로 인간 존재는 우리의 인간성 그 자체를 요구한다. 이 논지는 결국 '치유자와 아픈 사람 사이'의 관계에 기초하는데, 그 관계는 본질적으로 "암시적일 뿐일지라도 병든 사람의 온전함을 증진하고자 하는 의사와 환자 둘 다의 욕구로"[35] 구성되어 있다. 이것은 의사들 사이에서 여전히 대다수 의견이다.

연구 결과들은 환자가 죽어 가고 있는지를 의사들이 판단할 때 의학적 자료에만 기초하지 않는다는 사실을 보여 준다. 의사들은 인간 상호 작용에서 중요한 특징들을 고려하며, 치료적으로 가능한 개입과 가능한 결과들 사이의 균형도 고려한다.[36] 이와 같은

34) W. Gaylin / L. Kass / E. D. Pellegrino / M. Siegler, "Commentaries: Doctors Must Not Kill", *Journal of the American Medical Association* 259(14)(April 8, 1988), pp.2139~2140.

35) L. Kass, "Arguments Against Active Euthanasia by Doctors Found at Medicine's Core", *Kennedy Institute of Ethics Newsletter* 3(January 1989), pp.1~3.6.

36) J. Muller / B. Koenig, "On the Boundary of Life and Death: The Definition of Dying by Medical Residents", *Biomedicine Examined*, M. Lock / D. Gordon(eds.), Dordrecht/Boston: Kluwer, 1988, pp.351~374.

상호 고려는 안락사 요청과 관련해 간단하게 환자의 바람과 자율성을 받아들이는 것에 반하는 추동력이 되곤 한다. 소송에 대한 두려움 때문에 통증 완화 약물에 대한 환자의 요청마저도 존중하기를 주저하게 되는 것은 말할 필요도 없다.

치유의 과정에 인격으로서 자기 자신을 내어놓기보다는 기술을 활용하고자 하는 유혹은 '기술적인 해결'이다. 기술적인 해결은 더 어려운 과정인 진정한 인간적 관계 맺음보다 훨씬 더 개념화하기 쉽고 시행하기도 쉽다. 현대 의료 전문직 교육과 술기는 기술적인 해결을 이용하도록 엄청나게 부추긴다. 본능과 경향에 의해, 현대 문명의 모든 인간은 문제에 대한 인간적인 해결보다는 기술적인 해결에 더 끌린다.

앞서 말했듯이, 의료 기술은 생의 모든 단계에서 엄청난 힘을 제공하지만, 특히 삶의 마지막에 있어서 그렇다. 하지만 그들의 신체적·사회적 필요를 만족시키지는 못하면서 단지 적극적·직접적 안락사를 함으로써 너무 빨리 사람들을 '처리하는 것'에만 관심을 쏟아서는 안 된다. '기술 해결' 사회의 또 다른 측면은 생명에 대한 가망 없는 손상의 상황에서 고통을 지속하는 것이다. 브레스웨이트(S. Braithwaite)와 토마스마(D.C. Thomasma)가 정의 내리기를 "가망 없는 손상"이란 다음과 같다.

> 성장이나 회복의 잠재력이 없는 상태, 삶에서 기쁨이나 행복을 관찰할 수 없음. … 그리고 삶의 질에 관한 다른 특성들이 하나 이상 완전히 없는 것. 말하자면, 인지와 인식, 운동 활동, 기억 혹은 시간에 대한 인지, 의식, 언어나 생각이나 바람을 의사소통할 수 있는 여타의 지적인 수단이 하나 이상 완전히 없는 것.[37)]

일상적 삶은 인간이 아닌, 근본적으로 대부분 사람들이 이해할 수 없는 대상인 사물들과의 상호 작용으로 가득 차 있다. 우리는 기술적인 과정들에 너무 익숙해진 나머지 그러한 기술적 과정들이 인간적이고 연민 어린 돌봄의 대체물인 것인 양 행동한다. 많은 수의 노인과 죽어 가는 환자들에게 식이는 튜브 급식으로 대체되었다. 인간 삶의 영적이고 물질적인 가치에 참여하는 것은 생명체로서 단지 생존하는 것으로 대체되었다. 여기서 생명체란 인간 상상력의 바로 그 결과물인 기계에 예속된 '존재'다. 일리치(Illich)는 다음과 같이 목격했다.

> 의료 문명은 통증을 없애고, 아픔을 제거하고, 고통받는 행위와 죽어 가는 행위의 필요성을 폐기하도록 계획되고 조직화되었다….[38] 존엄한 고통을 대체한 새로운 경험은 불투명한 채로, 비인격화되어 유지되는 것이다.[39]

비인격화된 채 유지되고 있는 이 존재는 더 이상 나머지 우리만큼 존중을 받을 수 없는데, 그 까닭은 바로 위에서 말한 예속에 있다. 이는 인간 생명의 가치를 존중하는 방법이 전혀 아니다. 그가 처한 환경과 관계할 수 있는 어떠한 능력도 없이 영구히 의식이 없는 존재가 인간(person)인가? 우리의 기술에 책임을 지는 것의 일부는 애초에 가능한 결과와 이에 대한 환자의 가치를 더 충

---

37) S. Braithwaite / D.C. Thomasma, "New Guidelines on Foregoing Life-Sustaining Treatment in Incompetent Patients: An Anti-Cruelty Policy", *Annals of Internal Medicine* 104(1986), pp.711~715.

38) Ivan Illich, *Medical Nemesis: The Expropriation of Health*, New York: Pantheon Books, 1976, p.106.

39) *Ibid.*, p.154.

분히 논의함으로써 인간 생명을 기계에 예속시키는 것을 피하는 것이다.

결 론

가난, 노숙, 의료 접근성의 보장, 약한 자에 대한 폄하라는 여러 문제를 안고 있는 우리 사회와 같은 곳에서 우리는 과소한 치료, 방치, 부적절한 과잉 치료로부터 사람들을 보호하는 것에 지속적으로 각성해야 할 필요가 있다. 양쪽의 사례에서 모두, 우리는 인간의 좋은 목표로 기술을 인도할 것이다. 이것이 의료적 절제다.

제 11 장

통합성

지식이 없는 통합성은 약하고 쓸모가 없고,
통합성이 없는 지식은 위험하고 끔찍하다.
_ 새뮤얼 존슨, 『라셀라스』(*Rasselas,* 1759)

이 장은 통합성(Integrity)과 그것에 부수적인 지적 정직성의 덕목을, 특히 의생명과학 연구에서 발생하는 많은 타협의 위험에 비추어 고찰할 것이다. 통합성은, 바로 그 함축된 의미에 의해서, 모든 덕목을 통합시키는 개인의 본성을 규정하여 우리에게 보여 준다. 누군가 통합성을 가진다고 말할 때, 그 사람이 특정한 상황에서 보여 줄 반응에 대해 거의 예상이 가능하다. 즉 그가 모든 덕목을 하나의 전체로 통합할 수 있고 각 상황에서 행위를 하기 위한 결정에 도달하는 데 있어 원칙, 규칙, 지침, 규율, 그리고 여타 덕목의 상대적 중요성을 분별력 있게 판단할 수 있다고 주장하는 것이다. 명백히 유덕한 의사와 유덕한 환자는, 의사-환자 관계라는 이익을 도모하기 위해 일하면서, 그 관계의 치유 목적을 실현하기 위해 이런 덕목을 반드시 갖춰야만 한다.

임상 실무에서 통합성의 덕목

최근 생명 의료윤리 분야에서는 자율성 사고가 주도적 개념이긴 하지만, 통합성은 이보다는 좀 더 기본적인 개념이다. 자율성에 대한 도덕적 주장은 인격체의 통합성에 대한 모든 사람의 심오한 도덕적 요구에 의존한다. 이 장의 첫 부분에서, 우리는 의사-환자 관계에서 자율성과 통합성을, 그리고 의사와 환자 각각에게 자율성과 통합성이 갖는 도덕적 함축을 고찰하겠다. 이 고찰은 자율성과 통합성이 신뢰에 대해 갖는 관계를 포함하는데, 신뢰가 없이는 두 개념 중 어느 것도 현실적으로 실현될 수 없기 때문이다. 우리는 이미 신뢰의 덕목을 간략하게 다뤘기 때문에, 이런 상관관계는 여기서 짤막하게만 논의할 것이다.

자율성: 법적 도덕적 개념

과거 25년 동안, 자율성은 미국에서 생명 의료윤리의 주도적 개념으로 출현하고 있는데, 다른 나라에서도 점점 더 그러한 추세에 있다. 이것은 2500년 동안 히포크라테스 전통을 특성 지은 온건한 온정적 간섭주의 전통에서 급격하게 벗어나는 것이다. 결정에 있어서 이런 변동의 추동력은 사회 정치적이며 철학적인 것이었다.

자율성 출현의 배후에 있는 사회정치적 힘은 여기서 우리 목적을 위해서 열거될 필요가 있을 뿐이다. 그런 힘들은 많은 힘, 즉 참여적 민주주의의 진보적 전파, 기술적 전문성과 권위에 대한 불신, 공공 교육의 확대, 의료윤리에 대한 법과 경제의 침범, 그리고 도덕적으로 다원주의적인 사회에서 기술 공학의 도전을 직면해야 하는 필요성의 융합에서 추동되었다. 이런 힘들은 동시에 의사들에 대한 불신과 의료적 결정에서 더 많은 참여 요구를 낳았다. 그 결과 자율성은, 의사들의 의도가 얼마나 선하든지 간에, 의사들에 의한 제약이나 압력 없이 환자들이 자신의 고유한 결정을 내리려는 도덕적 법적 주장을 상징하는 표어가 되었다.

법적으로 자율성 원칙은 프라이버시권으로부터 나온다. 이 권리는 미국 헌법에 명시적으로 적혀 있는 것은 아니지만, 권리장전의 반영으로서 일련의 대법원 결정에서 도출된다. 개인의 가정과 개인적 삶에서 '프라이버시권'[1]에 대한 미국적 개념에는 오래되고 복잡한 역사가 있다. 이제 프라이버시권은 자녀 교육, 결혼 배우자 선택, 종교적 선호, 피임 기구에 대한 접근, 임신의 종결에 관해 결정하는 권리를 포함하는 것으로 확장되었다.[2] 1914년에 프라이버시권은 특히 생사를 결정하는 의료를 거부하는 권리를 포함하는 것으로까지 확장되었다.[3] 이런 거부의 권리는 지난 두 세기 동안 생명 연장 장치를 중단하는 것으로 처음에는 임종기 환자에서 그다음에는 임종기가 아닌 환자로, 전(全) 뇌사인 사람에서부터 부분 뇌사인 사람으로, 의사 결정 능력이 있는 환자로부터 환자의 대리인이나 그들의 바람이 표현된 생전 유언이나 사전 의

1) P. Alan Dioisopoulos / Craig R. Ducat, *The Right to Privacy: Essays and Cases*, St. Paul, MN: West Publishing Co., 1976.

2) Pierce v. Society of Sisters. 268 U.S. 510(1925); Loving v. Virginia, 388 U.S. 1(1967); West Virginia State Board v. Barnette, 319 U.S. 624(1943); Eisenstadt v. Baird, 405 U.S. 438(1972); Roe v. Wade, 410 U.S. 113(1973); Griswold v. Connecticut, 381 U.S. 479(1965).

3) Schoendorff v. Society of New York Hospitals, 211 N.Y. 125, 126, 105 N.E. 92, 93(1914).

료 의향서로 점차적으로 확장되었다.[4] 오늘날 프라이버시권은 의사들의 전통적인 온정적 간섭주의에 대한 지배적인 법적 제재다.

도덕적으로 자율성 원칙은 몇 가지 근원이 있다. 한 가지는 로크의 『정부에 관한 두 번째 논고』다. 이 책은 자유롭고 동등한 자연 상태의 인간을 상정하는데, 자유롭게 들어가게 되는 사회 계약을 제외하고 어느 누구도 다른 이에게 통치권을 가지지 않는다.[5] 로크의 논증은 '소극적 권리들', 즉 다른 이들에 의해 방해받지 않을 권리들이라는 개념이 생겨나게 한다. 이런 소극적 권리들은 많은 사람에게 자유주의적 민주주의의 근본이 되게 했다.

자율성에 대한 두 번째로 강력하고 영향력 있는 철학적·도덕적 주장은 칸트의 『도덕 형이상학의 기초』에서 제기되었다.[6] 여기서 칸트는 자유가 모든 도덕성에 본질적이라고, 즉 자유가 자율성과 동일하다고, 자율성이 "인간 본성과 모든 이성적 본성의 존엄성의 근거"라고 주장한다.[7] 칸트는 이성적 존재라는 개념과 존엄성을 이런 식으로 일치시킨다. 즉 "이성적 존재 자신은 결코 단지 수단으로만이 아니라 모든 수단의 이용을 제한하는 최고의 조건으로서, 다시 말해서 항상 목적으로도 행동의 모든 준칙의 근거임에 틀림없다."[8] 인간의 존엄성은 "자신이 만든 법에 스스로 종속된

---

4) In re Quinlan, 70 N.J. 10, 355 A. 2d 647(1976); In re Eichner, 52 N.Y. 2d 363, 420 N.E.2d 64, 428 N.Y.S.2d 266, cert. denied, 454 U.S. 858(1981); In re Conroy, 98 N.J. 321, 486 A. 2d 1209(1985); Bouvia v. Superior Court(Glenchur), 179 Cal. App. 3d 1127, 225 Cal. Rptr. 297(Ct. App. 1886) review denied(Cal. June 5, 1986); Inre Jobes, 108 N.J. 394, 529 A.2d 434(1987); Brophy v. New England Sinai Hospital, Inc., 398 Mass. 417, 497 N.E. 2d 626(1986).

5) John Locke, *A Second Treatise of Government*, 3d ed., Oxford: Blackwell, 1966.

6) Immanuel Kant, *Groundwork for the Metaphysics of Morals*, H.J. Paton(tr. and analyzed), New York: Harper and Row, 1964.

7) *Ibid.*, p.103.

다는 조건하에서만 그렇지만, 보편적 법을 만들 자신의 바로 그 능력으로 구성된다."[9]

자율성에 대한 도덕적 주장의 세 번째 근원은 존 스튜어트 밀의 논문인 『자유에 관하여』다. 밀은 자기 자신에게 해를 가할 때가 아니라 다른 이들에게 해를 가할 때 자유에 대한 유일한 제약이 성립한다고 주장했다. 자신에게 해를 가하지 않는다는 개념은 로크의 소극적 권리라는 개념과 결합되어, 자율성에 대한 철학적 개념과 미국 법정에서 가장 영향력 있는 프라이버시에 대한 법적 개념 간의 연결 고리가 된 것으로 보인다. 이것은 의료를 수용하거나 거절할 최종 결정을 누가 해야 하는가에 대한 갈등을 해결하기 위해 일반적으로 사용된 원칙이다. 대통령 위원회의 보고서에서도 마찬가지인 것으로 보인다.[10]

프라이버시라는 법적 개념 규정과 자율성이라는 도덕적 개념의 결합은 광범위하게 받아들여진 의료적 의사 결정 패러다임으로 확고히 굳어졌다. 의사 결정 능력이 있는 환자는 자신의 고유한 결정을 내릴 도덕적이고 법적인 권리를 가지며, 이런 결정은 의사나 가족의 결정보다 우선한다. 환자들이 더 이상 의사 결정 능력이 없을 때, 발달 장애를 앓거나 유아인 경우와 같이 결코 의사 결정이 있었던 적이 없을 때, 의사 결정을 할 그들의 권리는 적법한 대리인이나, 생전 유언(living will), 사전 의료 의향서(medical dir-

8) *Ibid.*, p.105.

9) *Ibid.*, p.107.

10) President's Commission for the study of Ethical Problems in Medicine and Biomedical and Behavioral Research, *Report of the President's Commission for the Study of Ethical Problems in Medical and Biomedical and Behavioral Research: Deciding to Forego Life-Sustaining Treatment*, Washington, DC: General Printing Office, 1983.

ective), 대리인 지정(durable power of attorney)과 같이 몇 가지 예상되는 진술—혹은, 이런 것이 부재할 때, 법정 후견인[11]에게 이양된다. 몇몇 사람은 자율성의 원칙과 프라이버시권을 너무나 절대시해서 그것의 실행에 어떠한 제한도 두지 않을 것이다. 반면에 어떤 이들은 자율성에 대한 다양한 제한을 받아들인다. 우리는 자율성과 통합성 간의 연결을 검토할 때 이런 예외들로 나중에 되돌아올 것이다.

프라이버시와 자율성 원칙이 가장 구체적으로 실현된 것은 충분한 정보에 의한 동의(informed consent)라는 원칙인데, 이것은 도덕적으로 타당한 의료적 의사 결정의 중심적인 요구 사항이 되었다.[12] 동의가 자기 지배에 대한 인간의 권리를 충족시키려면 합리적 선택을 내리기에 충분한 정보에 기초해야 하며 강압이나 기만이 없어야 한다. 의사나 혹은 어떤 다른 사람이 그에게 최상이라고 간주할 수도 있는 것보다는 이성적 존재 그 자신이 최상이라고 간주한 것에 대한 판단을 내릴 능력을 촉진하도록 충분한 정보에 의한 동의를 둘러싼 절차들이 고안되었다.

인간의 통합성과 통합성을 가진 인간

통합성은 자율성보다 더 복잡하고 근본적인 개념이다. 어원적으로 이것은 완전함, 온전함, 통일성을 의미한다. 이것은 의료윤리에서 두 가지 중요한 의미가 있다. 한 가지 의미는 인간의 통합

11) 예컨대 1991년 일리노이 대리모 결정법.

12) Ruth R. Faden / Tom L. Beauchamp, *A History and Theory of Informed Consent*, New York: Oxford University Press, 1986.

성, 환자의 통합성, 그리고 의사의 통합성을 가리킨다. 다른 의미는 통합성을 가진 인간이 되는 것을 가리킨다. 첫 번째 의미에서, 통합성은 단순히 인간이기 때문에 모든 인간에게 해당하는 도덕적 주장이다. 두 번째 의미에서, 통합성은 덕목 중 하나로서 즉 도덕적 건전함과 온전함을 가리킨다. 이것은 다른 이들과의 관계 속에서 지속적인 실행을 통해 획득된 도덕적 습성이다. 통합성의 이 두 가지 의미는 의료윤리에서 각각 중요한 윤리적 함축을 갖는다.

1. 인간의 통합성

인간의 통합성(integrity of person)이라는 표현을 통해 우리는 전체에 대한 관계에서 부분들을 올바르게 순서 매기기, 즉 온전한 유기체가 건강하게 기능하기 위해 필수적인 인간 존재의 다양한 차원 간의 균형과 조화를 지칭하려 한다. 인간의 통합성은 인간들 삶의 신체적, 사회·심리적, 지적 요소 간의 균형 잡힌 관련성 속에 표현되어 있다. 어떠한 요소도 다른 것들에 대해 균형에서 벗어나 있지 않다. 각각은 전체의 선(善)이 그것을 요구할 때 선두에 선다. 각각은 전체의 이익을 위해서라면 다른 것들에 항복할 준비가 되어 있다. 이런 의미에서 통합성은 건강과 동의어이다.

이런 관점에서 질병과 질환은 전반적인 기능을 하는 데 방해받는 인간의 비-통합성, 비-통일성의 유형이다. 신체적 질병이 생기면, 육체가 중심적 역할을 차지하게 된다. 육체는 일, 놀이, 인간관계를 추구하는 수단이 아니라 주의 집중의 중심이 된다. 이와 유사하게 사회·심리적 질병은 불안, 강박, 환상이 통제하는 위치를 점유해, 개인 삶의 균형과 통일성을 왜곡하게 되는 비통합성의 한 형태다.

질병은 또한 자아의 통일성과 그것이 육체와의 관련성을 공격한다. 일상적으로 육체와 자아는 친밀하게 통일되어 있다. 질병이 우리를 괴롭힐 때, 우리는 괴롭히는 부분으로부터 소외되었다고 느낀다. 우리는 육체로부터 멀찍이 떨어져서 육체를 거부하고, 육체에 분개한다. 아픈 몸이나 마음은 전체에 대항해서 반란을 일으킨다. 자아 자체가 분열된다. 우리의 동일성에 대해 우리가 빚었던 이미지는 질병에 의해서 위협당한다. 우리는 우리의 희망 및 염원과 우리 각자의 생리적·심리적·신체적 단점에 의해 부과된 제한 사이에서 수년 동안 맞닥뜨린 독특한 균형을 지닌 채 살고 있다. 심각한 질병은 죽음이 장애, 고통, 죽음의 이미지에 미치는 영향에 직면하도록 강요한다. 이는 새로운 균형점을 가진 새로운 이미지, 그리고 무엇이 건강을 구성하는지에 대한 새로운 정의를 재구축할 것을 요구한다.

인간의 통합성의 또 하나의 측면은 우리가 간직하고 옹호하는 가치들의 통합성이다. 우리 각자는 진정한 의미에서 우리가 우리 자신의 것으로 선택한 가치들의 특정한 배치에 의해 정의된다. 질병에서 이런 가치들은 의사와 가족 및 사회의 가치와 상충할 수도 있다. 치유에 대한 우리의 개념은 무엇이 좋은 기능하기를 구성하는지에 관한 우리의 평가를 반영한다. 치료되거나 치료를 받기 위해서, 우리가 가장 소중하게 여기는 가치가 의사의 정밀조사와 가능한 조작의 대상이 되어야 한다. 그래서 그 가치는 의료적 거래에서 도전을 받거나 훼손될 위험에 놓여 있다.

인간의 통합성에 대한 이런 두 가지 관점과 질병으로 인한 분열의 잠재성은 환자에 대해서뿐만 아니라 치유하고 돕기를 공언한 의사에 대해서도 도덕적 책무를 생성한다. 치유는 다시 온전하게 하는 것, 즉 건강한 존재를 구성하는 온전함을 재정립하는 것을 의미한다. 이것이 바로 의료적 돌봄의 목적이며 의료적 관계에 내재한 서약이다. 이 서약에 충실하기 위해서 의사는 질병으로 야기된 분열을 구제할 책임이 있다. 이것은 신체적 영역뿐만 아니라 사회·심리적 영역을 포함한다. 인간의 통합성을 회복하는 것은 진정으로 전인적인 의료의 도덕적 기초다.

자아의 통합성과 그 인격체를 고유한 개별자로 파악하게 해 주는 가치들을 보존하는 책무도 동등하게 중요하다. 의사 결정에 대한 환자의 자율적 능력을 고취시키고 회복시키는 책무를 생성시키는 것은 바로 환자의 가치에 있어서 이런 취약성이다. 그래서 자율성은 환자의 자기 지배에 대한 인간적 능력을 빼앗는 것이 그의 인격적 통합성을 침해한다는 사실에 궁극적으로 근거한다. 환자의 가치를 무시하거나, 기각하거나, 물리치거나, 조롱하는 것은 바로 환자의 그 인간성을 공격하는 것이다. 이것은 질환의 결과로 이미 존재하는 인격의 분열을 악화시킨다. 이는 도덕적으로 옹호 가능한 치유 관계로부터 가장 멀리 떨어진 행위이다.

그러나 자신의 자율성 존중에 대한 환자의 도덕적 주장이 절대적인 것은 아니다. 환자의 도덕적 주장은 인격으로서 자신의 자율성에 대한 의사의 동등한 주장에 의해 제한된다. 환자는 인격으로서 의사의 통합성을 침해할 수 없다. 만일 의사가 예컨대, 임신중절, 안락사, 수분과 영양 공급을 보류하거나 중단하는 것, 인공수정에 반대한다면, 그가 자신의 자율성을 무시하고 환자의 자율성을 존중하도록 기대할 수 없다. 도덕적으로 논쟁이 되는 시술이 합법적인 것이 되고 건강 보험 혜택의 일부가 되면서 이것은 점점 더 중요한 문제가 되었다. 의사와 환자 둘 다 본인의 인격적 통합성을 존중받을 자격이 있다. 어느 누구도 상대에게 자신의 가치를 부과할 수 없다. 존중 어린 태도로 그 관계에서 물러나는 것이 의사나 환자의 도덕적 통합성을 손상시킬 수도 있는 행위를 피하는 데에 필수적일 수 있다.

환자의 자율적 결정이 다른 사람에게는 심각하고 결정적일 수 있으며, 직접적인 해를 가할 수도 있을 때 또 하나의 제한이 발생한다. 여기서 한 가지 예로 인간면역결핍바이러스(HIV) 양성인 환자가 그 사실을 자신의 배우자나 성적 파트너에게 밝히기를 거부하는 경우를 들 수 있다. 이런 경우에 의사는 본인의 책무를 회피하면 안 된다. 의사는 먼저 환자 스스로 자기가 인간면역결핍바이러스 양성자라는 사실을 개인적으로 주위에 밝힐 기회를 준 다음, 해당 환자로 위험에 노출된 사람에게 사실을 알려야 한다. 이는 의사의 정의로운 책무이다.

의사 결정 능력이 없는 성인이나 유아의 치료에서 적법한 대리인의 자율적 결정이라 하더라도 과잉 또는 과소 치료로 이어질 수 있는 이해 상충의 명백한 증거가 있다면, 의사는 그 적법한 대리인의 결정에도 반대해야 한다. 의사의 일차적 책무는 환자의 인격적 통합성을 보전하는 것이다. 이런 경우 의사가 물러서서는 안 되고, 환자의 이익을 보호하기 위해 민주 사회에서 가능한 조치를 모두 취해야 한다. 이는 윤리위원회에 의뢰, 법정 후견인 임명, 혹은 그 대리인의 자율성을 제한하기 위한 법원의 직접적인 개입을 의미할 수도 있다.

실제로, 이처럼 환자 자율성 존중이 극단으로까지 치달았을 때, 얼마든지 도덕적으로 정당화가 가능한 자율성 관련 주장들로 인해 인간 존재의 공동체성(communality) 관련 모든 개념은 무너지고 끝날 수 있다. 절대화된 자율성은 도덕적 원자론, 극도의 개인주의, 무정부주의를 부른다. 인간은 사회적 동물이다. 아리스토텔레스가 정확히 지적한 대로, 인간은 사회적 관계를 떠나서 충족될 수 없다. 환자가 처한 공동체도 또한 도덕적 주장을 갖는다. 생명의료윤리의 이런 공동체주의적 차원은 의료윤리의 주도적 원칙으로서 자율성을 추동하는 작금의 상황으로 인해 손상될 심각한 위험에 처해 있다.

환자들은 사회적 관계로부터 얻은 평생에 걸친 혜택에 대해 공동체에 빚을 지고 있다. 환자는 고가의 치료나 미미한 혜택을 주는 치료 요구를 스스로 제한해야 하고, 또 사회와 가족에게 경제적 부담을 주는 치료 기술 관련 요구 또한 스스로 제한해야 한다. 이 같은 요구를 자제하고 제한할 책임이 어느 정도는 환자에게 있다. 무익(futile)하거나 단순히 죽어 가는 행위를 연장할 뿐인 연명 장치(延命 裝置)에 대해서는 사회적 정의라는 인식에서 비롯된 자발적 제한이 있어야 한다.

자율성에 대한 도덕적 주장은, 여기에서는 자기 이성의 본성에 기초해 선택하는 인간의 자기 결정 능력으로 정의했다. 이는 인격적 통합성의 보존에 대한 더욱 근본적인 주장에서 도출된다. 자율성은 강력한 도덕적 주장이며, 다른 사람 쪽에서 그것을 존중할 의무를 만들어 낸다. 그러나 다른 인간과의 교류뿐만 아니라 의료적 교류에서도 그 주장이 절대적인 것은 아니다. 자율성에 대한 주장은 의사의, 다른 사람의, 그리고 정의의 동등한 주장에 대해서 균형 잡힌 것이어야 한다.

마지막으로, 만일 우리가 독립적인 윤리 원칙으로서가 아니라 인간 인격체의 통합성에서 유래하는 것으로서 자율성을 본다면, 자율성과 선행 간의 추정된 갈등은 사라져야 한다. 몇몇 저자가 제안하듯이 온정적 간섭주의가 선행과 동등하게 받아들여질 수 없다. 온정적 간섭주의는 무엇이 자신의 최상의 이익인지 결정할 인간으로서 환자의 도덕적 주장을 의사가 강탈하는 것을 포함한다. 이것은 환자 인격의 통합성을 침해하는 것이며 어떤 상황에서도 선행이 될 수 없다. 오히려 선행하기 위해서 환자의 가치와 선택에 대한 존중이 필수적이다. 우리가 다른 곳에서 지적했듯이, 의사는 **'신뢰 안의 선행'**(beneficence in trust)을 유지한다.[13]

2. 통합성을 가진 인간

프라이버시법과 자율성 원칙은 의료적 교류에서 아픈 사람의 통합성을 보호하기 위해 필수적이지만 충분한 것은 아니다. 필수 불가결한 것은 통합성을 가진 인간(person of integrity), 즉 도덕적 온전함을 지닌 인간인데, 이는 자율성에 대한 도덕적 주장의 뉘앙스와 미묘함을 존중하고 신뢰를 받을 수 있는 사람이다. 그러므로 의사는 다른 이들에게 통합성의 덕목을 보여 주는 사람, 즉 다른 이들의 자율성에 대한 존중을 원칙으로 받아들일 뿐만 아니라 그것의 적용을 가장 도덕적으로 세심한 방식으로 해석하는 사람이다.

환자 인격의 통합성에 대한 궁극적인 보호 장치는 **'치유 관계'**(the healing relationship)가 지닌 신탁적 본성에 대한 의사의 충실함이다. 자율성의 원칙을 해석하고 적용하는 사람은 바로 의사다.

---

13) Edmund D. Pellegrino / David C. Thomasma, *For the Patient's Good: The Restoration of Beneficence in Health Care*, New York: Oxford University Press, 1988.

모든 것은 의사가 사실을 어떻게 제시하는가, 어떤 사실을 선택하고 강조하는가, 얼마나 많이 혹은 얼마나 적게 밝히는가, 위험과 이익에 어떻게 무게를 두는가, 환자의 두려움과 근심을 존중하는가 아니면 착취하는가, 요약하건대 의사가 의사로서 역량(aesculpaean power)을 어떻게 사용하는가에 달려 있다. 모든 환자는, 최고의 교육을 받았고 가장 독립적이라 할지라도, 의사 역량의 희생자 혹은 수혜자가 된다. 그 결과로 생긴 책임은 의사에게 무겁게 주어져서, 환자의 의존적이고 취약하며 공포에 질린 상태를 인지하도록 하고, 설사 그것이 환자의 최선의 이익에 있다 할 때조차 그 상태를 착취하지 않도록 한다.

명백히, 어떠한 계약이나 법 혹은 추상적인 윤리 원칙도 신뢰에 대한 필요를 뿌리 뽑을 수 없는데, 이는 여타의 모든 인간관계에서 그러한 것과 마찬가지다. 자율성에 대한 현재 강조는 인격적 통합성에 대한 더 중대한 침해를 감소시키는 데 있어 매우 의미 있다. 그러나 환자의 자율적인 바람을 보호하는 것에 대한 의사의 책임은 여전히 의사의 품성에 강하게 달려 있다.

의사는 환자와 관련된 결정, 행위, 정책이 통과해야만 하는 관문이다. 그는 환자의 자기 결정을 고양하고 다른 이들에 의한 침입을 막을 수 있는 자리에 있다. 이 민감한 자리는 그에게 특권을 주는 것이 아니라, 그가 서비스하겠다고 서약한 환자의 인격적 통합성을 지키는 수호자가 되라는 책임을 증대시킬 뿐이다. 그 자리에서 의사는 또한 인격으로서 환자가 지닌 통합성에 영향을 미칠 결정과 정책의 도덕적 공범이 된다.

인간의 통합성이 질병에 의해 해체될 때 이를 지키고 치유하려면, 분명 의사는 통합성을 지닌 인간이어야만 한다. 의료윤리의 근본에는 신탁적 관계와 신뢰에의 충실성이라는 덕목이 있다. 이것은 의사가 인격의 통합성의 의미를 이해하도록 성향 짓게 하며, 인격의 통합성이란 의미는 다시 프라이버시법과 자율성 원칙의 근거가 된다.

환자의 자율성과 환자의 인격적 통합성을 존중하는 것의 일부로서, 자율성의 권리 자체를 포기할 도덕적 권리가 있다는 것을 잊어서는 안 된다. 의사가 환자의 참여를 자극하기 위해 정직한 노력을 기울일 때, 환자는 의사에게 압도되어 결정하기 어렵다고 느끼고 무엇이 행해져야 하는지 의사에게 물어볼 수도 있다. 이런 상황에서 그리고 단지 이런 상황에서만, 의사는 환자를 위해 결정을 내릴 도덕적 권한을 갖는다. 그렇게 하지 않는 것은 일종의 도덕적 포기다.

그러나 모든 통상적인 상황에서 가장 도덕적으로 확신을 주는 의사 결정을 위한 공식은 다음과 같은 것으로 보인다. 설사 그런 결정이 현상학적으로 가능하다 할지라도, 환자를 위한다는 명목으로 의사가 결정해서도 안 되고, 최적의 판단이라는 명목으로 의사 없이 환자가 혼자 결정해서도 안 된다. 오히려 결정은 각 인격의 통합성이 보호되는 진정한 합의 속에서 의사와 환자를 둘 다 참여하게 해야 한다. 의사는 환자를 대신해서가 아니라 환자의 이익을 '위해서'란 의미에서 환자를 위해 그리고 환자와 함께 결정을 내리는 것으로 생각해야 한다.

이제 과학적 연구에서 통합성의 중요성으로 넘어가겠다.

과학적 연구에서 통합성의 덕목

1785년 조카인 피터 카(Peter Carr)에게 보낸 편지에서 제퍼슨(Jefferson)은 다음과 같이 썼다. "정직한 마음이 첫 번째 축복이며, 아는 머리는 두 번째다."[14] 그의 통상적인 간략한 표현력으로 제퍼슨은 다음 절에서 주요 메시지를 전달한다. "지성은 충분하지 않다. 인사(人事)에는 품성과 덕이 선행해야 한다."

우리는 과학에서 이 진술이 진리임을 알고 있다. 이는 연구실과 침상에서 어느 누구도 지켜보지 않을 때, 연구의 도덕적 성질을 결정짓는 것은 연구자의 품성이라는 뿌리 깊은 사실 때문이다. 만일 연구의 통합성에 문제가 있다면, 우리는 연구자로 시작해서 연구자로 끝내야 한다. 연구 체계 구조에서 오류는 설명될 수도 있지만, 연구 부정행위는 변명의 여지가 없다. 개별 과학자의 연구상 부정행위는 국회나 시민들이 "더 이상은 과학자가 스스로 규제하도록 믿고 맡길 수 없는가?"라고 묻도록 만든다.

이런 질문의 적절성은 1966년에 쓰인 임상 연구에서 윤리에 관한 가장 최초의 논문 중 하나에서 분명하게 인식되었다. 헨리 비처(Henry Beecher)는 실험 대상에 대한 보호로서 충분한 정보에 의한 동의를 강조한 후 다음과 같이 결론짓는다. "지적이고, 정보에 대해 양심적이며, 연민 어린, 책임감 있는 연구자야말로 더욱 믿을 만한 보호책을 제공한다."[15]

비처의 말은 도덕적으로 책임 있는 연구자의 품성 특질과 연구

14) Thomas Jefferson to Peter Carr, August 19, 1785, in *The Papers of Thomas Jefferson*, Vol.8, Julian P. Boyd(ed.), Princeton University Press, 1953, p.406.
15) Henry K. Beecher, "Ethics and Clinical Research", *New England Journal of Medicine* 274(1966), pp.1354~1360.

부정행위의 책임 소재를 간략하게 규정한다. 비처의 통찰력은 문제가 "도덕적이 아니라 정치적으로" "지나치게 과장되었다"[16]거나 그것이 과학의 "이데올로기", 즉 보상 체계, 혹은 오류가 있는 과학의 사회적 구조[17][18][19]라고 주장하는 몇몇 유명한 과학 옹호자의 반응과는 극명하게 다르다. 여기서 우리는 연구자의 품성에 대한 비처의 강조를 확장한다.

품성은 도덕적 삶의 기초다. 이런 생각은 몇 년간 등한시되다가, 현대 윤리학자들에 의해 되살아났다. 이것은 지난 25년간 규칙, 원칙, 지침이 주도해 온 생명 의료윤리에서 아직도 영향력을 발휘한다. 여기서 우리가 주장하는 바는 만일 우리가 과학자의 윤리적 행동에 대한 포괄적 통찰력을 가지려 한다면, 덕 윤리가 기존 원칙의 윤리와 상보적이어야 한다는 점이다.

명확하게 하기 위해, 우리는 몇 가지를 부인하는 것으로 시작하겠다. 첫째, 과학적 부정행위에는 여러 종류가 있고 그 정도도 다양한데, 모두가 동등하게 심각하거나 도덕적으로 비난받을 만한 것은 아니다. 우리는 사기(fraud)와 정직한 실수(honest error), 이해상충(conflict of interest)과 기만(fraud), 그리고 데이터를 '조작'(cooking)하거나' '변형(fudging)시키거나' 위조(falsifying)하는 것 간의 차이를 구별해야 한다. 그래서 상이한 정도의 도덕적 과실이 있지

16) Philip Handler, *Fraud in Biomedical Research: Hearings Before the Subcommittee on Investigation and Oversight of the Committee on Science and Technology, U.S. House of Representatives*, Washington, DC: U.S. Government Printing Office, 1981, p.12.

17) Gerald Dworkin, "Fraud and Science", *Research Ethics*, Kare Berg / Knut Erik Tranoy / A.R. Liss(eds.), New York: Alan R. Liss, Inc., 1983, pp.65~74.

18) Paul Feyerabend, *Against Method*, London: Verso, 1975.

19) William Broad / Nicholas Wade, *Betrayers of the Trust*, New York: Simon & Schuster, 1982.

만, 결국 모든 것은 연구자의 품성에 달려 있다.

둘째, 최근의 폭로에도 불구하고, 우리는 과학자들 사이의 도덕적 비열함이라는 전염병의 한가운데에 있다고 생각하지 않는다. 과학자들 대부분이 그들의 일을 잘 수행하면서 존중할 만한 사람들이지만, 과학적 부정행위의 역사는 오래되었다. 우리는 그것의 실제 발생 빈도나 만연함 정도를 알지 못한다. 오래전부터 브로드(Broad)와 웨이드(Wade)가 여섯 쪽 반에 걸쳐 모아 둔 "알려진 의심스러운 사례들" 묶음집을 훑어본다면, 우리는 그것의 상대적인 희귀함에 놀랄 것이다.[20] 그러나 희귀함은 몇몇 과학의 옹호자들이 제안한 대로 기만을 하찮게 여기거나 무시하는 것을 정당화할 수 없다.

셋째, 기만은 몇몇 사람이 단언하듯이, '혼란한' '미친' 정신이나 선정성에 굶주린 미디어의 과장된 산물로만 볼 수 없다.[21][22] 유사하게, 우리는 과학 공동체가 자동적으로 스스로 바로 잡는다는 주장에도 동의할 수 없다. 잘못을 부인하는 것, 책임을 받아들이고 개선을 향한 건설적인 발걸음을 취하지 못하는 것보다 더 확실하게 외부적인 규제를 부르는 것은 없다.

마지막으로, 덕과 품성의 윤리에 대한 우리의 강조가 원칙과 규칙 기반 윤리에 대한 거부가 아님을 기억해야 하는데, 이는 뉘른베르크 강령, 헬싱키 선언, 세계보건기구와 국제의과학기구협회가 마련한 인간 대상 연구에 대한 가이드라인에 예시된 바와 같다.[23][24][25] 생명 의료윤리에서 개념적 도전은, 일반 윤리에서와

---

20) *Ibid.*

21) Handler, *Fraud*, p.12.

22) Lewis Thomas, "Falsity and Failure", *Discover*(June 1981), pp.38~39.

23) The Nuremburg Code(1947), reprinted in *Biomedical Ethics*, T.A. Mapps / J.S.

마찬가지로 원칙 기반 윤리와 덕 기반 윤리를 하나가 다른 하나를 대신하는 것이 아니라 상호 강화하는 관계 속에서 연결시키는 것이다.

연구에서 덕 윤리의 본성

시작부터 윤리의 목적은 두 가지였다. 즉 좋은 품성을 형성하는 것과 도덕적으로 선한 결정을 내리는 것을 가르치는 것이다. 윤리 역사의 많은 부분은 품성과 덕이 주요한 중심이었다. 다만 최근 몇 년 동안에는 특정한 조건부 원칙에 부합해 결정을 내리고 난제를 해결하는 것으로 관심의 방향이 바뀌었다.[26] 그러나 이제, 원칙에 기반을 둔 윤리의 단점이 인지되고 있다. 그 결과, 우리는 일반적 윤리와 전문직 윤리 둘 다에서 덕에 대한 관심이 되살아난 시대로 들어가고 있다. 매킨타이어는 덕 윤리의 진화와 이양 및 덕 윤리 부흥의 필요성을 능숙하게 잘 묘사했다.[27][28]

연구자를 좋은 사람이 되도록 만들 특질이라는 더 광의의 도덕

Zembaty(eds.), New York: McGraw-Hill, 1981, p.145.

24) The Declaration of Helsinki(1964), revised in 1975, in Mappes / Zembaty, *Biomedical Ethics*, pp.146~147.

25) *Proposed International Guidelines for Research Involving Human Subjects*, Geneva and Albany, NY: World Health Organization and the Council for International Organizations of Medical Sciences, 1982.

26) Tom L. Beauchamp / James F. Childress, *Principles of Biomedical Ethics*, 3d ed., New York: Oxford University Press, 1989.

27) Alasdair MacIntyre, "The Return to Virtue Ethics", *The Twenty-Fifth Anniversary of Vatican II, A Look Back and a Look Ahead*, Russell E. Smith(ed.), Braintree, MA: The Pope John Center, 1990, pp.239~249.

28) Alasdair MacIntyre, *After Virtue*, 2d ed., Notre Dame, IN: University of Notre Dame Press, 1984.

적 의미에서 덕과 품성을 여기서 논할 수는 없다. 도덕적 다원주의인 우리 시대에서 좋은 사람이 된다는 것이 어떤 것인가에 대한 합의는 고통스러우리만치 거의 없다. 몇몇 사람에게 악덕인 것이 다른 이들에게는 덕목이다. 좋은 사람을 규정하는 어떤 품성적 특질이나 덕목이 있다고 우리는 확신하지만, 여기서 이를 주장하지는 않을 것이다. 오히려 우리는 각자의 전문 분야에서 자신의 업무를 잘하도록 해 주는, 즉 좋은 연구자, 의사, 변호사, 과학자가 되게 하는 덕목이나 품성적 특질을 다룬다. 제1장에서 논의했듯이, 매킨타이어는 아리스토텔레스의 덕에 대한 생각들을 확장해서 실무에 내재적인 선(善)을 획득하는 데 필수적인, 획득된 특질로서 덕목을 규정했다.[29] 실무에 내재적인 선은 그 실무의 목적과 그 실무 종사자들에 대한 이해를 통해서 인식 가능하다. 예컨대, 의에 내재적인 선은 치유나 건강이며 의사의 덕목은 그런 선을 획득하기 위해 혹은 그것을 좌절시키는 방해물을 극복하기 위해 우리에게 필요한 특질이다. 매킨타이어는 또한 덕목에서 중요한 공동체적(communal) 차원을 인식하는데, 이것은 덕목이 공동체 내에서 학습되고 공유되며 공동체의 선에 필수적이라는 점이다.[30] 이제 과학적·의학적 연구 실무에 관한 이런 개념의 덕목을 고찰해 보자.

연구 실무에 내재적인 선은 진리, 즉 우리가 거주하는 세계의 어떤 면에 관해 진정으로 실제인 것을 이해하는 것이다. 과학자의 덕목은 과학자로 하여금 진리, 즉 연구의 목적을 획득할 수 있게 해 준다. 이는 바로 객관성, 비판적 사고, 데이터를 기록하고 보고

29) *Ibid.*, pp.174~179.
30) *Ibid.*, pp.206~207.

하는 데 있어서 정직함, 비뚤림(bias)이 없는 것, 과학 공동체와의 지식 공유라는 덕목이다.

덧붙여, 신뢰에의 충실성이라는 덕목이 있다. 모두를 이롭게 할 인간 지식을 확장하는 데 이용될 것이라는 기대에서 공공은 자유로운 탐구에 기여할 자금, 시설, 환경을 제공한다. 연구를 위한 자금을 받아들이는 사람들은 사회와 서약 관계에 들어가는데, 이 안에서 일차적 선(善)은 권력, 개인적 이윤, 특권이나 자만심일 수 없다. 이런 것들은 연구 외적인 이차적인 선이다. 이런 것들은 다른 것을 추구하면서도 얻어질 수 있고, 연구 목적에만 특정된 것은 아니다. 과학적 기만의 토대에는 항상 가치와 성향의 전도가 있는데, 이때 자기 이익은 우선적인 원칙이 되어서 진리를 대체한다. 한마디로, 실무에 외적인 선이 실무에 내적인 선을 지배하고 좌절시킨다.

연구의 산업적 모델

이 세계가 이상적인 세계이며 정상적인 인간 충동으로부터 자유로운 과학자가 있다면, 여기서 우리 논의를 끝낼 것이다. 우리는 단지 지식 탐구의 도덕적 본성과 그것이 함축하는 특성을 규정할 필요만 가질 것이며, 그것들은 각 과학자에게서 자동적으로 드러날 것이다. 플라톤은 바로 이러한 것을 기대했을 것인데, 왜냐하면 그는 품성의 탁월함(*aretē*)을 진리에 대한 앎과 동일시하기 때문이다. 플라톤에게 악덕은 단순히 도덕적 진리에 대한 무지일 뿐이다. 아리스토텔레스는 더 현실적이다. 그는 우리가 그러하듯이, 경험에 의해 인간이 이성과 감정의 피조물임을 알고 있었다.

무엇이 선(善)인지 안다는 것이 선을 행하려는 동기를 보장해 주지 않는다.

확실히, 우리는 일단 선(善)을 알아야 한다. 이것이야말로, 과학자가 윤리적이기 위해 되어야 하는 인간의 유형을 우리가 강조해 온 이유다. 유덕함을 잃지 않기 위해서 과학자는 현대 과학 연구의 복합적인 재정적·직업적·사회적 구조에 내재한 일련의 어려움들을 해결하고 관리해 나가야 한다. 이런 어려움들은 모두 이기적인 자기 이익이라는 악덕으로 이끈다. 각각의 순간에 연구의 목적을 전복시키고 공공의 신뢰를 위반하는 자기 이익에 대한 유인책이 있다.

자기 이익은 정상적인 인간의 동기이며 그 자체로 도덕적으로 잘못은 아니다. 아리스토텔레스는 이 논의에 관련된 것으로 합법적인 자기 이익과 불법적인 자기 이익 간의 차이에 대해서 확장된 분석을 했다.[31] 다른 인간 존재들처럼, 과학자는 합법적인 자기 이익을 갖는다. 그들은 자신의 경력 쌓기를 모색하고, 가족을 부양하고, 동료의 인정, 명예에 대한 만족, 공적인 인정, 여가를 즐긴다. 그러나 아리스토텔레스가 강조하는 대로, 이런 동기가 우세한 것이 되고 윤리적으로 선한 삶을 사는 것에 적절한 목적을 방해했을 때, 그 동기는 잘못된 유형의 자기 이익, 즉 대부분의 과학적 기만에 중심적인 악덕이 된다. '이기적' 자기 이익은 연구 대상자, 공공, 과학이라는 기획 자체를 위험에 빠뜨리는 다양한 유형의 타협으로 이끈다.

이기적 자기 이익의 가장 심각한 유인은 학문 활동으로부터 산

---

31) Aristotle, *Nichomachean Ethics*, 1168a28-34 and 1168b1-38.

업계 활동으로의 최근 연구의 탈바꿈으로부터 생겼다. 학자 됨의 가치들, 즉 진리를 추구하고, 정직하게 보고하고, 정보를 공유하고, 비뚤림을 억제하고, 연구 대상을 선택할 자유를 보호하는 것은 산업, 상업, 사업의 가치와 상충하게 되었다. 경쟁에서 우위를 차지하고, 정보에 대한 우선권과 소유권을 설정하며, 시장을 독점하고, 환자를 얻고, 미래 투자 가능성에 의해 연구 주제를 선택하는 것은 산업의 가치들이다. 그것들은 잘못된 유형의 자기 이익을 조장하고 연구의 일차적 목적을 좌절시킨다.

연구의 산업적 모델은 연구를 여타의, 즉 교환 가치를 위해 생산된 품목과 같이 상품으로 만드는데, 왜냐하면 연구가 승진, 정년 보장, 강의 시수의 책임이 가벼워지는 것, 더 큰 연구실, 재정적 지원을 더 많이 받는 것 등의 결과를 산출하기 때문이다. 상급 연구자는 그의 성공이 자신이 출판한 논문들, 수주한 연구 자금, 위원회 자격, 수상 경력 등의 숫자에 의해 측정되는 사업가, 즉 기업의 최고 경영자가 된다. 성공한 경영 책임자와 같이 성공한 과학자는 강의 책임 시수가 전혀 없는 것부터 주식까지, 모든 것에 대해 더 많이 약속하는 것에 따라 이 기관에서 또 다른 기관으로의 유혹을 받는다.

산업적 모델은 자기 복제적이다. 젊은 연구자들은 여피(yuppie) 기업인처럼, 자신들의 상급자를 흉내 내며, 가치를 타협하는 것을 배우며, 자신들이 기업적 연구 사다리를 오르는 것을 정당화한다. 연구 공동체의 가치는 왜곡되어서 데이터를 숨기고 선택적으로 보고하는 것이 이제 덕목이 되었다. 상급 연구자들은 연구 프로젝트에 가장 미미한 접점에서도 자기 공로를 주장하면서 자기 연구실에 오류가 있는 것에 대해서는 책임을 회피한다. 대형 연구팀의 도덕적 책임은 너무나 분산되어서 잘못된 연구 행위가 발견되었을 때 누구나 다른 사람을 범인으로 지목한다.

가치의 이런 왜곡은 대중으로부터 이해할 만한 반응을 불러일으킨다. 과학은 그들이 목표한 대로 산업으로 취급받게 되었다. 대중은 그 생산물의 소비자다. 연구가 결정적이지 못하고, 마법의 치료가 나타나지 않았을 때, 혹은 데이터가 재평가되어야 할 때, 그 생산물의 법적 책임에 대해 논하게 된다. 무능력, 기만, 이윤을 얻으려는 동기가 문제가 되거나 연구자는 "황금 양모상"[32]이라는 불명예스러운 딱지를 얻게 된다. 과학자와 입법자는 서로 적대자가 되었다. 입법자들은 심사 조사권을 조직하고 연구자의 자유를 제한할 규정들을 정성껏 마련한다.[33] 그리고 과학자들과 과학 공동체는 그것을 부인하고 완강히 거부한다. 반면 대중은 더욱 엄격한 규제를 요청한다. 산업의 가치에 의해 학자 모델이 퇴색하는 것은 연구 노력의 지적 통합성을 부식시키고 과학과 대중의 관계를 왜곡한다.

학계나 학자적 모델이 이기적인 자기 이익의 유혹으로부터 자유롭지 않다는 것에 주목해야 한다. 자부심, 특권, 명예는 돈이 몇몇 사람에게 그러하듯이 매혹적인 것이다. 이윤의 추구와 현학자가 피인용 지수에서 불멸성을 추구하는 것은 동등하게 연구윤리에 파괴적인 것이다. 돈과 기업의 가치 체계가 과학을 침공할 때,

---

32) 옮긴이 주: 공적 자금의 낭비에 대해 수여하는 상으로 1975년부터 1988년까지 미 상원 의원 윌리엄 프록스미르(William Proxmire)에 의해 제정되어 수여되었으며, 여기에는 과학 연구 기금도 포함되었다.

33) 가장 최근의 예로는 1991년 4월 16일 미국 의회 법령집 HR-1819.102가 있다. 이것은 경제적인 이해 상충을 방지하고 다른 연구자에게 정보가 이용 가능하게 하는 것을 모색한다.

평균적인 인간이 자기 이익 쪽으로 쏠리는 현상은 여러 차례에 걸쳐 확대되었다.

'이기적' 자기 이익은 학문의 모든 분야에서 진리에 대한 모색을 퇴색시키지만, 이것은 인간이라는 대상이 관련되었을 때 특히 위험하다. 이런 주제에 대해 많은 글이 나왔기 때문에, 우리는 의생명과학 연구의 산업화와 상업화에 가장 밀접하게 연관된 오용들로 우리 논의를 제한할 것이다.[34)]

제약회사들은 당연하게도 명망 있는 연구자와 기관들에 의해 수행되는 임상시험을 열망한다. 이런 목적을 위해서 그들은 다양한 경제적 동기 부여책을 제공한다. 그들은 연구자의 급여 일부를 마련해 주거나, '연구' 모임을 위한 호화로운 휴양지로의 여행경비나 숙박비 같은 얼마간의 부가 수당을 제공하거나, 자문료를 제안하거나, 다양한 유형의 선물을 주거나, 혹은 시험되는 생산품으로부터 이윤에 대한 몫을 제안하기도 한다.

자기 이익으로의 유인책에는 전체 기관이 포함될 수도 있다. 산업체와 대학 간의 장기적인 계약 협의는 이제 유행이 되었다. 제약회사는 개발된 생산물에 대한 접근 특혜와 특허권의 몫에 대한 보답으로 연구 설비와 인력을 지원해 준다. 산업-대학 협약은 다른 출처의 연구 기금이 불충분할 때 특히 더욱 유혹적이다. 이것은 파우스트와의 계약으로 드러날 수도 있다. 결과적으로 대학은 학문적 통합성을 포기해야 할 수도 있고 '가장 친애하는 연구자'의 위상을 폐지해야 할 수도 있다. 만일 기업의 이윤이 떨어지거

---

34) Edmund D. Pellegrino, "Beneficence, Scientific Autonomy and Self-Interest: Ethical Dilemmas in Clinical Research", *Georgetown Medicine* 1(1)(Spring 1991), pp.21~28.

나, 연구에서 '투자'가 불충분하게 산출된다면, 산업체는 그에 대한 전념을 줄이기 위해 주도권을 행사할 것이다. 그리고 어느 경우든, 학문적 연구 노력이 심각한 차질을 빚을 것이다.

연구 데이터를 공유하는 것은 학자들 사이의 전통적인 관례다. 대학-산업 계약은 통상적으로 동료 심사 (평가) 저널에 출판할 연구자의 권리를 인정한다. 그러나 비즈니스 업계에서는 마케팅 전에 자신의 경쟁자에게 새로운 상품에 대해 알려 주지 않는 것이 통상적이다. 따라서 연구자가 오랫동안 연구 지원을 받지 못할까봐 두려워서 상업적으로 유망한 발견에 대한 정보를 의식적으로나 무의식적으로 유보할지도 모른다고 가정하는 것은 무리가 아니다.

이런 잠재적 이해 상충은 연구 대상자에게 심각한 위험이 된다. 이것은 임상 연구윤리의 주춧돌이라고 할 수 있는 충분한 정보에 의한 동의 과정에 미묘하게 손상을 가할 수도 있다.[35][36] 이것은 또한 과학의 주요한 가치인 사실뿐만 아니라 의료윤리의 중심 가치인 선행을 손상시킬 수도 있다. 과학이 요구하는 관찰과 데이터 해석에서의 객관성, 정확성, 신뢰도가 기관이나 개인적 자부심뿐만 아니라 경제적 동기 부여에 의해 미묘하게 약화될 수도 있다. 과학적 정직성과 대상자의 안전은 자기 이익에 취약한 희생자들이다.

산업화에 뒤따르는 연구 구조에서 이런 변화의 편재성(ubiquity), 긴급성, 복잡성은 연구자의 통합성에 심각한 위협이 된다. 이것은

35) H.K. Beecher, *Experimentation in Man*, Springfield, IL: Thomas, 1959.
36) Ruth Faden / Tom Beauchamp, *Informed Consent*, New York: Oxford University Press, 1986.

왜 오늘날 유덕한 연구자가 되기가 더욱 어려운 것인지 설명하기 쉽게 한다. 심지어 개별 연구자의 과실에 대한 우리의 판단을 더 무디게 할 수도 있다. 그러나 비윤리적 연구 부정행위는 단지 긴급성 때문에 어쩔 수 없었다는 변명이 가능하지 않다. 사실, 이런 어려움은 과학적 부정행위를 예방하기 위해서 할 수 있는 모든 것을 하도록, 심지어는 도덕적으로 더 강력하게 주장하게 한다.

윤리적 연구 행위를 고양하는 것

연구의 도덕적 질을 보장하는 마지막 보호처는 확실히 연구자의 품성과 양심이다. 그러나 우리가 그것에 대해 무엇을 할 수 있겠는가? 우리는 외적 규제나 연구의 법적 기준에서 선택하거나 내부 개혁을 위해 일할 수 있다. 만일 외부 규제가 최소화된다면, 이것은 오직 내부의 도덕적 개혁의 증거를 확신함으로써만 가능할 것이다. 내부 개혁은 어떤 방향을 취할 것인가?

덕 윤리는 두 가지 것을 다룬다. ① 실무자가 실무 내적인 선(善)을 얻는 데 필수적인 일련의 덕목을 획득하는 것과 ② 그런 덕목이 유지되고 키워질 수 있는 실무자 공동체를 제공하는 것이다. 둘 다 윤리를 공부함으로써 이론적으로 가르쳐질 수 있다. 의학 교과과정에서 생명 의료윤리의 빠른 증가에도 불구하고 과학 자체에서는 이에 상응하는 발전이 없었다. 즉시 회의주의자들은 윤리를 가르치는 것이 가능한지 물을 것이다. 대학원에서 윤리를 가르치는 것마저도 너무 늦은 것 아닌가? 윤리학 교과과정이 사람들을 더욱 유덕하게 만드는가? 누구의 윤리를 가르칠 것인가? 이런 질문에 대한 답변은 제14장에 있다. 의대 교과과정에 윤리를 가르치는 굳건한 기반이 마련되어 있다.[37][38] 우리는 윤리 교과과정에 대한 우리 경험을 토대로 제시된 몇 가지 제안을 여기서 요약하고자 한다.

과학자들에게 윤리를 효과적으로 가르치기 위해서는 윤리가 정규 과정에 포함되어야 하며, 개별 멘토나 강사에게 이 일을 맡겨서는 안 된다. 개별 강사가 자기 과목에 관련된 윤리적 쟁점을 통합시키는 것은 매력적인 아이디어다. 그러나 이런 방법은 신뢰하기에는 너무 불확실하다는 것을 경험이 알려 준다. 모든 사람의 책임은 결국 어느 누구의 책임도 아닌 것이 된다. 어떤 경우든 과학자들 대부분은 학문으로서 윤리를 가르치는 데 필요한 기술이나 관심이 없다. 별도의 과정에서, 기초 과학자와 관련 역량을 갖춘 철학자-윤리학자가 함께 가르치는 것이 성공적일 가능성이 훨씬 더 높다.

교육은 과학에 유관한 것이어야 하고, 철학적 원칙의 추상적 제시에 국한되어서는 안 된다. 윤리를 의대에서 가르치는 것에서처럼, 사례를 통한 방법이 가장 성공적일 것이다. 과학의 역사에서 일어났던 연구 부정행위와 최근의 구체적 사례들은 분석을 통해 깊이 있게 연구되어야 한다. 특히 학생의 참여를 강조하면서 세미나와 개인지도 방식으로 교육이 이루어진다면, 사례로부터 원칙이 도출될 것이다. 이것은 대학원에서 더욱 성취 가능한데, 대학

37) Edmund D. Pellegrino, "Teaching Medical Ethics: Some Persistent Questions and Some Responses", *Academic Medicine, The Journal of the Association of American Medical Colleges* 64(12)(December 1989), pp.701~703.

38) Edmund D. Pellegrino / Thomasma K. McElhinney, *Teaching Ethics, The Humanities, and Human Values in Medical Schools: A Ten-Year Overview*, Washington, DC: Institute on Human Values in Medicine, Society for Health and Human Values, 1982.

원 수업 규모가 의대에서보다 더 작기 때문이다.

윤리학 수업이 과연 유익할까? 이런 질문을 할 때, 사람들 대부분이 알고자 하는 것은 우리가 행동 변화에 영향을 미칠 수 있는지 여부나 우리가 품성과 덕을 가르칠 수 있는지 여부다. 우리의 답변은 제한적 긍정이다. 무엇보다도 연구윤리 수업은 윤리적 감수성을 길러 주고 학생들이 윤리적 문제를 파악하고, 자신들의 도덕적 가치들에 대해 반성해 보며, 스스로 더 잘 알게 되도록, 그리고 다른 이들의 가치를 더 잘 이해할 수 있도록 해야 한다. 이런 효과는 학생들에게 유덕한 행동을 하도록 보장하지는 않는다고 할지라도 그런 성향을 마련해 준다.

덕 윤리를 가르치는 가장 효과적인 방식은 존경받는 과학자, 즉 학생들이 모방하고자 바라는 사람의 본보기를 통해서다. 이것이야말로 연구윤리가 과거에 전해진 방식으로, 이 방식이 폄하되어서는 안 된다. 불행하게도 너무나 많은 선배 과학자들이 윤리를 가르칠 만한 역량이나 관심이 부족했다. 또 학문으로서 윤리에 반감이 있었거나 그들 스스로 이미 연구 진실성의 기준을 훼손해서 모델로서 자격이 없는 사람들이었다. 좋은 모델을 구할 수 없을 때, 품성도 또한 범례로부터, 그리고 과거와 현재를 통틀어 윤리적으로 칭송받을 만한 과학자들의 삶과 지적 전기를 공부함으로써 가르칠 수 있다.

마지막으로 아리스토텔레스와 아퀴나스가 지적한 대로 덕목은 실무를 통해 획득된다는 것을 명심해야 한다. 다른 이들을 지켜봄으로써, 우리 자신의 도덕적 선택에 대해 비판적으로 됨으로써, 그리고 좋은 사람이 하고자 할 방식으로 행동함으로써, 우리는 수년 동안 덕을 배운다. 우리가 덕을 더 많이 실천할수록, 무엇이 도덕적으로 허용될 수 있고, 허용될 수 없는지에 대한 감각을 더욱 잘 갖출 수 있다.

이미 자리를 잡은 과학자의 경우는 어떠한가? 도덕적 개혁이 현실이 될 때까지 새로운 세대를 기다려야만 하는가? 선배 연구자들에게 윤리를 가르치라고 제안하는 것이 벅찬 일인 반면 그들의 자존심을 건드리지 않고도 가능한 방법이 있다. 마찬가지로, 의료에서 얻은 경험은 만일 하루나 이틀간의 콘퍼런스에서 집중 강좌나 주기적인 윤리 집담회(ethical rounds)[39] 형식으로 제공될 때, 임상의들에게 윤리교육이 잘 받아들여진다는 것을 말해 준다. 다른 교육 세션과 같이 이것은 사례 논의에 기초해야 한다.

또한 우리는 학생들이 윤리 수업을 듣는 것의 미묘한 영향을 가치 절하해서는 안 된다. 그들은 다른 수업과 연구실에서도 관련 질문을 제기할 것이며, 마지못해서 하는 강사들조차도 윤리적 쟁점에 대해 일정 정도 주목하도록 만들 것이다. 추가적으로 강화할 조치는 저널 클럽(Journal Clubs),[40] 강사 초청 특강, 기관 생명윤리 위원회 서비스 등이 있다. 과학 저널 편집자들은 연구윤리와 저자 자격에 대해 우려하는데, 윤리에 대한 학자들의 글을 기고함으로써 최고의 임상 저널들이 이미 하는 것처럼, 학자들 간에 윤리적 논의를 자극하고 전파하기 위한 많은 것을 할 수 있다.

의대 교수들의 경우에서처럼, 과학 교수들 가운데서도 극복해야 할 장벽들이 있을 것이다. 그중 한 가지는 많은 과학자가 실증주의적 태도를 보이는데, 즉 과학자들은 윤리를 단순 의견으로 보

39) 옮긴이 주: 병원이나 학회 등에서 의사, 간호사, 학생, 법학자 등이 참석해서 윤리적 갈등 사례를 토론하는 모임.
40) 옮긴이 주: 최신 논문을 읽고 토론하는 모임.

고, 윤리적 담화를 무익한 실행으로 경시한다는 점이다. 이런 반대는 구체적 쟁점을 제기하고, 싫든 좋든 우리가 도덕적 선택을 내린다는 사실을 강조하는, 인내심 속에 진행되는 능숙한 논의에 의해서가 아니고는 극복하기 어렵다. 상황이 이러하므로, 우리는 실험에 대해서와 마찬가지로 윤리에 대한 우리 생각에 있어서 엄격한 것이 중요하다고 주장할 수 있다.

또 다른 장애는 시간적 헌신과 효과에 대한 평가다. 이런 것은 약한 반대이기도 하다. 과학자 윤리교육이라는 주제의 긴급성을 생각할 때, 그리고 종종 반복적으로 제공되는 다른 주제들에 배정된 시간을 생각할 때, 윤리교육에 지정된 시간은 많지 않다. 교육평가에서 윤리적 분석 기술을 평가하는 것이라면 이는 쉽다. 하지만 위에서 언급한 대로, 품성상의 변화에 관한 평가는 어렵다.

위와 같은 방법으로, 개별 과학자의 도덕적 책임성에 대한 이해와 학문적 통합성에서 품성이 중심이 되는 역할을 한다는 점에 대한 점차적 이해가 전체 학문 공동체에 퍼질 것이다. 이런 식으로 역시, 덕 윤리에 필수적인 공동체가 공유하는 가치와 믿음이 정립될 것이다. 이렇게 정립된 가치는 다시 좋은 과학 실무에 필수적인 덕목을 유지하도록 한다. 품성과 덕에 대한 공통된 이해가 확장되면서, 이해 상충을 제한하거나 피하려는 정책을 면밀하게 만드는 것과 같은 집단적 노력을 촉구할 것이다.[41)42)43)] 수용할 수 있는 행동에 대한 공통된 이해를 위반하는 과학자를 감시하고

41) *The Maintenance of Ethical Standards in the Conduct of Research*, Washington, D.C.: Association of American Medical Colleges, June 24, 1982.

42) *Conflicts of Interest in Academic Health Centers*, Washington, D.C.: Association of Academic Health Canters, 1990.

43) Eliot Marshall, "Harvard's Tough New Rules", *Science* 248(April 13, 1990), p.154.

과학적 기만을 즉각적으로 다루기 위해, 그리고 가능한 경우는 언제든 명예를 회복시키기 위해 별도의 정책들이 필요하다. 도덕적으로 반응하는 학문 공동체는 보조 인력과 학생에 대한 세심한 감독을 요구할 것이고, '내부 고발자'에 대한 보호를 제공할 것이며, 저자의 자격과 연구 출판에 대한 책임을 연결시킬 것이다.

미국 국립과학학술원(National Academy of Sciences)은 과학이 자율규제라는 특혜를 갖는 점을 우려했다. 학술원 패널은 이를 수행하는 한 가지 방식으로 학계 외부에 독립체를 두고 윤리 기준을 정하도록 하는 방안을 제안했다. 패널의 의장인 데이비드 박사의 말을 인용하자면, "우리는 국회와 같이 그 일에 대해 지불하는 사람들에게 우리가 올바른 일을 하고 있고, 우리가 속이고 있지 않다고 믿을 만한 근거가 있다고 확신시켜야 합니다." 윤리적으로 반응하는 공동체는 데이비드의 충고를 잘 따르려 할 것이다.[44]

이런 조치로 과학자들 전체 조직의 품성이 점차적으로 개선될 수 있고 그들의 도덕적 민감성이 고양될 수 있다. 그러면 우리는 유덕한 과학 기관에 대해서도 말할 수 있다. 그렇게 되면, 학자적 연구의 도덕저이며 지적인 가치가 산업적 모델의 가치와 충돌하게 될 때, 긴급성이라는 미명하의 훼손은 덜 일어나게 될 것이다.[45]

연구 실무에 내재적인 선을 성취하는 데 필수적인 덕목에 대한 공통된 이해를 가진 과학자들이 도덕적 공동체라는 의식을 갖는다는 데에 실천적 함축이 있다. 과학과 과학자들의 모든 정책과

44) Philip J. Hilts, "Panel Urges Independent Body to Set Ethical Standards in Service", *New York Times*(March 28, 1991), p.4.
45) Eliot Marshall, "When Commerce and Academe Collide", *Science* 248(April 13, 1990), pp.152~156.

행동은 더욱 엄격한 윤리적 테스트를 충족해야만 하게 될 것이다.

예컨대, 이해 상충 정책 대부분은 교수들이 자기 연구로부터 이득을 볼 수도 있는 회사의 주식을 갖지 못하도록 한다. 그러나 한 의과대학은 반대로 갔다. 연구 결과의 상업화에서 파트너가 됨으로써 교수가 기업가와 손을 잡았다. 이런 정책이 교수-대학의 갈등을 (실제로) 감소시키고 대중을 보호한다는 주장이 나왔다. 그런 정책이 도덕적 민감성의 윤리를 발전시킨 과학자 단체의 검열을 통과하겠는가?[46] 원로 과학자들이 자기 잘못과 자기 연구실에서 일어난 기만에 대한 책임을 완고하고 지속적으로 거부하는 것을 그런 윤리가 지지할 수 있겠는가?[47] 혹은 그들 동료의 상대적 침묵은? 새로운 이해 상충 규율에 대한 미국 국립보건원의 발표와 연구윤리사무국이 없어지는 것에 대한 생의학 연구 공동체의 격렬한 반응은 어떠한가?[48]

분명히 전체 과학 공동체 측에 집단적인 의무와 책임이 있다. 심각한 부정행위가 일어났다는 것은, 과학적 통합성을 지지하고 연구의 전체 목적을 훼손하는 도덕적 과실에 대해 비판적이어야 하는 공동체의 도덕적 가치가 붕괴했음을 반영한다. 윤리교육이 급진적인 치료가 될 수는 없다. 하지만 윤리교육은 과학적 연구의 가장 핵심적인 목적을 좌절시키게 될 종류의 통제, 궁극적으로 우

46) William B. Neaves / Kern Wildenthal, *Conflict of Interest Issues Surrounding Faculty Participation in the Ownership of Technology and Drug Companies* (abstract), Washington, DC: Fidia Research Foundation Conference, April 29-30, 1991, p.22.

47) Theresa Imanishi-Kari / Davie Baltimore, "Stonewalling", *Science* 251(1991), pp.1552~1553; David hamilton, "Baltimore Throws in the Towel", *Science* 252 (1991), pp.768~770.

48) G. Christopher Anderson, "Research Ethics: No Conflicts-of-Interests Rules", *Nature* 343(January 11, 1990), p.104.

리 사회 전체에 대한 손상을 피하려 할 때, 의회와 대중이 요구하는 종류의 도덕적 책임을 지향하는 한 걸음이다.

결 론

과학적 기만, 이해 상충, 그리고 여타 유형의 부정행위에 대한 계속되는 폭로는 연구 기획의 도덕적 통합성에 그림자를 드리운다. 과학이 스스로 규제하도록 둘 수 있는지 미국 의회와 대중이 심각하게 묻고 있다. 현재 미국 의회의 조사를 보면 연구 행위에 대한 심각한 법적 규제와 제약이 도입될 수도 있다는 예측이 가능하다. 과학의 통합성과 연구가 사회에 가져오는 유익이 심각하게 위태로운 상황이다.

만일 연구가 이런 우발적 사태에 대비해 보호되려면, 책임은 과학 공동체에 남게 된다. 도덕적 정직성에 대한 증거를 제공해야 한다. 우리는 부정행위를 부인하거나 하찮게 여기기보다 그에 대한 도덕적 책임을 받아들여야 한다. 자유를 요구하기보다 그것을 획득해야 한다. 과학 공동체가 신뢰 속에서 자유와 지지를 유지한다는 불가피한 사실에 직면해야 한다. 마찬가지로 의사-환자 관계는 통합성과 신뢰에 의존한다. 만일 임상적 치유와 과학 연구에서 창의적일 수 있는 자유를 남용한다면, 모든 의사와 과학자들은 도덕적 권위를 상실하고 사회가 정당하게 개입하게 될 수 있다.

오늘날 연구의 산업화·상업화·기업화라는 복잡한 환경에서도 연구 질의 궁극적인 결정 인자는 과학자의 품성과 양심에 남아 있다. 우리는 개인적 책임의 윤리, 윤리의 가장 오래된 분야, 품성과 덕의 윤리로 돌아가야만 한다. 역설적으로 생존할 수 없을지도 모르는 위험에 직면해서 도덕적으로 고상한 길을 택함으로써 우리는 생존으로의 가장 확실한 길을 택하는 것이다.

제 12 장

자기 이익의 소거

오늘날의 의(醫)에서 가장 인기 없는 덕목 중 하나는 자기 이익의 소거(self-effacement)일 것이다. 제10장에서 논의한 것처럼 우리 시대의 엄청난 자기도취와 의의 힘 때문에 다른 이들과 그들의 필요를 우선시하는 것은 어려운 과제임에 틀림없다. 오늘날의 전문직들은 도덕적 차원에서 어떤 고질병에 시달리고 있는데, 그 고질병은 자신들의 도덕적 정체성에 치명적일 수 있고 우리 사회 전체에 위험으로 나타날 수도 있다. 이 고질병은 전통적인 윤리적 제한을 지키면서 그들의 전문직을 수행할 수 없다는, 양심적인 의사들에게서마저 만연한 확신으로 나타난다. 아래에서 그 이유를 상세하게 밝히겠지만, 이러한 논의는 의(醫)에 중점을 두고 법조인과 성직이라는 다른 고학력 전문직은 간접적으로 다룬다. 더 세부적으로, 그 믿음〔전통적인 윤리적 제한들을 지키면서 그들의 전문직을 수행할 수 없다는 확신〕이란 전문직들이 자기 자신의 이익을 살피지 않는다면 상업화, 경쟁, 정부 규제, 의료 과실, 광고, 공공과 미디어의 적대성, 그리고 여타의 많은 불리한 사회경제적 압력들에 그들 자신이 짓밟히게 될 것이라고 믿는 것이다.

그 믿음에서 주장하길, 이러한 압력에는 고학력 전문직을 기교, 사업, 혹은 기술로 바꾸려는 음모가 숨겨져 있다. 또한, 이런 것들은 전문직 통제를 벗어나는 것이며, 전문직에게 잘못이 있는 것도 아니다. 관습적 도덕에서 어떤 대변혁이 일어나지 않는 한, 우리가 아는 전문직 윤리에는 미래가 없다는 것이다. 진정, 전문직 실무의 현실을 놓고 보자면 전문직 윤리는 애초부터 잘못된 철학적 기초 위에 세워졌는지도 모른다고 이들은 주장한다. 이러한 일련의 추론 과정은 전문직 윤리에 대한 전통적인 관념에서 부과되는 책무를 전문직의 자기 이익 때문에 굽히거나 아니면 거부하는 것까지도 정당화된다는 결론으로 이끈다.

이번 장에서는 이런 추론 과정의 토대와 결론 모두에 대한 강력한 이의를 제기할 것이다. 우리는 반대로 주장한다. ① 전문직의 도덕에서 존재하는 결핍은, 언제나 그래왔듯이, 품성과 덕목의 결핍이다. ② 전문직 윤리에 있어 이타주의와 **'신뢰에의 충실성'**에 관한 확실한 철학적 기초가 존재한다. ③ 때때로 전문직 윤리는 관습적 도덕에 영향을 받지 않고 독립적이어야 한다. ④ 전문직은 적절하게 사용되었을 때 전문직 내 실무를 수행하는 개인과 집단으로서의 전문직의 도덕적 통합성을 유지할 수 있는 엄청난 도덕적 힘을 갖는 도덕적 공동체다. 게다가 전문직이 도덕적 힘을 잘 활용한다면 전문직은 관습적 도덕의 수준을 높일 수 있는, 사심 없는 서비스의 전형이 될 수 있다.

이는 야심 찬 주장들이다. 오늘날의 도덕 풍조에서 품성과 덕에 대해 말한다는 것은 독실한 체한다거나 위선이라는 의심을 받는 것을 뜻한다. 덕과 품성이라는 개념이 도덕철학에서 가장 오래되었고, 또 가장 파악하기 힘든 개념이라는 것을 인정해야 한다. 게다가 덕 윤리에서 자기 이익의 적당한 자리는 만족스럽게 정리된 적이 없다. 마지막으로 품성, 이타주의, 자기 이익이라는 개념을 위치 짓고 그들 사이의 관계를 정의 내릴 전문직에 관한 정연한 도덕철학이 아직 없다. 이러한 어려움에도 불구하고, 우리는 오늘날 의(醫)의 중심적 위기라고 우리가 여기는 것, 즉 의사란 누구이고 무엇인지, 무엇이 되어야 하는지에 대한 혼란에 개입하는 것을 피할 수 없다.

전문직이 겪고 있는 도덕적 차원의 고질병

우리가 지칭하는 도덕적 차원의 고질병은 모든 이가 비난할 만하게 전문직 윤리를 터무니없이 위반하는 것보다 미묘한 문제에 집중된다. 따라서 무능, 사기, 기만, 자금의 잘못된 운영, 비밀 누설, 고객이나 환자에 대한 성폭력과 같은 중대한 부도덕을 한탄하는 목록은 필요치 않다. 좀 더 "도덕적 경계"[1]에 있는 실무에 대해 더 직접적인 관심을 쏟는다. 이러한 실무는 염려를 키우지만 대개 합법적이고 사회적으로 받아들여지며 용인된다. 이러한 실무는 도덕적으로 회색지대에 있는데, 이 영역에서는 전문직

1) 코넬대학 법대에서 리노위츠(s. Linowitz)가 한 연설을 참조하라(1988.04.15.). 유명한 변호사가 한 이 연설은 법률 실무 가운데 도덕적 경계에서 일어나는 몇 가지 윤리적 타락을 구체적으로 묘사하고 있다.

과 환자 혹은 고객의 이익들이 교차하며 환자 혹은 고객의 취약성이 그들로 하여금 전문직에게 착취당할 수 있게 만든다. 이런 실행들은 도덕적 민감성이 무뎌졌을 때 열리는 도덕적 '오존구멍'이다. 극지방의 물리적 대응물과 같이, 윤리적 오존 구멍도 바로 잡지 않는다면 확산되고, 비참한 결과를 가져올 수 있다.

각각의 전문직에는 그 전문직 구성원이 위협받는 자기 이익을 근거로 해서 그 행위를 정당화하는, 도덕적으로 의구심이 드는 일련의 실무들이 있다. 우리는 의료 전문직에서 몇몇을 열거하고 나머지는 독자가 자신들의 고유한 상황에서 유추해서 비슷하게 만들 수 있도록 남겨 두겠다. 의(醫)에서 다음의 예를 들 것이다. 즉 감염에 대한 두려움 때문에 인간면역결핍바이러스(HIV) 감염 환자의 치료를 거부하기, 가난한 사람들과 의료보험의 보장이 충분하지 않거나 이미 만료된 보험을 든 사람들의 치료를 거부하기, 의료 과오(malpractice) 소송에 대한 두려움 때문에 응급실에서 맞닥뜨리는 복잡한 사례를 외면하기, 이른 퇴원을 요구하는 병원이나 공공 정책에 협력하기, 의료비를 낼 수 없는 이들을 경제적 이유로 다른 병원으로 전원시키거나 '떠넘기기', 의료 기기에 대한 투자와 같은 의료기업가주의의 다양한 유형들, 모든 종류의 영리 목적의 의료 사업, 미심쩍거나 불필요한 치료나 검사에 대한 수요를 증대시키기 위한 마케팅, 필요한 치료 시행을 거부한 것에 대해 보너스 받기, 제약회사가 제공한 여러 대가를 즐기기 등이다.

여타의 전문직에서 도덕적으로 미심쩍은 실무에 대한 그들 고유의 목록들을 끌어낼 수 있다. 그런데 모든 그러한 실무에는 세 가지 공통적인 특징이 있다. 첫째, 그러한 실무는 그 전문직의 개인적인 이득을 위해서 특권과 권력을 사용하는 것에 기초한다. 둘째, 그러한 실무는 그 전문직이 복무 대상으로 삼는 이들의 안녕을 위해 요구되는 어떤 위험을 감수하지 못했음을 보여 준다. 마지막으로, 위의 두 가지 특징에 대해서 합당한 자기 이익이라는 근거를 들어 정당화하려고 한다. 이러한 실무들과 이에 대한 정당화는 의료 전문직의 품성과 덕에 대한 경시에서 발생한다.

다음으로 우리는 현재 전문직이 겪고 있는 도덕적 차원의 고질병에 관한 세 가지 질문을 검토하고자 한다. ① 전문직 윤리에서 덕 윤리의 쇠락과 자기 이익에 대한 도덕적 정당화의 근거는 무엇인가? ② 전문직의 덕 윤리를 회복시킬 철학적 근거가 있는가? ③ 덕 윤리로의 복귀가 갖는 실천적인 함의와 이론적인 함의는 무엇인가? 이 질문들을 검토하기 전에 이 장의 핵심 단어들을 우리가 사용하고자 하는 방향으로 정의 내려야 한다.

핵심 단어 정의

덕

우리는 지금까지 이 책에서 일반적인 의미에서 '덕'의 정의와 특정한 의미에서 구체적 '덕목'의 정의를 검토했다. 여기서는 덕의 정의에 관해 요약하려 한다. 덕은 우리가 인간으로서 목적을 달성하는 데에 잘 기능할 수 있도록 만들어 준다. 그럼으로써 우리는 좋은 사람이 된다. 인간적 탁월함을 정의하는 것은 칼의 탁월함을 정의하는 것보다 어렵다. 아리스토텔레스는 이 질문을 『니코마코스 윤리학』과 『에우데모스 윤리학』 모두에서 다뤘다. 이 논의에서 중요한 것은 덕에 관한 아리스토텔레스의 정의가 두 가지 다른 개념과 연결되어 있다는 점이다. 그 두 개념은 인간의 본성(human nature)과 인간의 선(善)이라는 개념이다. 덕의 의미가 무엇인지에 대한 합의에 도달하는 것에서 오늘날 우리가 겪고 있는 혼란을 초래한 주된 이유는 바로 본성 개념과 선(善) 개념 간의 통일성이 깨졌다는 데에 있다. 플라톤, 아리스토텔레스, 그리고 스토아학파, 그리고 아퀴나스도 마찬가지로(아퀴나스의 경우는 인간성의 영적인 본성을 추가적으로 고려하면서) 덕이 그 안에 부분적으로 포함된 포괄적인 도덕철학에 있어 전반적으로 일치를 이루었다. 이러한 중세 이후 도덕철학의 해체를 짧게 다룰 것인데, 이런 해체가 덕이라는 개념을 뿌리로부터 단절시켰다.

유덕한 사람을 정의하는 것은 매우 어려운데, 유덕한 사람은 좋은 사람이 되도록 만드는 높은 경지의 품성을 지닌다. 우리는 전문직이 헌신하는 목적의 측면에서 보았을 때 좋은 의료인, 좋은 법조인, 좋은 성직자들로 만드는 덕목을 규정하는 것이 가능하다고 믿는다.

품 성

'품성'이라는 단어는 두 가지 방식으로 설명될 수 있다. 일반적인 의미의 품성은 태도와 행위에서 보이는 덕과 악덕을 통해 드러나는, 그 사람이 어떤 사람인지를 합산한 것이다. 더 구체적으로는 〔좋은〕 품성의 사람이란 상황 대부분에서 잘 행위를 할 것이라고, 결정을 내리는 데에 있어 타인들을 고려할 것이라고, 즉

각적인 충동의 장기적인 의미를 살필 것이라고, 그리고 그러한 충동을 도덕의 계율에 따라서 배치할 것이라고 예상되는, 믿을 수 있는 사람이다. 아리스토텔레스에 따르면 품성(여기서는 유덕한 품성을 뜻하는데)을 갖춘 사람은 감정에 관해 '안정된' 사람이며 자기 이익, 쾌락, 혹은 권력에의 욕구의 극단을 따르지 않는 사람이다.

전문직 윤리

'윤리'라고 말하면서 우리는 전문직들이 실질적으로 따르는 규범을 뜻하거나 그들이 지지하는 전문직 강령을 말하는 것이 아니다. 오히려 그들이 개입되는 바로 그 종류의 행위에서 도출되는 도덕적 책무를 뜻한다. 따라서 전문직 윤리는 전문직이 헌신하는 목적을 달성하는 데에 요구되는 본래적 원칙, 규칙, 의무, 덕목의 합리적이고 체계적인 배열들로 구성된다. 이는 전문직의 '내적 도덕성'이다.[2)]

전문직

'전문직'이라고 말하면서 우리는 보편적으로 쓰이는 사회적인 정의(正義) 이상을 의미한다. 전문직(profession)이란 문자 그대로 선언을 뜻하는데, 분명한 삶의[3)] 방식, 전문적인 지식이 자신의

2) J. Ladd, "The Internal Morality of Medicine. An Essential Dimension of the Patient-Physician Relationship", *The Clinical Encounter: The Moral Fabric of the Patient-Physician Relationship*, E.E. Shelp(ed.), Dordrecht/Boston: D. Reidel, 1983, pp.209~230.

이득에 우선적으로 쓰이는 것이 아니라 그 지식이 필요한 사람들의 이득을 위해 쓰이는 그런 종류의 삶에 대한 선언이다. 이 정의의 더 완전한 의미는 논지를 펼치는 가운데 더 드러나게 될 것이다.

이타주의와 자기 이익

우리가 이 장에서 두 단어를 사용한 방식대로라면 '이타주의'와 '자기 이익'은 상반되는 도덕적 개념이다. 여기서 우리는 두 개념에 대한 구체적인 역사를 다루지 않고 다음과 같은 구분을 사용할 것이다. 이타주의란 권력, 특권, 지위, 지식을 사용하는 데에 있어 타인의 이익을 고려하는 특질이다. 이 개념을 처음 소개한 것은 오귀스트 콩트(August Comte, 1798~1857)다. 우리가 사용하는 것처럼 이 용어를 사용하려고 할 때 콩트가 주장한 인간성의 철학을 받아들여야 하는 것은 아니다. 전문직 윤리에서 핵심 단어는 '이타적인 선행'이다. 이는 타인의 이익을 염두에 두는 것만이 아니라, 우리가 의도와 행위에 있어 타인의 의도에 어느 정도의 우선권을 주는 방식으로 그렇게 하는 것까지를 의미한다. 이는 단순한 선의(benevolence) 혹은 타인이 잘되기를 바라는 것, 그리고 해악 금지 혹은 타인에게 해를 가하지 않는 것보다 더 고상한 선행의 의미다. 이는 자기 이익의 소거를 어느 정도 내포하고 있다. 우리가 뒤에서 정의 내릴 전문직업적 관계의 특별한 현상학을 고려할 때, 이타적인 선행은 전문직에게 특히 중요하다.

3) 옮긴이 주: 전문직이라는 단어의 어원이 '공언하다'(profess)를 의미하는 라틴어 'profiteri'에 있음을 뒤에서 말한다.

자기 이익 또한 몇 가지 의미를 지닌다. 우리가 우리 자신에게 지우는 의무, 즉 건강, 생명, 그리고 일정 수준의 물질적인 안녕, 가족들, 친구들 등과 연관된 좋음을 지키기와 관계된 합당한 자기 이익이 있다. 아리스토텔레스는 인간에게 자기애가 존재할 수 있는 두 가지를 분명히 했다.[4] 부당한 차원의 자기 이익도 있는데, 이는 적어도 덕의 도덕철학에서는 이기적인 자기 이익이다. 타인의 선을 고려하는 것이 불편함을 주거나, 재정적 손실을 주거나, 자기 가족에 해(害)가 되거나, 혹은 죽음에까지 이르는 영웅적인 자기희생을 가져올 때, 자기 이익은 합당한 것일 수 있다. 어느 정도의 시간과 노력, 또는 불편을 요하는 이타적인 선행이 일상의 삶에서도 요구되는지는 논쟁거리다.

그러나 논지의 요지는 전문직업적 관계의 본성을 고려할 때, 어느 정도 자기 이익을 소거하는 것이 — 우리는 이를 선행의 이타주의와 같은 의미로 받아들일 것이다 — 의료 전문직에게는 도덕적 의무라는 점이다. 그렇다면 유덕한 전문직이란 자기 이익의 소거라고 이해되는 이타적인 선행을 그의 품성의 한 특질로서 보여 줄 것임을 합리적인 확실성을 가지고 기대할 수 있는 사람이다. 이러한 특질의 엄밀한 한계, 그리고 특정한 상황에서 그 한계가 규정되는 방식은 공식으로 규명될 수 있는 것이 아니다.

우리가 여기서 의(醫), 그리고 연관해서 법과 성직에 집중하지

---

4) Aristotle, *Nicomachean Ethics*, Bk.9, c.8, 1168-1169. 이 장에서 아리스토텔레스는 수치스러운 자기애와 유덕한 자기애로, 두 가지 유형의 자기애를 구별한다. 수치스러운 자기애는 이성적 원칙에 따른 것이 아니라 감정에 따라 일어나는 이기적인 자기 사랑이다. 이런 식으로 자기를 사랑하는 사람은 고귀한 것이 아니라 이익이 되는 것, 명예, 육체적 쾌락을 탐하는 사람이다. 유덕한 자기애를 보여 주는 사람은 가장 고귀한 선을 자신에게 구해 주는 이성적 원칙에 따라 감화되는 사람이다. 이런 사람의 행동은 자신과 다른 이들 둘 다를 유익하게 한다.

만, 교사나 군인과 같은 다른 직업도 예전부터 전문직으로 불렸다. 요즘은 기술을 요하면서 생계를 위해 수행하는 거의 모든 행위를 전문직이라고 부르고 있다. 실제로 위의 고학력 전문직 세 가지를 묘사하는 특징 중 몇몇은 다른 직업에서도 나타난다. 하지만 전통적인 이 세 전문직이야말로 전문직 윤리의 전형이 된다. 그 이유는 전문직을 정의하는 특성이 이 세 전문직에서 그 정도와 유형과 수의 측면에서 함께 묶일 수 있기 때문이다. 다른 전문직이 자기 이익 이외의 것에 그들 자신을 헌신할수록 그들은 전문직의 전형에 가까워지고, 그러면 전문직에 대해 우리가 말하는 것을 유추해 적용할 수 있게 된다.

덕의 쇠락과 자기 이익의 부상

덕 윤리가 쇠락한 이유는 무엇일까? 이 질문의 답으로 적어도 네 가지 요소를 들 수 있다. 즉 ① 덕과 자기 이익 간 해결되지 않은 개념적 긴장, ② 덕 윤리 자체가 가지고 있는 개념적인 난점들, ③ 도덕적 행위자의 품성에서 딜레마 해결로 옮겨간 윤리에서 현대적 방향 전환, ④ 지난 십 년간 일어난 경제와 정치적 가치 변화가 쇠락한 이유라 할 수 있다.

덕과 자기 이익 간에 내재한 긴장

자기 이익과 덕 간의 긴장은 서양 도덕철학의 시작점에서부터 인지되던 것이다. 『국가』에서 플라톤은 트라시마코스(Thrasymachus)가 "정의란 힘 있는 자의 이익일 뿐이다"[5]라고 주장할 때 소크라테스로 하여금 이 딜레마에 마주하도록 했다. 글라우콘(Glaucon)은 그의 부분에서 인간은 본성상 자기 이익을 좇기 마련이고 오로지 법에 의해서만 이를 막을 수 있다고 주장했다. 이 생각은 투키디데스(Thucydides)나 고르기아스(Gorgias)와 같은 다른 윤리적 '상대주의자들'에 의해 발전된다. 칼리클레스(Callicles)는 더 나아가서 덕은 이기적이고 폭군처럼 행위를 하는 것으로 구성된다고 주장했다. 윌리엄 K.C. 거스리(William K.C. Guthrie)는 소피스트들의 사상 속에 자기 이익과 자기애라는 생각이 얼마나 끈질기게 나타나는지 보여 주었다.[6] 아리스토텔레스 역시 자기 이익의 현실, 그리고 도덕적 덕에 관한 주장을 현실과 조화시키는 것에 어려움을 겪었다. 그는 사람이 무엇보다도 자기 자신을 사랑해야 하는지 아니면 자기 이웃을 사랑해야 하는지를 물었다.[7] 한편으로 그는 이후의 많은 철학자와 마찬가지로 다른 이에게 이득을 주는 방식으로 행위를 하는 것이 행복에 기여하고, 그리하여 자기 자신의 이익에도 부합함을 보이려고 했다.[8] 하지만 이는 설득력이 떨어지는 논지인데, 왜냐하면 아리스토텔레스는 진정으로 유덕한 사람은 이타주의 그 자체를 위해 이를 실천해야 한다고도 주장하기 때문이다.[9] 『에우데모스 윤리학』의 제7

5) Plato, *The Republic 338C*, Richard W. Sterling / William C. Scott(trs.), New York: Norton, 1985.
6) William K.C. Guthrie, *The Sophists*, London: Cambridge University Press, 1971. 거스리는 『국가』에서 다루어진 자기 이익이라는 개념과 그것이 정의에 대해 갖는 관계에 대해서 철저하고 상세하게 검토했다.
7) Aristotle, supra note 2, Bk.9, c.8.
8) 자기 사랑과 타인에 대한 사랑에 관한 아리스토텔레스의 관점을 생각해 보기 위해서는 John M. Cooper, *Reason and Human Good in Aristotle*, Cambridge, MA: Harvard University Press, 1975를 참조하라.

권 제8장(Ⅷ)과 9장(Ⅸ)에서 나타난 이 문제에 관한 흥미로운 분석을 통해 잉버그-페더슨(Engberg-Pedersen)은 결론짓기를, 정의가 모든 덕목의 기초에 위치한다는 것이 아리스토텔레스의 입장이라고 말했다. 유덕한 사람은 타인에 비해 자신에게 자연 재화를 더 배분하지 않는다. 이렇게 함으로써 그는 이타주의를 포괄하고, 과도한 자기 이익에 대해 제한을 가하고, 합당한 자기 이익을 위해 일한다.[10)]

자기 이익의 현실을 다루는 데서 해결되지 않은 난점에도 불구하고 아리스토텔레스, 플라톤, 스토아학파의 윤리학은 덕에 대해 전면적으로 강조했다. 덕 윤리는 고대와 그리스의 도덕철학을 지배했다. 자연적 덕목에 초자연적 덕목을 더한 아퀴나스의 도덕철학에 이르러 덕 윤리는 최고의 발전을 맞이했다. 그리하여 덕에 관한 한 고대와 중세의 철학은 연속선상에 있었다.

이 연속선상의 중심에 자리한 것은 유덕한 사람이라는 개념이었는데, 유덕한 사람이란 인간 번영과 인간 본성에 내재한 능력이 최적으로 실현되도록 하는 데 필수적인 품성적 특질을 보여주는 이로 나타났다. 이러한 사람에게 있어 자기 이익은 책임으로 인지되었는데, 이러한 자기 이익이란 타인의 이익을 위해 행한 다양한 정도의 고귀한 행위들 때문에 줄어들기 마련이었다. 좋은 삶은 개인적인 좋음과 타인의 좋음 간의 합리적인 균형을

---

9) Aristotle, supra note 2, 1155b, 31, 11568 9-10, 1159a 8-12, 28-33. See also William F.R. Hardie, *Aristotle's Ethical Theory*, Oxford: Clarendon Press, 1968, p.326.

10) *Eudemian Ethics*, Bks. 8 and 9에 대한 철저한 분석을 위해서는 Troels Engberg-Pedersen, *Aristotle's Theory of Moral Insight*, New York: Oxford University Press, 1983, pp.237~262을 참조하라.

필요로 했다.11) 하지만 절제, 정의, 용기, 그리고 분별이라는 주요한 덕목은 모두 자기 이익의 소거를 유덕한 사람의 표징으로 어느 정도 암시하고 있다. 유덕한 사람은 최소한 타인의 취약함을 이용해 이득을 취하지 않았다. 예를 들어 소크라테스는 그의 동료 아테네 시민들에게 도덕적 가르침을 주기 위해 죽음을 택했다. 플라톤은 돈을 벌기 위한 기예와 치유의 기예를 구분했다.12) 키케로는 옥수수 상인에게 수확량이 적을 때 값을 올리지 말라고 꾸짖었다.13) 히포크라테스는 환자의 안녕에 대한 선행에 기초한 염려를 의료윤리의 첫 번째 원칙으로 삼았다.14) 그러므로 자기 이익의 현실에 대해 인정하긴 했지만, 고대와 중세의 도덕 철학자들은 덕을 도덕적 삶의 시금석으로서 확고하게 믿었다.

중세 이후 시기에 덕 윤리에 관한 두 가지 철학적 공격이 시작되었는데, 하나는 마키아벨리고 또 다른 하나는 토마스 홉스다. 둘 다 트라시마코스, 칼리클레스, 덕에 반대한 소크라테스 이전 사람들의 사상적 후예다. 두 사람 모두 인간 본성에 대한 낙관주의를 비관주의로 대체했다. 둘 다 덕에 관한 전통적인 개념이 인간 본성과 자기 이익에 반한다고 생각했다. 마키아벨리는 전통적인 덕을 단순히 악덕으로 바꿨고, 홉스는 자기 이익의 형태를 심리학적으로 설명했다. 마키아벨리적·홉스적 경향은 전문직의 자기 이익에 도덕적 정당성을 부여하려는 오늘날 도덕적 차원의

11) Hardie, supra note 8은 아리스토텔레스에게 있어서 "국가의 목적은 개인의 목적보다 '더 훌륭하고 더 완전하며'", 그리하여 정치가의 활동은 자신과 자신의 동료 시민들의 행복을 목표로 한다고 말한다. 동일한 문헌의 216쪽을 참조하라.

12) Plato, supra note 4, at 341c-347a.

13) Cicero, *De Officiis*, Bk.3, Ch.13, Walter Miller(tr.), London: W. Heinemann, 1913.

14) "Oath of Hippocrates", *Encyclopedia of Bioethics*, vol.4, Warren T. Reich (ed.), New York: Free Press, 1978, p.1731.

고질병과 냉소주의의 핵심을 이룬다.

마키아벨리적 경향

마키아벨리(Machiavelli, 1469~1527)는 전통적인 인본주의 교육을 너무도 잘 받은 이었으므로, 인간 행위의 이상으로서 덕을 완전히 부정하지는 않았다. 하지만 그가 살았던 현실 세계, 즉 전쟁과 압제, 정치적인 격변의 세계에 대한 관찰은 그에게 유덕하게 사는 것이 생존하는 데 어떤 가치도 없다고 믿게 했다. 좋지 않은 타인이 너무도 많은 세상에서, 좋은 사람은 그야말로 살아남을 수가 없는 것이다.[15] 그리하여 마키아벨리는 성공하려는 군주는 자기 생존과 권력을 지속해서 유지하기 위해 어떠한 수단이든 사용해야 한다고 조언했다. 자기 이익에 가해지는 제한을 무시하는 사람들을 상대할 때에 전통적인 주요 덕목 중 절제와 정의, 그리고 종종 강인함과 분별마저도 걸림돌이 될 수 있다. 이러한 상황에서는 덕목이 악덕이 된다. 게다가 마키아벨리적인 시각에서는 덕 자체가 도구적인 개념이 되어 행위의 이상이기보다는 주어진 목표에 영향을 끼칠 수 있는 힘이다. 실로 마키아벨리에게 있어 덕이란 'viri', 즉 '남자다움'이었는데, 이는 고대-중세의 연속선상에서 이해되던 방식인 잘 행위를 하려는 성향이라기보다는 힘을 표현한다.

의사인 버나드 맨더빌(Bernard Mandeville. 1670~1773)은 어떤 면

15) Niccolo Machiavelli, The Prince: 〔군주는〕 덕으로 보이는 것 중 어떤 것을 자신이 행했을 때 자신을 파멸시키며, 사악해 보이는 것 중 어떤 것은 자신이 행했을 때 자신에게 안전과 번영을 가져다준다는 것을 알게 될 것이다.

에서는 마키아벨리보다 더 멀리 갔다. 그는 덕목이 비현실적이라고 생각했을 뿐만 아니라 개인적인 좋음뿐만 아니라 사회적인 좋음도 파괴하는 악덕이라고 여겼다. 사회가 번영하고 일이 돌아가게 만드는 것은 바로 탐욕, 사치에 대한 욕망, 쾌락, 권력이다. 물욕의 충족, 무절제, 탐식이 직업을 창출하고 경제에 자금을 불어넣고, 많은 사람에게 생계를 제공한다.[16] 맨더빌의 『꿀벌의 우화』는, 우스갯소리이건 아니건, 언제나 지지자가 있었다. 오늘날 많은 지지자가 있는, 덕에 반하는 편견을 조장하는 데에 영향력을 발휘했다.

니체가 덕에 반대하는 입장은 다른 종류이긴 하지만 마찬가지로 마키아벨리의 정신에 부합한다. 니체의 초인(Uebermensch)에게 전통적인 덕목은 의미가 없다. 이 덕목은 위대함을 달성하는 데 걸림돌이 될 뿐이다. 이 덕목은 유약한 인간(lesser mortal)들을 위해 있는 것이다. 초인에게 절제와 정의와 같은 덕들은 악덕이다.[17]

아인 랜드(Ayn Rand)도 이와 비슷한 도덕적 관점을 주창했다. 그녀의 견해는 마키아벨리, 맨더빌, 니체보다 훨씬 덜 정돈되어 있기는 하지만, 이 모두를 현대적으로 섞어 놓았다. 성공적인 건축가나 기업가에 관한 랜드의 소설들은 개인주의, 무자비함, 권력, 그리고 부와 자기 이익에 대한 거침없는 추구에서 '덕'을 찬양한다.[18] 자신의 소유 본능을 도덕적으로 정당화하려는 사람들

16) Bernard Mandeville, *The Fable of the Bees*, Phillip Harth(ed. and intro.), Harmondsworth: Penguin Books, 1970.
17) Friedrich W. Nietzche, *On the Genealogy of Morals*, Walter Kaufmann / R.J. Hollingdale(trs.), New York: Vintage Books, 1967.
18) Ayn Rand, *The Fountainhead*, New York: New American Library, 1971.

에게 그녀의 견해는 상당한 영향을 미쳤다. 이러한 측면에서 잡지 『르가르디』(*Regardie*)의 슬로건이 “돈, 권력, 탐욕”이라는 것은 흥미로운 지점이다.

그것의 원래 버전이든, 맨더빌과 니체와 랜드에서 나타난 이후 변형된 버전이든, 도덕적 마키아벨리주의는 오늘날 생생히 살아 있다. 우리는 이를 병원이나 요양원을 소유한 의료 기업가들에게서, 영향력이나 차입 매수(借入買收)를 판매하는 변호사와 실세 브로커에게서, 그리고 수백만 달러의 전자상거래자에게서 확인할 수 있다. 덕은 어떠한 보상도 되지 않으며 바보들의 기획일 뿐이라고 생각하는 이들 모두가 도덕적 마키아벨리주의자다.

홉스적 경향

마키아벨리는 덕목을 악덕으로 만들었다. 한편 토마스 홉스(Thomas Hobbes, 1588~1679)는 덕에서 쉽게 알아볼 수 있는 어떤 개념은 살려두되 이를 자기 이익과 타협시키려고 했다. 그는 중세 전통과 공식적으로 철학적 단절을 했다. 그의 목표는 윤리학을 완전히 자연주의적인 근거에 기초해 세우는 것으로 중세적 종합의 특징인 신학적인 기운을 없애고자 했다. 그는 자신의 도덕철학을 인간 본성에 대한 비관적 시각에 기초해 정립했는데, 이는 본질적으로 낙관적인 고대-중세의 관점과는 극명하게 결별하는 것이었다.

아리스토텔레스는 인간은 오로지 사회적 동물이라는 주장으로 그의 『정치학』을 시작한다. 홉스가 말하길 인간은 본성적으로 사회적이지 않다. 인간은 자신의 가장 근본적인 충동을 만족시키기 위해서 사회로 들어온다. 인간의 이기심이 일차적인 것이다. 이기심은 자신의 생명을 보존하고자 하는 욕망, 쾌락을 증진하고자 하는 욕망, 고통을 피하고자 하는 욕망, 타인의 공격으로부터 안전해지려는 욕망에서 발현된다. 홉스는 덕을 악덕으로 만들지 않았다. 오히려 그는 자기 이익에 이바지하는 것으로 덕목을 밀어 넣었다. 우리는 우리가 불쌍히 여기는 사람들의 자리에 갈 수도 있다는 가능성 때문에 다른 이들을 불쌍하게 여긴다. 우리는 보답으로 선의를 갖는다. 그가 말하길 "모든 사회는 이득이나 영광을 위해 존재한다."[19] 우리가 사회 규칙을 따르는 것은 그렇게 하지 않으면 타인들이 우리의 안전을 위협할 것이라고 느끼기 때문일 뿐이다. 홉스의 관점에서 자기 이익의 소거는 자연스럽지 않은데, 자기 이익의 소거를 행하면 우리가 타인의 희생양이 되기 때문이다. 자기 이익은 무엇이 좋고 나쁜지를 결정한다. 하지만 자기 이익만으로는 평화로운 사회를 지킬 수 없을 것이다. 평화로운 사회는 결국 절대 군주에 의해 지켜져야 하며, 그렇지 않으면 사회는 경쟁하는 자기 이익들로 인해 분열될 것이다.

자기 이익에 관한 홉스적인 관점은 선(善)이라는 관념에 대한 경멸과 짝을 이루는데, 선이란 관념은 고대와 중세 철학의 핵심이었다. 만약 홉스가 주장한 것처럼 선(善)이 우리가 좋아하는 것과 싫어하는 것으로 환원된다면, 덕과 악덕 역시 선호의 문제가

19) Thomas Hobbes, *Leviathan*, Charles B. MacPherson(ed.), Harmondsworth: Penguin Books, 1985; Henry Sidgwick, *Outlines of the History of Ethics*, Boston: Beacon Press, 1960. 시즈윅은 사회적 의무에 대한 홉스의 역설적 관점을 깔끔하게 요약했다. "사회적 의무에 대한 관점에서 유일하게 고정된 입장은 어디서든 이기심밖에 없고 어느 곳에선가 무제한적인 힘이 공격적으로 나타날 수밖에 없다는 것은 역설적이다."

된다. 홉스의 강력한 주장은 영미 도덕철학의 상당 부분을 형성했다. 그의 후임자들은 자기 이익의 우선성을 반박하려고 하거나 혹은 조금 더 이타주의적인 원칙과 이를 타협시키고자 했다. 예를 들어 존 로크(John Locke, 1632~1704)는 선과 악이 쾌락과 고통에 의해, 혹은 어떤 법에 부합하는지에 의해 결정된다는 점에서 홉스와 일치했다. 그는 우리가 타인을 도와주어야 한다고 주장했지만, 그것이 자신의 자기 이익을 위험에 빠뜨리지 않을 때만 그렇다고 한정했다. 섀프츠베리(Shaftesbury, 1671~1713)는 자기 이익과 타인에 대한 봉사가 동의어임을 보이려고 몹시 노력했다. 그에 따르면 덕은 자기 이익의 차원에서 보상을 가져다주는데, 이는 자비로운 행위에서 우리가 얻게 되는 쾌락 때문이다. 이와 반대로, 분노, 무절제, 탐욕과 같은 악덕은 고통을 가져온다. 섀프츠베리는 우리가 자기 이익을 지킬 책무가 있기에 덕을 수용해야 하고 따라서 덕에 대한 애정은 사실 자기 이익에 대한 애정이라고 생각했다. 허치슨(Hutcheson, 1694~1746)은 흄(Hume, 1711~1776)이 그러했듯이 섀프츠베리의 도덕 감정 이론을 더 발전시켰다. 그들은 유덕한 행위를 지켜본 이에게 승인의 느낌이 일어나는 것이 덕이라고 규정했고, 악랄한 행위에 대해서는 반감이 일어난다고 했다. 그들은 자기 이익에 대한 홉스의 강조가 갖는 직설적인 면을 어느 정도 걷어냈다. 하지만 덕이 우리의 행복이나 자기 이익과 관계가 있을 때 말고는 우리가 덕에 관해 궁극적인 책무를 지니는 것은 아니라고 주장해서 결국 (홉스와) 일치를 이루었다. 애덤 스미스(Adam Smith, 1723~1790)는 덕이란 그 행위자나 타인의 도덕 감정에 있어 유용하거나 받아들일 수 있는 품성적 특질이라고 여겼다. 벤담(Bentham, 1748~1832)은 보편적 행복(general happiness)에 이바지하는 것이라면 언제나 그 행위자의 행복에도 도움이 된다고 주장했다. 이렇게 하여 그의 공리주의는 자신에 관한 이익과 타인에 관한 이익 모두를 최대 행복이라는 원칙에 포함시킴으로써 이 둘을 화해시켰다. 존 스튜어트 밀(J.S. Mill. 1806~1873)은 벤담보다 더 확장해 모두에게서 최대 좋음이 한 사람의 행복의 근원이라고 상정했다. 따라서 한 사람의 자기 이익은 모두의 좋음을 위해서 행동할 때 가장 잘 달성된다. 이 관점에 따르면, 모두에게서 최대 좋음을 달성하기 위해 의식적으로 행복 없이 행동하는 것이 역설적으로 행복의 근원이다.[20]

도덕 감정 이론가들과 공리주의자들과는 달리, 커드워스(Cudworth, 1617~1688)나 헨리 모어(Henry More, 1614~1687), 컴버랜드(Cumberland, 1631~1718)와 같은 케임브리지의 직관주의자들은 유덕한 행위가 자기 이익과 충돌할 때조차도 이를 행해야 할 이유가 있다는 것을 보이고자 노력했다. 모어는 심지어 "좋음을 고양시키는 능력"(Boniform faculty), 즉 자기 이익을 우선시하려는 우리의 기본적인 충동을 제어할 수 있게 해 주는 덕목을 상정하기까지 했다.[21]

조세프 버틀러 주교(Bishop Joseph Butler, 1692~1752)는 섀프트베리와 홉스 둘 모두에게 이의를 제기했다. 자기 이익도 선의(benevolence)도 인간 행위와 연관된 유일한 정서 상태는 아니다. 이타주의와 자기 이익은 다른 욕구와 동기들을 완전히 배제하지

---

20) John Stuart Mill, chap. II, *Utilitarianism*, George Sher(ed.), Indianapolis: Hackett, 1979를 참조하시오.

21) Henry More, *Enchiridion Ethicum; the English Translation of 1690 Reproduced from the First Edition, trans. Edward Southwell*, New York: The Facsimile Text Society, 1930.

않는다. 선의와 자기 이익이 서로를 배제하지도 않는다. 인간은 자기 자신만을 위한 것이 아닌 좋음을 행할 수 있도록 자기 감정에 명령을 내릴 수 있는 양심을 가지고 있다. 양심을 통해서 인간은 선의가 얼마나 자기 이익을 증진시키고 손해를 끼치는지 알 수 있다. 버틀러는 성직자였고 어떤 행위가 인간 본성에 가장 일치하는지를 가리키도록 양심을 인간에게 심어 놓은 이로 하느님을 생각했다. 따라서 양심은 어떤 것은 본유적으로 좋고 또 어떤 것은 본유적으로 나쁜지 우리가 알 수 있게 해 준다. 그럼으로써 버틀러는 홉스처럼 자신의 도덕철학을 이성으로부터 끌어오려고 했지만, 늘 명시적인 것은 아니더라도 암묵적으로 신학을 끌어왔다.[22]

홉스와 마키아벨리에게서 어떻게 이타주의와 자기 이익에 관한 의문이 일어났는지, 그리고 그들 이후에 도덕철학이 계속해서 매달리게 된 두 가지 강력한 경향이 어떻게 확립되었는지 그럴 만큼 충분히 이야기한 것 같다. 앞에서 지적했듯이 고대 철학에서도 이 문제는 제기되었다. 아퀴나스에 의해 정립된 바에 따른 그리스도교 도덕철학에서는 자기 보존이 자연법 안에 들어 있다. 자기 자신에게 지는 의무와 타인에게 지는 의무는 사랑(charity)이라는 덕목에 의해 순서가 매겨지는데, 사랑이라는 덕목은 어떠한 숨은 목적에 따른 사랑이 아닌, 하느님의 자녀인 타인에 대한 사랑을 포함한다. 이것이 산상수훈의 메시지다. 실로 이것이야말로 자기 이익과 이타주의 간의 내재적인 긴장을 최종적으로 해소할 수 있는 유일한 방법인지도 모른다.

22) Joseph Butler, *Sermons*, Oxford: Clarendon Press, 1897.

이러한 긴장은 20세기 도덕철학에서는 분명 해소되지 못했다. 에이어(Ayer)의 주관주의(subjectivism)와 정감주의(emotivism), 헤어(Hare)의 규정주의(prescriptivism), 그리고 사르트르(Sartre)의 실존주의(existentialism), 이 모두는 도덕적 판단을 승인과 불승인, 선호나 자기 결정의 문제로 만들었다. 메타윤리에서는 도덕적 판단의 내용보다는 도덕적 담화의 언어와 논리를 강조하기에, 고전적인 덕 개념은 더욱 약화되었다. 그 결과, 덕에 대한 정의는 아무 의미도 담지 못할 만큼 모호해지거나 혹은 모든 가능한 호감을 일으키는 특질을 포함할 정도로 포괄적인 것이 되었다.[23]

20세기의 도덕주의자들은 18세기의 도덕 감정이라는 개념을 다듬고 이에 덧붙여 윤리를 심리적으로 해석했다. 프로이트의 심리학과 오늘날 왓슨(Watson)과 스키너(Skinner)의 행동주의에 힘입어 많은 도덕주의자가 덕목을 규정하는 데에 있어, 그리고 좋음을 아는 것과 그 좋음을 행하고자 동기 부여되는 것 사이의 간격을 좁히는 데에 있어 현대 심리학을 참조했다. 또 다른 이들은 유전학, 문화, 사회 제도를 통해 이타주의와 자기 이익을 설명했다.[24] 한편 네이글(Nagel)은 이러한 경향에 이의를 제기하며 이타주의의 합리성을 주장했다. 이렇게 함으로써 그는 인간 이성을 욕구나 감정 아래에 놓는 것을 거부했다.[25] 필리파 풋(Philippa Foot)은 덕과 악덕을 다룬 그녀의 작업에서 덕과 자기 이익을 연

23) Edmund L. Pincoffs, *Quandaries and Virtues: Against Reductivism in Ethics*, Lawrence: University Press of Kansas, 1986.
24) Edward O. Wilson, *Sociobiology, The New Synthesis*, Cambridge, MA: Belknap Press of Harvard University Press, 1975.
25) Thomas Nagel, *The Possibility of Altruism*, Princeton, NJ: Princeton University Press, 1978.

결시키고자 했으나 성공적이지 못했다.[26)]

덕 윤리의 붕괴를 포함해 규범 윤리학의 혼란 때문에 덕에 관한 고전적 개념, 특히 아리스토텔레스적인 개념을 되살리려는 최근의 시도가 그에 대한 반발로 생겨났다. 이런 움직임은 앤스콤(Anscombe)[27)]과 매킨타이어(MacIntyre)[28)]로부터 시작되었으며 이들의 승계자들은 다양하다. 그들이 홉스로부터 시작된 윤리에서 자기 이익의 우세함을 어느 정도 전도시킬 수 있을지에는 매우 의구심이 든다.

덕 기반 윤리에 내포된 개념적 난점

덕 윤리가 쇠락하게 된 두 번째 주요 요인은 덕 개념 자체에 내재한 철학적 난점이다. 첫 번째 문제는 덕 개념에 구체성이 빠졌다는 점이다. 덕 윤리는 특정한 도덕적 딜레마를 어떻게 해결해야 하는지 말해 주지 않는다. 덕 윤리는 원칙, 규칙, 의무, 구체적인 규정을 중요시하지 않는다. 덕 윤리는 유덕한 사람이 그 상황에 적합한 덕목에 맞게 행동하도록 성향 지어져 있을 것이라고 말할 뿐이다. 구체성의 결여는 추론에 있어 고통스러운 순환으로 이끈다. 옳고 선한 것이란 유덕한 사람이 행할 것이며, 유

26) Philippa Foot, *Virtues and Vices and Other Essays in Moral Philosophy*, Berkeley: University of California Press, 1978.
27) G.E.M. Anscombe, "Modern Moral Philosophy", *Philosophy* 33(1)(Jan. 1958), pp.1~19.
28) Alasdair C. MacIntyre, *After Virtue; A Study in Moral Theory*, 2d ed., Notre Dame, IN: Notre Dame University Press, 1984.

덕한 사람이란 옳고 선한 것을 행할 사람이다. 이 논리적 교착 상태를 타개하기 위해서는 옳음이나 선을 규정하거나 혹은 유덕한 사람을 규정해야 한다. 여기까지는 정의(定義)의 문제일 뿐인데, 이 문제는 세계 최고 철학자들의 개념적 독창성으로도 해결되지 않는다. 더욱이, 덕 이론은 인간 본성이나 선에 관한 몇몇 이론과 별개로 존재할 수 없다. 인간 본성과 그것의 목적(*telos*)에 대한 정의가 모호해질수록, 덕이 악덕이 되고 악덕이 덕이 되는 것을 막기가 어려워진다. 덕 윤리가 행위자의 품성을 강조하기 때문에, 철학적 인간학을 끊임없이 요청한다. 철학적 인간학이 없다면 덕 윤리는 쉽게 주관주의적이고 정감주의적이고 상대주의적이며 자멸적이 될 것이다.

또 다른 난점들에는 의도와 밖으로 드러난 행동 사이의 관계가 포함된다. 좋은 의도가 유덕한 사람의 기준이 되는가? 우리는 의도를 어떻게 결정하는가? 좋은 의도가 해(害)로 끝난 행위에 대한 책임에서 행위자를 면제시켜 줄 수 있는가? 예를 들어, 정직이라는 덕목에 기대어 환자에게 진실을 말함으로써 환자에게 심각한 우울이나 혹은 자살까지 촉발하게 한 의사의 경우는 어떠한가? 모든 경우에서 유덕한 사람은 거의 없다. 얼마나 많은 과오를 저질러야 유덕함의 범주가 아니라 악덕함의 범주로 묶이게 되는가? 덕 윤리가 결여하고 있는 것으로 보이는 객관성을 제공하는 의무나 원칙 기반 윤리로, 덕 윤리는 어떻게 연결되는가?

동양과 서양의 전통 윤리는 대개 규칙이나 원칙의 체계를 피해 왔고, 그렇지 않으면 적어도 규칙이나 원칙의 체계를 도덕적 품성이라는 개념 아래에 두었다. 덕과 초과 의무(supererogation)가 만나는 곳은 어디인가? 덕목은 규칙과 동의어인가? 초과 의무란 더 높은 정도의 덕일 뿐인가? 왜 어떤 사람들은 유덕하고 어떤 사람들은 유덕하지 않은가? 몇몇 사람들이 그러하듯이[29] 여기에 답하기 위해서 사회생물학에 의지해야 하는가? 덕목이란 유전적으로 심어져 있는, 유전자 풀(gene pool)을 전파하기 위해 설계된 생존 기전일 뿐인가?

고대로부터 이어져 온 것임에도 불구하고 이러한 근본적인 질문에는 아직 답변이 달리지 않았다. 이러한 질문이 모두가 만족할 만큼 답변이 이루어지지 않았기 때문에, 도덕주의자들은 조금 더 답변이 될 만한 것들로 돌아섰다. 즉 내가 무엇을 해야 하는가, 내 앞에 있는 이 딜레마를 어떻게 풀 것인가 하는 질문들 말이다.

곤경 해결로의 방향 전환

이는 덕 윤리 쇠퇴에 관한 세 번째 지점, 즉 딜레마와 곤경 해결로의, 특히 전문직 윤리에서의 방향 전환으로 이끈다. 이 방향 전환은 최근 이십 년간 작동한 몇몇 요인의 결과다. 하나는 과학적 진보와 사회정치적 변화에서 발생한 새로운 윤리 문제의 구체성과 긴급함이다. 예를 들어 의학적·생물학적 진보는 전통적인 윤리학에 도전한다. 그런데 우리는 가치에 대한 합의를 나타내는 윤리적인 나침반이나 공통의 종교적 믿음 없이 이러한 진보에 직면해야 했다. 이제 우리는 도덕적으로 이질적인 사회, 가

29) Wilson, *Sociobiology.*

장 근본적인 윤리적 쟁점들, 특히 삶과 죽음의 의미에 있어 사람들이 나뉘어 있는 사회에 살고 있다. 인간 본성에 대한 공통된 개념이 없이 우리는 좋은 삶이 무엇인지에 대해 동의할 수 없고, 그 좋은 삶을 특징지어야 하는 덕목에 대해 동의할 수 없다. 이 결과 전문직 윤리, 특히 의료 전문직의 윤리는 딜레마의 분석과 윤리적 의사 결정 과정으로 방향 전환을 했다. 많은 이들에게 윤리란 주로 권리, 의무, 조건부 원칙들의 균형을 잡는 것, 그리고 그것들 사이의 충돌을 해소하는 것이 되었다. 절차적인 윤리가 규범 윤리를 대체했다. 이렇게 함으로써 환자, 고객, 그리고 전문직들이 근본적으로 상반되는 도덕적 관점을 가졌을 때 발생하는 교착 상태를 피한다.

분석은 개념적으로 명료하게 만들어 주기는 하지만 품성과 덕을 대체할 수는 없다. 도덕적 행위는 인간 행위자의 행위다. 행위의 질은 그 분석을 행하는 사람의 품성에 의해 결정된다. 품성은 우리가 도덕적 문제를 규정하고, 우리가 윤리적 쟁점이라고 생각하는 것을 고르고, 어떤 원칙, 가치, 기술적인 세부 사항이 결정적인지를 정하는 방식을 형성한다.

따라서 전문직이 자기 이익에 의해 동기 부여가 되는지 아니면 이타주의에 의해 동기 부여가 되는지는 큰 차이를 만든다. 전문직 관계의 현실을 염두에 둘 때, 전문직의 품성은 중심적인 위치에서 제거될 수 없다. 이것이 전문직 윤리의 쐐기돌로서 덕 윤리가 회복되어야만 하는 이유다.

의료 전문직에서 덕 접근을 쇠퇴시킨 네 번째이자 마지막 요인은 의료 체계에서 너무도 강력하게 힘을 발휘하고 있는 경제적 명령에 대응해 의료 전문직이 자기 이익을 추구하는 것에 관해 정당하다고 생각하거나 용인하는 시민들의 인식이다. 경제적 명령에 따르게 하려는 이 목표를 위해 의사와 다른 의료 공급자들은 서로 경쟁하도록 부추김을 당했다. 의료의 이용 가능성과 비용과 질은 갈수록 시장의 힘에 맡겨졌다. 미국 연방통상위원회(Federal Trade Commission)는 의료 전문직을 사업으로 분류했고, 경쟁의 지속이라는 유일한 지배 원칙에 따르게 했다.[30] 의료 서비스 제공자들은 기업가가 되도록, 의료 시설과 기술에 투자하도록, 의료 자원 활용의 최소화를 유지해 보너스를 받도록 부추김을 받았다. 이러한 인센티브가 없이는 최고의 인재가 의(醫)라는 분야에 진입하지 않을 것이며 빨리 은퇴할 것이라고 사람들은 주장했다. 그렇게 되면 의료의 진보는 멈출 것이며, 새로운 서비스가 가능하지 않게 될 것이라 했다. 의(醫)의 역사상 처음으로 자기 이익은 법적이고 도덕적인 정당화를 획득했고, 이득이 전문직업적 덕목(professional virtue)으로 변모했다. 이러한 경향은 의사들을 사업가, 기업가, 프롤레타리아, 문지기, 관료로 만들었다. 의사란 누구이며 무엇인지에 대한 혼란이 이토록 심각했던 적이 없다.

덕 윤리 회복의 철학적 근거

덕과 품성에 맞추어 이타주의와 자기 이익 간의 긴장을 해소

30) 일반적으로 다음을 참조하라: Edmund D. Pellegrino, "What Is a Profession? The Ethical Implications of the F.T.C. Order and Some Supreme Court Decisions", *Survey of Ophthalmology* 29(3)(November-December 1984), pp.1~5.

할 건전한 철학적인 근거가 전문직 활동의 본성에 존재하는가? 우리는 그렇다고 생각한다. 우리는 의료 전문직과 그들의 도움을 구하는 이들 사이 관계의 여섯 가지 특징들에 근거해 그 제안을 펼친다. 각각을 놓고 볼 때, 이러한 현상들은 그 종류와 정도에 있어 유일무이한 것은 아니다. 각각이 다른 인간관계와 직업에서도 나타날 수 있다.

하지만 도덕적 집합으로서 이 현상들은 사실상 유일무이하며, 일종의 내적 도덕성을 만들어 낸다. 이러한 고유함과 내적인 도덕성은 사회적, 경제적, 혹은 정치적 변화나 철학에서 유행이 갖는 동요에 흔들리지 않는 전문직 윤리의 기반이 된다. 이 내적 도덕성은 예를 들어 20년 전까지는 왜 의(醫)의 윤리가 품성과 덕의 윤리에 확고하게 기반하고 있었는지를 설명해 준다. 이는 히포크라테스학파와 스토아학파의 의료윤리에서 그러했으며 이슬람교·유대교·그리스도교 의료윤리학자들의 주요 문헌들에서도 발견된다. 이는 홉스, 애덤 스미스, 흄의 철학을 알고 있었지만 환자의 안녕, 일련의 덕목들에 대한 전문직의 전통적 헌신을 고수했던 존 그레고리(John Gregory), 토머스 퍼서벌(Thomas Percival), 새뮤얼 바드(Samuel Bard)의 저술로서, 18세기에도 유지되었다. 오로지 지난 20년 동안만, 자기 이익에 관해 (흄의 용어를 사용하자면) "승인의 감정"이 있었다.

전문직이 맺는 관계의 첫 번째 도드라지는 특징은 의사·법률가·성직자의 도움을 청하는 사람들이 갖는 의존성, **'취약성'**(vulnerabiility), 뚜렷한 착취 가능성이다. 건강을 되찾기 위해, 정의로운 대우를 받기 위해, 신과의 관계를 바로잡기 위해 도움이 필요한 사람은 불안하고 괴로움을 겪으며 두려움에 떤다. 죽음, 지옥으로 떨어짐, 투옥을 피하기 위해, 그는 그런 상황을 피하고 싶음에도 불구하고 도움을 구할 수밖에 없다. 그는 도움이 마련되지 않고는 인생의 다른 목표들을 자유롭게 좇을 수 없다.

전문직이 맺는 관계의 두 번째 특징은 관계 속에 **'내재하는 불평등'**(inherent inequality)이다. 전문직은 환자와 고객이 필요로 하는 지식을 소유하고 있다. 이는 의사의 손안에 힘의 우세함이 자리잡게 한다. 의사는 이를 바람직하게 이용할 수도 있고 형편없이 이용할 수도 있으며 좋은 목적으로도 혹은 악한 목적으로도 이용할 수 있다. 또한 서비스를 위해 아니면 자기 이익을 위해 이용할 수도 있다. 한쪽이 다른 한쪽의 서비스에 너무도 의존적인데 전문직이 맺는 관계를 어떻게, 몇몇이 그렇게 부르듯이, 계약으로 부를 수가 있는가?

전문직이 맺는 관계의 세 번째 특징은 그 관계의 특별한 **'수탁자적 특징'**(受託者的 特徵, fiduciary charater)이다. 취약함[31]과 불평등의 상태에서 우리는 의사와 법률가와 성직자를 신뢰할 수밖에 없다. 우리는 그들의 역량을 평가할 능력을 제대로 갖추지 못하고 있다. 우리는 내밀한 자기 자신을 내보일 수밖에 없다. 즉 우리 몸, 우리 개인의 삶과 영혼, 실패들을 낯선 이인 다른 사람에게 내보여야만 한다. 사생활 침범을 용인하지 않고 우리는 치유되거나 도움을 받을 수 없다. 게다가 전문직은 우리에게 신뢰를 청한다. 전문직들은 "어떻게 도와드릴까요?"라는 질문으로 관계를 시작한다. 암묵적으로 그들은 "나는 당신이 필요로 하는 지식

31) Robert E. Goodin, *Protecting the Vulnerable: A Reanalysis of Our Social Responsibilities*, Chicago: University of Chicago Press, 1985. 구딘은 사회적 책임에 대한 그의 분석에서 취약성을 도덕적 책무의 근원으로 제시한다.

을 가지고 있습니다. 내가 지식을 가지고 있다는 것과 당신의 최선의 이익에 맞게 이를 이용할 것임을 믿으세요"라고 말하고 있는 것이다. 의(醫)의 사례에서 졸업생들은 졸업식장에 참석한 모든 사람 앞에서 앞으로 그들이 본인들의 자기 이익보다 다른 이들의 이익을 위해 서비스하겠다고 공적으로 선언한다. 이 선으로 그 약속이 맺어진다. 이는 의료윤리 강령과 다른 전문직 강령과 성직자의 서품식에서 되풀이된다.

공적인 선언이야말로 진정으로 전문직을 규정하고 다른 직업과 구분하는 것이다. '전문직'(profession)이라는 단어 자체가 라틴어 'profiteri'에서 왔는데 이는 크게 선언하기, 자기 자신의 이익이 아닌 다른 목적에 맞게 행위할 것임을 신뢰할 수 있도록 전문직이 약속하게 하는 그러한 특별한 삶의 방식을 공적으로 받아들이기를 뜻한다. 사업하는 이들과 장인들은 신뢰해 주기를 청하지만, 그들 자신을 걸고 그렇게 하지는 않는다. 매수자 위험 부담 원칙(caveat emptor)은 전문직의 첫 번째 원칙이 절대 될 수 없다.

네 번째로, 진정한 전문직의 **'지식'**(knowledge)은 전적으로 사적 소유물이 될 수 없다. 전문직들의 지식은 실천적인 목적이 부여되어 있는데, 이는 인간의 어떤 근본적인 필요를 충족시키라는 목적이다. 전문직의 지식은 그 자체를 위해 존재하는 것이 아니다. 이 사실은 의(醫)에서 가장 명확하게 드러나는데, 사회는 의사들이 제대로 수련할 수 있도록 다른 경우였더라면 범죄였을 사생활의 침해를 허용한다. 그에 따라 완전히 술기를 익히지 못한 의학도들이 인체를 해부할 수 있도록 허용하고, 부검과 수술을 참관하거나 돕도록 허용하며, 아픈 사람들의 돌봄에 참여할 수 있도록 허용한다. 감독하에서 진행되는 것이기는 하지만 그들은 말 그대로 연습할 수 있도록 허용된다. 수련 중인 외과 의사가 술기를 발전시키는 데에는 여러 해가 걸린다. 그들의 첫 번째 수술은 아무래도 능숙하다고 하기 어렵다. 환자를 놓고 의학도들에게 가르치는 것은 환자에게 지연, 책임과 책무성의 분산, 불편, 그리고 신체적인 위험까지 일으킨다. 사회는 의사가 생계를 유지할 수 있게 하기 위한 이유를 우선으로 들어 이러한 사생활의 침해와 이에 동반된 위험을 감수하는 것이 아니라, 중단없이 의사들을 공급받아야 하는 사회의 필요 때문에 이를 감수한다. 의학지식, 그리고 비슷하게 법적 지식과 성직에 필요한 지식은 이를 필요로 하는 이들의 신뢰를 담보하고 있다. 이는 전문직의 이득만을 위해서나 그들에 의해 일방적으로 정해진 조건으로 제공될 수 없다. 이것이 법률가가 공무의 주요 직책을 맡게 되며 성직자가 하느님이나 그들의 교회의 이름으로 사목하도록 임명되는 이유다.

전문직이 맺는 관계의 다섯 번째 특징은 전문직들이 도움과 해(害)가 전달되는 **'마지막 공통 관문'**(final common pathway)이라는 점이다. 마지막 결정, 행동, 권고가 한 사람에 의해, 환자나 고객이 신뢰라는 관습적인 관계를 맺고 있는 전문직에 의해 내려져야 한다. 의사·법률가·사목자가 전문직이 맺는 관계에 영향을 끼치도록 허용하지 않는다면 어떠한 정책도 법도 규범도 효력을 발휘할 수 없다. 그들이 대상으로 하는 이들에 대한 복무는 필요하고 고유하기에 전문직은 서비스에 있어 상당한 재량권을 갖는다. 따라서 전문직은 환자 이익의 수호자이며 그들이 참여하는 모든 행위에 책임을 진다.

전문직이 맺는 관계의 여섯 번째 도드라진 특징은 전문직이

'도덕적 공동체'(a moral community)의 구성원이라는 사실이다. 도덕적 공동체란 그 구성원들이 특별한 지식이라는 특권을 공유하고 이를 건강이나 정의, 혹은 구원으로 나아가는 데에 사용하겠다는 자신의 헌신을 함께 서약한 사람들의 집단적 유대를 말한다. 도덕적 공동체의 구성원들은 그들이 개인으로서 할 때와 동일한 약속을 하며 동일한 신뢰를 끌어낸다. 그들은 집단적으로 한 약속에 대해 동일하게 충실하겠다는 의무를 지며, 그들이 집단적으로 끌어낸 신뢰에 대해 동일하게 의무를 진다. 따라서 전문직은 도덕적으로 고립된 섬이 아니다. 그들은 특별한 지식에 관한 독점권을 부여받은 그룹에 속하며 그 지식이 필요한 모든 이에게서 신뢰를 받고 있다. 각각의 전문직은 자기 동료에 대해 책임을 지며, 그 동료는 그에 대해 책임을 진다. 집단적으로, 그들은 그들이 사회에 요청했던 신뢰에 대해 충실할 책임이 있다. 이것이 바로 자율 규제의 특권이 의미하는 바다. 즉 각각의 전문직은 무엇이 윤리적으로 허용 가능한지 그 자신의 심판이 되어야 한다.

인간관계의 이러한 특징은 전문직에 내재하는 도덕성의 요소이고, 전문직의 의무에 관한 직접적인 도덕적 근거이며, 그들의 덕목에 관한 정의(定義)의 원천이다. 아리스토텔레스의 용어를 따르자면, 이러한 덕목은 전문직의 일이 '잘되도록' 만들어 준다. 전문직의 삶에서 덕목들은 여럿 있으나, 이를 크게 **'신뢰에의 충실성'**(fidelity to trust)과 **'선행'**(beneficence)이라는 두 가지로 요약할 수 있다. 선행은 신뢰에의 충실성이라는 덕목에 따라온다. 품성의 이러한 두 특질은 이에 기초해 다른 덕목과 전문직 윤리의 원칙이 성립할 수 있게 하는 윤리적 토대이다. 분명, 이 특질은 자기 이익에 관한 마키아벨리적인 혹은 홉스적인 신조와는 양립할 수 없다. 이 특질의 실재와 환원 불가능함은 전문직 도덕에서 덕 윤리 회복에 가장 강력한 논지를 제공한다.[32)]

덕 윤리의 실천적 함의: 자기 이익의 소거

전문직의 도덕성에 관한 철학적인 근거가 타당하다면, 오늘날 전문직의 혼란과 도덕적 차원의 고질병을 치유하는 것과 관련된 많은 실천적 함의가 뒤따른다.

첫째, 전문직 종사자는 전문직의 도덕적 실패를 다른 이 탓으로, 사회나 다른 전문직이나 정부나 경제나 시장 등의 탓으로 돌릴 수 없다. 그 어떤 누구도 양심적인 전문직으로 하여금 그가 생각할 때에 환자나 고객의 이익에 부합하지 않는 것을 하도록 할 수 없다. 그 누가 의사에게 그들의 이익을 훼손하는 정책을 따르도록 강요할 수 있겠는가? 전문직이 모든 정책과 결정과 행위에 있어 마지막 공통 관문이라는 사실은 전문직이 자신의 환자나 고객의 이익에 관한 수호자가 되도록 한다. 실제로, 의사가 환자나 고객에게 신뢰를 요청할 때 의사는 그 책임을 떠맡은 것이다.

따라서 개별 전문직 종사자는 생존이라는 이유로 도덕적으로 미심쩍은 행위에 대한 책임에서 자신을 스스로 면제시키지 않도록 매우 주의해야 한다. 개별 전문직 종사자의 도덕적 타협이 점

32) Edmund D. Pellegrino / David C. Thomasma, *For the Patient's Good: The Restoration of Beneficence in Health Care*, New York: Oxford University Press, 1988.

진적으로 전문직 윤리의 숨결을 막아 버린다면 전문직 윤리의 미래는 없다. 환자 안녕의 수호자로서 의사가 거부라는 도덕적 의무를 지게 되는 때가 있을 것이다. 그들은 의료비를 낼 수 없는 환자를 '떠넘기기'(dump)하는 것을 거부할 것이다. 그들은 환자가 준비되기 전에 퇴원시키는 것을 거부할 것이다. 그들은 사회 재정의 일원으로 행위하는 것을 거부할 것이다. 그들은 의료장비 투자나 이의 소유로 발생한 수익, 혹은 필요한 치료에 대한 거부나 지체에 대한 보너스에 미혹되는 것을 거부할 것이다. 그들은 불필요한 의료적 개입이나 시술로부터 환자를 보호하려고 할 때 이외에는 문지기가 되는 것을 거부할 것이다.[33] 유덕한 품성을 갖춘 의사는 신뢰에의 충실성과 자기 이익의 소거라는 덕목을 보여 줄 것으로 기대할 수 있는 사람일 것이다.[34]

두 번째 실천적 함의는 자신의 환자나 고객의 안녕이 위협을 당할 때 개별 전문직 종사자가 이를 방관할 것임이 그들에 대한 기대치로 받아들여져서는 안 된다는 사실이다. 전문직들이 서비스의 대상으로 삼는 이들의 옹호자가 되는 것, 그들의 서비스를 모든 이가 이용할 수 있고 접근할 수 있도록 보장하기 위해 단체행동을 하는 것, 치유나 정의나 구원이 필요한 이들을 해로운 법이나 공공 정책, 기관 정책으로부터 보호하는 것은 도덕적 공동체로서 전문직에 주어진 의무다. 도덕적 공동체로서 전문직은 각 구성원의 윤리적 행동을 심각하게 여기고, 그에 따라 구성원들을 감독하고, 규율하며, 그리고 전문직 도덕의 계율을 어겼을 때는

33) S. Ansberry, "Dumping the Poor", *Wall Street Journal*(November 29, 1988), p.1.
34) H. Tristram Engelhardt / Michael E. Rie, "Mirality for the Medical-Industrial Complex — A Code of Ethics for the Mass marking of Health Care", *The New England Journal of Medicine* 319(16)(October 20, 1988), pp.1086~1089.

공동체에서 그들을 추방하는 것까지 책임을 짊어져야 한다. 서비스하는 대상의 진정한 옹호자가 되었을 때 전문직이 발휘할 엄청난 도덕적 힘을 생각해 보라. 이에 더해 모든 도움을 제공하는 전문직들이 그들의 힘을 모은다고 생각해 보라. 어떤 사회가 이에 저항할 수 있겠는가? 그들이 이만큼 못하겠는가? 이러한 힘에 마주하면서, 위대한 세 전문직 종사자 중 누구인들 오늘날 그들이 겪고 있는 도덕적 무능력을 사회의 탓으로 돌릴 수 있겠는가?[35]

세 번째 함의는 전문직 교육에 있어서 품성 계발은 기술적인 교육만큼이나 중요하다는 것이다. 이는 과거 전문직 교육에서는 주요한 관심사였지만 현재는 그 관심이 시들해지고 말았다. 『메논』에서 플라톤이 질문을 제기한 이래로 사람들은 덕을 가르칠 수 있는지를 물었다. 우리는 이어지는 장을 이 질문에 할애하려고 한다. 분명히, 품성 계발의 과제 전체를 전문직을 양성하는 교육 기관 내 교육에만 맡겨 둘 수는 없다. 가정, 교회, 그리고 학교 모두가 학생이 전문직 교육 기관에 입학하기 훨씬 이전부터 그의 품성 형성에 영향을 미친다. 하지만 이러한 학교도 좋은 의사·법률가·성직자가 되는 것이 무엇인지, 좋은 전문직은 어떤 사람이 되어야 하는지를 역시 가르쳐야 한다. 의과대학·의학전문대학원, 법과대학·법학전문대학원, 신학대학에 입학하기 이전 교육이 도덕적으로 중립적이거나 문제가 있는 것일 때조차 학생이 좋은 전문직이 되고자 하는 열망으로 동기 부여가 되어

35) Joan C. Callahan, *Ethical Issues in the Professional Life*, New York: Oxford University Press, 1988. 이 책은 전문직 도덕성과 일상적 도덕성 간의 관련성을 다룬 문집으로서 법, 의, 경영에 있어서 전문 직업인들과 철학자들이 기여했다.

있을 경우에는 그의 품성 계발에 있어 많은 것이 가능하다.

품성 계발의 가장 효과적인 도구는 의과대학, 법과대학, 신학대학에서 가르치는 전문직들이다. 그들은 역량과 품성을 따로 떼어놓을 수 없으며 신뢰에의 충실성과 자기 이익의 소거가 진정한 전문직의 필수 불가결한 특질이 될 수 있고 또 그리되어야 한다는 사실을 보여 줄 수 있어야 한다. 불행하게도 전문직 교육기관의 교수 중 충분치 않은 수의 교수들만이 이 사실을 믿고 있거나 덕의 모델로서 보일 수 있을 만큼의 도덕적 준비가 되어 있다.

각 전문직의 역사나 전통에서 발굴된 윤리적으로 민감한 전문직 종사자에 관한 패러다임 사례들도 또한 도움이 된다. 이러한 사례들은 일반적으로 인식되는 것보다 더 효과가 있다. 의학사의 비극 중 하나는 위대한 의사들의 생애를 경시하는 것이다. 지적으로 정교한 의학사가(醫學史家)에게 전기가 큰 흥미를 불러일으키지 않을 수 있지만, 의(醫)를 열망하고 있는 이에게는 감화를 준다는 가치가 있다. 다른 전문직도 도덕적으로 패러다임이 되는 전기(傳記)들을 가지고 있다. 전문직 학생들 대부분은 서비스에 대한 어떤 이상을 마음속에 품은 채 입학하고, 전문직 교육 기관들은 이를 강화시킬 책임을 갖는다.

네 번째 함의는 전문직이 갖고 있는 도덕적 차원의 고질병을 치유하기 위해서는 사회 조직을 개편하는 것이나 컬트겐(Kultgen)이 다소 순진하게 가정했던 것과 같이[36] 전문직 강령의 의미론적·기호론적 특징들을 다듬는 것으로는 부족하고 그 이상이 필요하다는 점이다. 전문직의 실패는 우리 강령의 언어에 있는 것

---

36) John H. Kultgen, *Ethics and Professionalism*, Philadelphia: University of Pennsylvania Press, 1988.

이 아니라 품성에 있다. 만약에 품성과 덕이 회복된다면 적절한 조직 개편이 따라올 것이다. 적절한 조직 개편에 이어 품성과 덕이 회복되는 순서는 아니라는 말이다.

마지막으로, 윤리 일반과 전문직 윤리 모두에서 덕을 회복시켜야 하는 이론적인 근거가 있다. 기쁘게도 도덕 철학자들 사이에서 이 주제에 관한 관심의 부활이 매우 눈에 띈다. 하지만 덕 윤리를 그 자체로 완결적인 것으로 생각하거나 윤리적 딜레마 분석에 관한 의무 기반 체계에서 원칙에 반대되는 것으로 생각해서는 안 된다. 분석 윤리와 덕 윤리 사이에, 원칙과 품성 사이에 논리적인 연결 고리를 발전시킴으로써 옳음과 좋음에 대한 인지와 이를 행하려는 동기 사이의 간격을 줄이는 것, 우리의 전체 분석을 통해 궁극적으로 이타적인 선행이라는 으뜸가는 원칙을 찾아내는, 자기 이익과 그것의 소거 사이의 도덕적으로 옹호 가능한 균형 지점을 맞추는 것은 이론적인 도전이다.

이 이론적인 도전은 복잡할 것이다. 왜냐하면 오늘날의 덕 기반 윤리와 의무 기반 윤리는 왜 우리가 도덕적이어야만 하고, 무엇을 도덕적 삶이라고 정의 내릴 수 있는지를 말해 주는 더 포괄적인 도덕철학으로부터 분리되었기 때문이다. 윤리학을 선(善)에 관한 어떤 개념과 다시 연결하고, 정합적인 철학적 인간학과 다시 연결할 필요가 있다. 이를 위해서 윤리학이 도덕철학의 뿌리에서 찢겨 나가기 전, 고대-중세의 종합을 재검토하는 것이 도움이 될지도 모른다. 이 종합은 생물학과 사회과학으로부터 유래한, 그리고 신학적으로 성찰한 인간 본성에 관한 우리의 새로워진 지식으로 증폭되어 덕 윤리가 효과적으로 되는 데 새로운 소생을 가져다줄지도 모른다.

전문직이 맺는 관계의 본성에 관해 성찰하는 것은 그 성찰이 부분이 되는 포괄적 도덕철학이 마련되지 않았을 때도 당분간은 생산적일 수 있다. 전문직이 맺는 관계라는 실재에 기반했을 때, 전문직의 내적 도덕성은 사회가 살아남는 데 필요한 도덕적 분위기 전체를 바로잡을 수 없을 때도, 전문직 윤리의 구조에 뚫린 오존 구멍을 메우는 것에 도움이 될 만큼은 충분히 명료하다.

결 론

우리는 의(醫), 법(法), 성직(聖職)이라는 세 전문직의 도덕철학에서 공통된 몇몇 요소를 강조했다. 이 공통 특징 중 다수는 다른 전문직에서도 나타난다. 신뢰에의 충실성과 자기 이익의 소거라는 덕목들이 그 전문직에서 어떻게 적용되는지는 자체적으로 결정하도록 남겨 두려 한다. 모든 전문직이 덕을 도덕적 책임의 근거로 인정할 때를 가정해 보자. 이는 종래의 도덕성의 기준도 또한 높이게 되는 촉매기 되지 않을까?

제3부

덕의 실천

THE PRACTICE OF VIRTUE

제 13 장

덕은 어떻게 차이를 만들어 내는가

칸트는 "마음의 순수함은 한 가지 것을 의지(意志)하는 것"이라고 말했다. 덕 윤리가 의(醫)의 도덕적 삶에서 차이를 만드는 방식에 할애된 이 장의 시작에서 의무론의 아버지를 인용하는 것이 이상해 보일 수도 있지만, 칸트의 통찰은 핵심을 찌른다. 원칙이 없는 도덕저 삶은 모래 위에 있는 것이나 다를 바 없다. 모든 사람이 유덕하게 행동할 것이라든가, 혹은 심지어 유덕한 활동이 무엇을 포함할 것인지 우리가 합의에 이를 수 있을 것이라 믿기에는 세속적이며 다원주의적인 현대 사회에는 다양성이 너무 많다. 그러나 그 역도 사실이다. 윤리는 규칙을 지키는 것 훨씬 이상의 것이다. 가장 극단적인 유형의 규칙 기반 윤리는 개인이 규칙의 참됨을 받아들일 필요 없이 단순히 규칙을 지키기만 하는 것이 될 것이다. 만일 규칙이 지켜진다면, 사회적 순응이 성취될 것이지만, 인격을 소멸시키는 엄청난 비용을 치르고서일 것이다. 이것은 사회적 질서를 유지하기 위해서 한 가지 덕목, 즉 규칙에 대한 준수에 의존하는 환원주의적 윤리다. 그것은 개인의 자아실현과 품성을 고양하는, 중요한 여타의 모든 덕목을 등한시하는 것이다.

이 장에서는 우리가 이전 장에서 거의 피상적으로만 다룬 몇 가지 쟁점을 더 직접적인 방식으로 고찰할 것이다. 우리의 목적은 의(醫)에서 덕 윤리가 도덕적 분석과 구체적인 사례에서 행위자가 내리는 도덕적 선택에 있어서 어떤 차이를 만드는가를 논증하는 것이다.

우리는 덕 기반 윤리가 실제로 도덕적 행태의 정도와 종류에서 의무나 원칙에의 충실성이 요구하는 것과는 다른 차이를 만들어 낸다고 주장할 것이다. 이런 차이들은 덕 윤리에 내재한 세 가지 특질에서 기인한다. 첫째는 도덕적 삶에서 탁월함의 추구라는 개념인데, 이는 탁월함(*aretē*)이라는 용어가 처음부터 포함하는 것이다. 온전하게 실현되는 것은 드문 반면에, 탁월함을 추구하는 이런 충동은 덕 기반 윤리를 다른 윤리 체계와는 구분되게 만드는 두 가지 특질인 의도의 순수함과 도덕적 공모에 대한 민감함의 기반이 되는데, 이 점이 많은 경우 잊히곤 한다.

우선 도덕적 탁월함의 문제와 초과 의무에 대한 그것의 관계 문제를 고찰해 보겠는데, 이 문제는 우리가 의무와 원칙을 넘어서는 탁월함에 대해 말할 때 자연스럽게 머릿속에 떠오르는 것이다.

탁월함, 덕목, 그리고 초과 의무

덕 윤리를 전면적으로 부정하지 않는 사람들도 도덕적 딜레마의 해결 문제에 오면, 덕 윤리가 의무 기반 윤리나 원칙 기반 윤리와 본질적인 방식에서 다르다는 주장에는 회의적인 태도를 보인다. 우리가 주장하는 바와 같이 도덕적 민감성에서 차이가 있다는 의견이 제기될 때면, 이에 대한 통상적인 반박 의견은 우리가 덕과 초과 의무를 혼동하고 있다는 것이다. 이는 의무론자와 결과주의자의 경우에서도 매한가지다. 의무론자는 칸트처럼, 의무 그 자체를 위해서 정언명령에 따라 자신의 의무를 행하는 사람과 유덕한 사람을 동일시할 것이다. 결과주의자는 행복을 최대화하려는 공리의 원칙에 부합해 행동하는 의무를 항상 완수하는 사람과 유덕한 사람을 동일시할 것이다. 만일 우리가 주장한 대로, 원칙들이 어떠한 통합적 의(醫) 윤리에서든 본질적이라면, 원칙 기반 윤리와 의무 기반 윤리가 이미 요구하고 있는 것에 덕 윤리는 무엇을 어떻게 부가할 것인가?

우리가 내리는 도덕적 결정에 덕 기반 윤리가 가져오는 차이란 그저 초과 의무적 행위들, 즉 그 정의상 의무 바깥 혹은 의무를 넘어선 것들의 예시일 뿐인가? 칸트는 그렇다고 말할 것인데, 왜냐하면 칸트 도덕철학의 기본 주의(主義)는 의무로부터 행해진 행위만 도덕적 가치를 갖는다는 것이기 때문이다. 이것이야말로 칸트가 덕을 자신의 의무와 동일시하고, 구체적 덕목을 구체적 의무와 동일시하는 이유다. 이것은 파인버그(Feinberg), 움슨(Urmson), 여타의 현대 철학자들의 경우에도 마찬가지이다. 다만 그들은 초과 의무가 그 정의상 의무를 넘어선 것임에도 불구하고 초과 의

무에 도덕적 가치를 부여한다는 점에서만 칸트와 다르다.[1)]

우리는 의무, 비(非)의무, 그리고 의무를 넘어선 것을 세 가지의 도덕적 가치로, 명확하게 구분되는 영역으로 보지 않는다. 오히려 그것들은 한 극단에 완벽함이라는 이상(理想), 어쩌면 성인(聖人)을 두고 다른 극단에는 비도덕적인 소시오패스(sociopath)라는 개념을 둔 연속체 내 지점들이다. 그 사이에는 우리가 하는 역할로 인해 우리에게 주어지는 독특한 의무와 우리가 이상(理想)에 좀 더 접근하려는 목적으로 도덕적 삶을 추구할 때 우리가 받아들이는 의무가 있다.

이런 관점에서 유덕한 사람은 행위자로서 다른 이들과 차이를 보이며 그들의 행동 또한 차이를 보이는데, 이 차이는 의무로서 요구되는 것을 하는 것뿐만 아니라 탁월함, 개별적 덕목의 탁월함(*areté*)이라는 완벽함을 추구하도록 습성적으로 성향 지어져 있는 능력에 의한 것이다. 우리가 자세히 설명하고 있는 논제에 따르면, 유덕한 사람은 자신의 목적을 성취하는 데 있어 반드시 완벽하게 행동해야 한다고 스스로 기대하는 사람이다. 의사에게 그 목적은 환자의 치유다. 의사는 다른 이들이 자기 자신들에게 요구하지 않는 것을 의무로 수용하고, 그럼으로써 의무와 초과 의무 간의 경계를 재규정한다.

이것은 도덕성을 어떤 형태의 인위적인 것, 즉 기계적으로 단

---

1) Daniel R. De Nicola, "Supererogation, Artistry in Conduct", *Issues in Philosophical Ethics*, Leroy S. Rouner(ed.), Notre Dame, IN: University of Notre Dame Press, 1983, pp.155~159; Gregory Mellema, *Beyond the Call of Duty: Supererogation, Obligation, and Offence*, Albany, NY: State University of New York Press, 1991; David Heyd, *Supererogation: Its Status in Ethical Theory*, New York: Cambridge University Press, 1982.

순히 규칙이나 원칙을 따르는 것 이상으로 보는 데 니콜라(De Nicola)의 견해와 어느 정도 유사점이 있다. 초과 의무는 도덕적 삶에서 창조성의 여지를 남긴다. 데 니콜라는 "이런 인위적인 것은 풍부하고 현저한 방식으로 품성을 잘 예시해 주는 즉각적이고 무의식적인 도덕적 행위 속에서 잘 드러난다"고 말한다.[2)]

유덕한 사람은 그것이 의무이기 때문이 아니라 자신이 종사하고 있는 것이 무엇이건 그것의 목적(*telos*)을 추구하는 데 있어서 완벽함을 모색하기 때문에 자신의 덕에 의해 완벽함을 향해 고군분투하지 않을 수 없다. 그는 다른 식으로는 행위를 할 수 없다. 그것은 그의 품성 일부다. 그는 가능한 한 완벽함에 가까워지기를, 점진적으로 접근할 수 있기를 바라므로 자신의 행위에 내재한 도덕적 완벽함에 대한 잠재성을 완수하도록 습성적으로 성향 지어져 있다. 그러는 와중에 자신이 완벽함에 도달할 수 없음을 인식하는데, 그 깨달음 가운데 독선이나 오만이라는 악덕을 피하면서 완벽함을 향한 추구를 지속한다.

이런 한계점 개념을 고려하면서, 유덕한 사람은 행동하려는 결정에 있어서 도덕적 수용 가능성과 도덕적 수용 불가능성 간의 분리선을 그을 때, 단순히 원칙, 규칙, 혹은 의무에서 행위를 하는 사람과는 다른 지점에 선을 긋는다. 유덕한 사람은 의무, 원칙이나 규칙의 폭을 더 포괄적으로, 그리고 행위가 자연스럽게 지향하는 좋은 목적의 완성을 추구하는 방향에 더 가깝게 해석할 것이다.

---

2) *Ibid.*, p.162.

옳음과 좋은 의도

결과주의자와, 칸트주의가 아닌 의무론자를 포함하는 오늘날 많은 윤리학자에게 도덕적 행위자의 의도는 행동하려는 결정의 도덕성과 무관하다. 그 행위 자체, 혹은 그것의 결과가 도덕적 성질의 결정 인자다. 의도가 품성의 지표일 수 있지만, 중요한 것은 행위자의 의도가 아니라 의무나 원칙에 그 행위가 부합하는가인데, 왜냐하면 좋은 의도가 나쁜 행동을 야기할 수도 있고 그 반대일 수도 있기 때문이다. 그것을 뒤집은 것이 칸트주의적 의무론자의 경우인데, 그들에게는 의도의 순수함이 가장 중요하다. 행동하려는 결정은 다른 여타의 이유가 아니라 오직 그 자체를 위해 완수하기를 의도해야 한다는 의무에 기초해야만 한다. 아벨라르(Abailard)에 의해 의도성에 더욱 중요한 위치가 주어졌는데, 그에게는 행동의 도덕성이 온전하게 좋은 의도에 의존하기 때문이다.[3]

거위드(Gewirth), 맥키(Mackie), 프리드(Fried)와 같은 최근 몇몇 도덕 철학자는 윤리에서 의도의 위치를 재확인했다.[4] 그들의 관점은 토마스 아퀴나스로부터 갈라져 나왔지만, 그들이 그와 완전히 의견을 달리한 것은 아니다. 우리는 아퀴나스의 관점을 여전히 의도성에 대한 가장 풍부하고 혜안이 있으며 가장 도덕적으로 관련된 설명인 것으로 간주한다. 어떻게 유덕한 사람의 의도

3) Abailard, *Abailard's Ethics*, J. Ramsay MaCallum(tr. and intro.), Merrick, NY: Richwood, 1976.

4) Alan Gewirth, *Reason and Morality*, Chicago: University of Chicago Press, 1978; J.L. Mackie, *Ethics: Inventing Right and Wrong*, New York: Penguin Books, 1978; Charles Fried, *Right and Wrong*, Cambridge, MA: Harvard University Press, 1978.

가 그 자신이 내리는 선택을 차별화하는지 설명하기 위해, 우리는 아퀴나스의 의도성에 대한 설명을 활용할 것이다.

형식적 의미에서 의도는, 프리드의 말을 인용하자면, "왜 그렇게 행동했니?"라는 질문에 대한 답변이다.[5] 우리의 의도는 우리가 추구하는 특정한 목적하에 있는 목표, 이유, 고안을 드러낸다. 지향성은 우리의 합리성, 즉 미리 성찰하고 우리가 선택한 목적을 가장 신속하게 성취할 특정한 수단을 고르기 위해 세운 계획에 따라 행동하는 우리 능력의 표지다. 의도는 특정한 목적을 욕구하는 의지(意志) 행위다. 그러나 우리는 일어나도록 의도하거나 행동하지 않을 어떤 것을 바랄 수도 있기 때문에 의도가 필연적으로 욕구와 동일한 것은 아니다. 예컨대 사랑하는 친구가 고통받을 때 그의 죽음을 바랄 수도 있지만, 우리는 그것을 실현하기 위해 행동하려는 의지를 갖지 않는다. 반대로 수술의 위험을 감수하거나 전쟁터에 들어가거나 하는 것처럼 우리는 바라지 않는 어떤 것을 의도할 수도 있다.

의도는 우리가 어떤 부류의 사람인지를, 다시 말해서 우리가 지닌 품성을 드러내기 때문에 우리 행위의 도덕적 성질에서 중요한 역할을 한다. 우리 행위는 자선을 베푸는 것과 같이 좋은 결과를 산출할 수도 있지만, 만일 자선을 베푸는 의도가 우리 명성을 높이기 위해서라든가, 혹은 수입에 따른 세금을 내는 것을 회피하기 위해서라면, 좋은 것일 수도 있었던 것이 우리 의도의 불완전성에 의해 도덕적 가치를 잃게 된다. 반대로, 좋은 의도로도 행위를 도덕적으로 좋게 만들 수는 없다. 간통이나 고문, 혹

5) Fried, *Right and Wrong*, pp.24~28.

은 무고한 사람을 죽이는 것과 같은 몇몇 유형의 행동은 그 유형 자체로 나쁘다.

유덕한 사람은 도덕적 행위의 내부적 차원과 외부적 차원 간에 가능한 한 근접한 일치를 보여 준다. 유덕한 사람은 도덕적 탁월함을 의도하며, 그 목적에 대해 수단을 선택하는 데 있어 주어진 상황에서 최대한 탁월한 것을 선택하려고 고군분투한다.

유덕한 의사는 아픈 사람의 최선의 이익에 가장 완벽하게 부합하는 수단을 의도할 것이다. 그는 환자의 최선의 이익에서 행위를 할 것인데, 왜냐하면 그렇게 행위하는 것이야말로 의의 목적과 의사-환자 간 신뢰의 서약이 그에게 함축하는 것이기 때문이다. 유덕한 의사는 이런 신뢰에 충실할 것이지만, 그것이 그가 의료 과오 소송을 두려워하기 때문에 혹은 자기 평판에 이롭기 때문에, 혹은 환자가 다시 찾아오게 해 줄 것이기 때문에, 혹은 또 다른 환자를 소개받게 될 것이기 때문이 아니다. 의도의 탁월함은 독선적인 것과는 다르다. 즉 자기에게 유리하도록 다른 것들과 비교하거나, 혹은 도덕적으로 '한 수 위에 있기 위해서' 도덕적 규칙을 따르는 것이 아니다. 의료적 의도에 있어서 탁월성을 이루기 위해서는 환자의 선(善)에 중심을 둔 좋은 의도가 의사의 행동을 통해 실현될 수 있게 해 줄 수 있는 덕목을 반드시 지녀야 한다.

도덕적 공모

의도는 우리가 결과를 예견한, 자유롭게 의지(意志)한 행위에 초점을 맞춘다. 우리가 예견하지 못한 위해들에 대해 우리는 도덕적으로 책임이 없다. 그런데 환경의 영향에 의해 좋은 결과와 해로운 결과가 뒤따를 수 있는 넓은 범주의 행위들이 있다. 우리가 뒤따르는 위해를 의도하지 않았지만, 우리는 도덕적 공범이 될 수도 있다. 우리의 공모 정도는 예견할 수 있는 가능성, 개연성, '사고'(事故)의 회피 가능성에 의존한다. 이것은 가까운 미래에든 궁극적으로든 이로운 결과와 해로운 결과를 둘 다 가져올 수 있는 의료 지식을 사용하는 경우에 특히 그러하다.

의사들은 종종 법, 사회적 관습, 혹은 기관의 정책이 의료의 일차적 지향인 아프거나 도움이 필요한 사람들의 선(善)과 충돌하는 상황에 자기 자신이 놓여 있음을 발견하게 될 수도 있다. 이런 상황은 특정한 의료 직무, 예컨대 감옥, 처벌 기관, 정신 병원 혹은 군 복무중인 의사의 경우에는 으레 일어나는 일이 되기도 한다.[6] 이런 상황에서, 의사는 사회적으로 정당화되고 심지어 필수적인 역할을 수행함으로써 의사로 행동하는 동시에 기관의 목표를 실현하는 행위자로서 행동한다.

도덕적으로 잘못되거나 의심스러운 것에 공모가 가능한 상황이 있다. 심각하게 비도덕적인 것에서부터 도덕적으로 의심스러운 것에 이르기까지, 정치범의 고문에 직접적으로 참여하는 것에서부터 정신병 때문에 일을 저질렀는지를 소송 절차에서 증언하는 것, 자기 의뢰에 관여된 이해 상충에 이르기까지 다양하다. 이런 모든 경우에서, 아픈 사람의 복지라는 일차적 목적은 경제

6) Edmund D. Pellegrino, "Cooperation, Moral Complicity, and Moral Distance: The Ethics of Forensic, Penal, and Military Medicine", *International Journal of Law and Psychiatry.*

적·정치적·법적·이기적 동기에 의해 다양하게 왜곡되거나 대체된다. 사회는 이런 공모의 스펙트럼에 있는 다양한 직종을 합법적이라 인정할 수도 있지만, 의료직은 좋게 의도된 협력에서 유발될지 모르는 환자의 위해나 위험으로부터 자신을 스스로 분리시켜 생각할 수 없다.

의료 지식의 사용에 이르면, 의사나 간호사는 사회나 기관이 작동하기 위해 통해야만 하는 행위자다. 의료 지시를 적어 주거나 수행하는 것은 의료 전문직이다. 국가나 기관이 의료 지식 사용을 통해 달성하고자 하는 목적에 필수적인 것은 의료 전문직의 전문성이다.

합법적이거나 비합법적인 협력을 결정하는 기준을 이 책에서 정립하고자 하는 것은 아니다. 우리 중 한 사람(펠리그리노)이 다른 곳에서 그런 작업을 했다.[7] 이 책이 다룰 내용은 덕 기반 윤리의 틀 내에서 행동하는 의사는 무엇이 도덕적으로 수용할 만한 정도의 협력이며 무엇이 도덕적으로 수용할 수 없는 정도의 협력인지 예측하여 습성적으로, 주의력 있게 알아낼 것이라는 사실이다. 여기서는 분별의 덕이 특히 관련이 있다. 분별은 의사가 상충하는 의무를 조율하기 위해 어느 정도의 협력이 필요한지 가장 판단력 있는 방식으로 식별할 수 있도록 해 준다. 분별은 도덕적으로 용납 불가한 악과의 협력을 견제하는 조기 경고 장치다.

---

7) *Ibid.*

덕 윤리에 비추어 본 몇 가지 실천적 결정

의무 기반 윤리 및 원칙 기반 윤리와 덕 기반 윤리의 차이는 도덕적 경계에서 가장 명백한데, 도덕적 삶의 이런 영역에서 덕이 금지할 어떤 행위들을 법, 관습 혹은 원칙은 허용할 것이다(혹은 그것을 금지하는 데 실패할 것이다). 실천적 영역에서 끌어낼 몇 가지 구체적인 예는 우리가 논의하고 있는 차이를 잘 예시해 줄 것이다. 이런 차이는 우리가 이전 장들에서 고찰했던 특정한 덕목들의 실천 결과다.

의사-환자 관계의 모델

현재 의사-환자 관계의 본성은, 전문직 윤리의 다른 모든 양상처럼, 비판적이고 세세한 검토를 받는다. 자신의 능숙함이 환자의 안녕을 위해 사용될 것이라고 의사가 보장하는 **'신뢰에의 서약'**(covenant of trust)이라는 전통적인 개념은 일련의 대안적 모델에 의해 도전받고 있다. 몇몇 사람은 그 관계를 **'계약'**(contract)으로, 좀 더 현실적으로 접근해야 한다고 제안한다. 다른 이들은 제공자로서 의사와 소비자로서 환자로 이루어진 **'자유 시장 관계'**(free market relationship)로 접근해야 한다고, 다른 이들은 의사를 일차적으로 **'기술자'**(mechanic), 교사, 사회적 공무집행인, 교육자, 그리고 조언자로 본다. 말하자면 환자의 자율성의 수단으로 보는 것이다.

각 모델은 상이한 의무를 만들어 내고 상이한 원칙들에 의해 인도된다. 내세워진 논증의 강도에 따라, 어떤 것도 고유하게 원칙 기반 혹은 의무 기반 윤리에 의해 배제되지 않는다. 분명히 하자면 의료적 관계는 어느 정도는 위의 모든 모델의 요소를 가지고 있다. 그러나 문제는 어떤 것이 지배적인 것이어야 하는가다.

도덕적 삶에서 탁월함을 좇는 윤리는 우리가 이 책에서 틀을 제공한 덕목의 실천으로 예시될 수 있다. 그런데 이런 윤리에서는 특정한 대안적인 의사-환자 관계 모델을 상상조차 할 수 없다. 덕 기반 윤리는 계약 모델과 양립할 수 없는데, 계약 모델은 법적 계약과 같이 서로 교류하는 행위자들이 동등한 흥정가라고 추정한다. 계약은 의무가 세세하게 제시되어야 함을 요구하는, 불신을 가정하는 것에 기초한다. 계약은 선행(善行)의 수단이 아니다. 그것들은 최소한만 하자는 성격을 띠고, 법적이며, 수행에 대한 분쟁에 종속된다. 계약 모델은 의사가 세세하게 제시된 것을 수행하는 것에만 의무를 지도록 한다. 계약에의 충실성은 의무지만, 만일 도덕적 탁월성이 목표라면 이는 불충분하다.

동일한 반박이 '**소비자-생산자 모델**'에도 해당하는데, 이 모델에서는 시장의 정서가 지배적이다. 이런 모델은 의사의 역할을 일차적으로 사업가나 경영자의 것으로 정당화시킨다. 의료 과실에 대한 두려움이 능숙함을 보장한다. 연민, 신뢰, 선의, 그리고 심지어 정의는 기업가로서 의사의 경제적 자기 이익과 불가피하게 경쟁 상태에 놓이게 된다. 시장은 윤리적 힘이 아니라 오히려 경제적 힘에 의해서 움직인다. 의료는 그것의 분배, 가격, 질, 이용 가능성이 경제의 힘에 내맡겨진 상품이어서는 안 된다. 자기 이익의 소거는 이런 모델의 정반대에 위치한다. 이런 소비자-제공자 모델에서 덕이 실천된다면, 이는 오로지 '좋은 사업수단'이기 때문일 것이다.

다른 대안적 모델들도 도덕적 탁월성을 모색하는 윤리의 관점에서 볼 때 그것 고유의 결핍이 있다. **'기술자'**로서 의사 모델은 능숙함을 우세한 덕으로 내세운다. 돌봄 모델은 연민을 내세우고, 위계적 모델은 의사에게 유사 종교적 권위를 부여한다. 각 모델은 의무나 원칙을 그 관계의 한 가지 양상으로 전락시킨다. 관계의 각 양상은 의(醫)에 대한 상이한 목적을 규정해서, 일정 수준의 탁월함을 추구할 때, **'치유 관계'**를 왜곡시킬 수 있다. 의(醫)에서 도덕적 삶의 탁월성을 지향하는 유덕한 의사는 그것의 목적에 대한 보다 포괄적인 관점, 즉 환자의 전체적 선을 고려하는 관점으로 성향 지어져 있다.

가난한 이들에 대한 돌봄

무료 진료(pro bono) 사업이 의(醫)의 전통적 윤리에 의해 장려되었지만, 광범위하게 의무나 원칙으로 부과된 것은 아니었다. 히포크라테스 윤리는 가난한 이들에 대한 돌봄이 어느 정도까지 의무인지에 대해 불분명하다. 도덕적 삶에서 탁월함을 추구하는 유덕한 의사에게 의학 지식은 사적 소유물이 아니다. 그것은 돈을 낼 수 있는 사람들만을 위한 것이 아니라 그것이 필요한 이들에 대한 수탁자 윤리(stewardship)로 간주된다. 모든 아픈 사람은 의학 지식을 요구할 권리가 있다. 덕 기반 윤리는 개별 의사와 전체 의료 공동체의 측면에서 그런 권리 주장에 응답할 것이다. 유덕한 전문직은 궁핍한 병자에 대한 배려라는 덕목으로서 의료 공동체의 지원을 제공할 것이다.

비순응자와 자기 파괴자를 돌보는 것

어떤 사람들은 그들 자신의 행동으로 인해 의료 혜택을 받을 가치가 없다거나 자격을 잃은 것이라는, 대중들과 의료직에서 점점 공감을 받는 정서가 있다. 이런 범주에는 의사의 지시를 거부하거나 따르지 않는 환자, 알코올 중독이나 마약 중독자, 식사량을 줄이는 것에 매번 실패하거나, 담배를 끊지 못하거나, 약을 정기적으로 복용하지 못하는 사람이 포함된다. 몇몇 사람은 의료 자원의 희소성과 의료 비용을 고려하건대, 그런 환자의 치료를 거부함으로써 사회의 자원을 보존할 의무가 있다고 주장한다. 또 다른 몇몇은 그들을 치료할 의무가 없다고 본다.

덕에 의해 동기를 갖게 된 의사들은 그런 주장을 거부할 것이다. 환자의 도덕적 결점이나 기벽이 무엇이든, 훈계나 독선, 보복적 태도 없이 가능한 한 최선으로 자신들의 도움이 필요한 사람들을 치료할 수밖에 없다고 느낄 것이다. 이것은 자기 파괴적이거나 비순응적인 행동을 승인하도록 제안하는 것이 아니다. 환자의 행동을 바꾸려는 노력을 포기하라고 제안하는 것도 아니다. 비슷하게, 차별적이지도 않고 보복적이지도 않은 태도가 인간면역결핍바이러스(HIV) 감염 환자들, '까다롭다'거나 가치 없다고 생각되는 환자들, 혹은 성병이나 감염성 질환에 걸린 환자들에게 취해질 것이다.

관리 의료

최근에 다양한 유형의 제도화된 의료 실무가 등장했는데, 그중 많은 것이 의사를 이중 행위자 처지에 놓이게 함으로써, 즉 환자 돌봄과 기관의 정책에 동시에 복무하게 함으로써 환자의 안녕을 우선하는 데 직접적인 도전을 가한다. 그 동기가 이윤을 내는 것이든, 진단·치료 절차를 생략함으로써 비용을 낮추는 것이든, 적절한 보험이 없는 환자를 보려 하지 않는 것이든, 궁핍한 환자들의 '경제적 전원'을 초래하는 것이든, 아니면 기관을 우선으로 보호하기 위해 고안된 정책을 적용하는 것이든, 환자의 복지를 손상시킬 가능성의 존재는 실질적 위험을 제기한다. 종종 이런 실무가 회계상의 긴급성이나 운영상의 효과에 근거해서 합리화되거나 심지어 요청되는 의무 사안이 되기도 한다.

이런 모든 상황은 일정 정도 의(醫)의 목적을 왜곡하고 유덕한 의사가 그런 환경을 피함으로써 공범이 되는 것을 피하도록 강하게 촉구한다. 상황 때문에 참여가 불가피한 경우, 덕 윤리는 의사가 환자 복지의 손상을 최소화하도록 요구한다. 위해가 심각할 때, 의사는 저항해야 하고 순응을 거부해야 한다. 도덕적 공동체로서, 조직화한 전문직은 환자의 복지를 으뜸으로 하는 것을 훼손하지 않으려는 의사를 지지해야 한다.

형벌 관련 의학, 군(軍) 의학, 법의학의 경우에, '이중 행위자'는 일상적으로 일어나는 일이다. 위 분야에서 고용된 의사는 자신들이 '이중 행위자'임을 아주 분명하게 해야지만 환자나 그들이 돌보는 사람들이 통상적인 의사-환자 관계에 있다고 믿도록 속지 않게 될 것이다. 만일 도덕적 공모(moral complicity)[8]에 대한 특정

한 제약이 준수된다면, 유덕한 의사는 이런 '이중 행위자' 역할을 수행할 수 있다.[9]

이해 상충: 이윤 추구 서비스

의학과 의료의 증가하는 상업화와 산업화는 의사들에게 개인적 이윤의 기회를 제공하고 이는 점차 정당화되어 가고 있는데, 이는 종종 이런 기회들이 의료 비용을 감소시킬 수 있을 것이라는 환상하에서 이루어진다. 실험실, 요양원, 영상 센터, 약국, 약조제처의 소유권과 다양한 보수가 이제는 실무자와 학계 인사들 모두에게 폭넓게 주어진다. 이런 보수는 의대생 때부터 시작한다. 의과대학, 임상 실험자, 그리고 기초 과학자는 협력적 연구의 시대에서 제약회사나 의료 기기 산업체와 긴밀한 관계를 맺음으로써 경제적으로 많은 것을 얻는다. 이런 수많은 관행(arrangement)은 도덕적으로 합법적이라고, 의무 기반 윤리나 원칙 기반 윤리와 상반되지도 않고, 심지어 칭찬받을 만한 것이라고 간주되기도 한다.

그러나 이런 관행이나 이것이 가져오는 좋은 것들을 현재 향유하고 있는 의사나 기관의 동기를 의문시하지 않는다면, 자기 이익을 위해 통합성을 손상시키는 인간의 불가피한 성향만이 기다리고 있을 뿐이다. 그 결과 과학 데이터, 연구 계획서, 과학적이거나 기술적인 자문의 맥락, 임상 시험에서 환자 관리가 미묘

8) 옮긴이 주: 어떤 행동에 연루되어 있어서 도덕적 책임으로부터 자유롭지 않다
9) Edmund D. Pellegrino, *op.cit.*

하게 혹은 공공연하게 자금처를 만족시키는 방향으로 이루어질 수 있다. 덕 기반 윤리를 따르는 의사는 이런 실무의 대부분을 삼갈 것이다. 적어도 잠재적으로 환자의 복지나 과학적 통합성이 진짜 손상될 가능성이 있을 때, 이를 삼갈 것이다. 이것은 실무자나 학계에 대한 이해 상충 정책을 마련하려고 노력한 누구나 증언하듯이, 자기기만과 자기 정당화의 유혹이 강한 도덕적 문제의 영역이다.

분명히 덕에 대한 우리의 관점은 도덕적으로 의무인 것의 한계를 넘어서, 즉 의무를 넘어서서 초과 의무의 영역으로 덕을 뻗어 나가게 만들 것이다. 많은 사람이 '초과 의무'라는 바로 그 용어가 행위를 의무의 영역에서 제외시킨다며 반대할 것이다. 엄격하게 정의하면 그러하다. 그러나 그런 해석은 도덕적 행위에서 칭찬받을 만한 정도를 우리 모두가 알고 있다는 사실을 간과하는 것이다. 몇몇 사람은 그들의 행동에서 원칙 배후에 있는 정신에 더 가까이 다가가고 그것의 정교한 뉘앙스를 잘 인식하는 것처럼 보인다. 그들은 다른 이들이 의무라고 생각하는 것들을 어느 정도 뛰어넘는다. 심지어는 자신과 동일한 원칙을 받아들이는 이들이 의무적인 것으로 생각할 것을 뛰어넘기도 한다. 그들은 도덕성의 원칙을 더 높은 일치의 단계로까지 받아들여서 원칙이 함축하는 것 이상을 완수한다.

도덕의 영역은 영웅적 부류의 초과 의무[예컨대 가장 궁핍한 사람들을 돌보는 데 자신의 전 생애를 바친 마더 테레사처럼]와 헤어가 "카피북 헤딩"(copybook headings)[10]이라고 말한 것 같은 도덕 원칙의

10) 옮긴이 주: 오래된 잠언이나 격언을 가리키는 말로서, 19세기 영국 학생들이 쓰던 노트의 각 쪽 맨 위에 인쇄되어 있었던 것에서 기인한다. 학생들은 그 글귀를 동

요구에 대한 기계적 완수, 아니면 "개별 사례에 관해 더 생각하기를 회피하는" 방식 사이 어디엔가 위치한다.[11] 이런 극단들 사이에 우리가 부르기에 '선한' 혹은 '더 뛰어난' 사람들, 의사와 법률가와 사목자 혹은 부모들이 있다. 그들은 성인(聖人)이나 영웅은 아니지만, 단순히 원칙이나 의무에 부합하는 것에 의해 요구되는 최소한보다 훨씬 더한 것을 행하기 때문에 우리가 경모(敬慕)하는 덕을 어느 정도 보여 준다.

그래서 덕목은 도덕적 원칙에 부가적 차원을 제공한다. 이것은 사회의 도덕적 기준이 최소화되거나 쇠퇴할 때 중요하다. 자기 이익의 소거가 자기 이익에 자리를 내준 사회에서 자기 이익의 소거는 초과 의무적으로 되는 경향이 있다. 그러나 의(醫)와 같은 특정한 활동에서는 일반 사회에서 초과 의무인 것이 도덕적으로 의무적인 것이 될 수도 있다. 유덕한 사람, 의의 목적에 함축된 덕을 습득하는 의사는 이런 차이를 인식할 것이다. 의료윤리에 적대적인 사회에서 이는 때때로 그런 일반적인 경향에 반해서 행동하기를 고수하는, 용기라는 부가적인 덕을 요구하기도 할 것이다.

프랑케나는 원칙과 덕의 관련성의 뉘앙스를 칸트에 대한 '패러디'에서 잘 보여 준다. "성품(traits)이 없는 원칙은 무력하고, 원칙이 없는 성품은 맹목적이다."[12] 덕 기반 윤리와 원칙 기반 윤리는 서로를 필요로 한다. 그러나 우리는 그것에서 더 나아가 덕이

일 쪽에 여러 번 반복해서 적었다고 한다.

11) R.M. Hare, *Freedom and Reason*, New York: Oxford University Press, 1965, p.37.

12) William Frankena, *Ethics*, 2d ed., Englewood Cliffs, NJ: Prentice-Hall, 1973, p.53.

또 다른 관점 이상의 어떤 것을 준다고 말하고자 한다. 버나드 윌리엄스(Bernard Williams)가 주장한 대로, 덕을 소유하는 것은 "우리가 숙고하는 방식에 영향을 미친다."[13] 도덕적 선택에서 특정한 선택지는 단순히, 액면 그대로, 수용할 만한 것이 아니며, 유덕한 사람에게 선택지가 될 수 없다.

우리는 의료윤리에서 자기 결정, 신뢰에의 충실성, 지적 정직성, 선의, 정의가 의라는 실무의 목적을 달성하는 데에 필수적이므로, 덕목들이 의사와 간호사에게 이 덕목들에 더 민감하게 되도록 성향 짓게 한다고 본다. 이런 덕목들은 단순히 기술이 아니라 환자의 선을 우리 의료 행위를 통해 최적으로 진전시키고자 한다면 필요한 성품적 특질이다. 덕목은 의(醫)에서 본질적인데, 왜냐하면 원칙만으로는 질병과 치유의 현상학이 도덕적 도전으로 온전히 이해될 수 없기 때문이다. 덕목은 치유하고자 하는 온전한 갈망으로 우리가 점차 나아갈 수 있도록 한다.

결 론

이번 연구에서 우리는 몇 가지 예를 통해서 덕 윤리가 실천적 결정의 영역에서 차이를 만든다는 것을 보여 주고자 했다. 덕의 윤리에 따르면, 의료의 도덕적 삶에서 탁월함을 위해 고군분투하는 의사는 그 정의상, 자신들의 내적 의도와 도덕적 공모의 가능성에 더욱 민감하다. 그들은 도덕적으로 허용되는 것과 허용되지

13) Bernard Williams, *Ethics and the Limits of Philosophy*, Cambridge, MA: Harvard University Press, 1985, p.10.

않는 것을 구분할 때, 의무 기반 윤리나 원칙 기반 윤리가 요구하는 것과는 다른 위치에 선을 그을 것이다.

이것이 초과 의무인지 여부는 도덕적으로 중요하지 않다. 문제를 제기하는 것은 진정으로 선결문제 오류인데, 왜냐하면 초과 의무는 정의상 '의무를 넘어서는 것'을 의미하기 때문이다. 우리는 한 가지 의미에서 덕 기반 윤리가 의무를 넘어선다고 주장했다. 우리가 선호하는 또 다른 의미에서 덕 기반 윤리는 원칙과 의무의 영역 내에 남아 있다. 그러나 의무의 수행이나 원칙의 준수에서 도덕적 탁월성을 추구한다.

확실히 의료 전문직은 의무와 원칙에의 충실성을 강조해야 한다. 이것은 도덕적 삶의 근본적인 시작이다. 그러나 그것이 전부는 아니다. 덕 윤리 정신을 따르는 몇몇 핵심 구성원 의사들 없이는, 인간 선(善)을 위한 동력이라는 의료 전문직의 온전한 잠재성이 달성될 법하지 않다. 또한 그들 없이는, 어떤 사회든 가끔 허용하게 되는 도덕적 기준과 원칙의 퇴락에 맞선 보호 장치로 의료 전문직이 그들의 환자들에게 복무할 법하지 않다. 원칙이나 원칙의 위계적 우선순위에 대한 우리의 해석이 변할 수 있다는 것을 잊어서는 안 된다. 이와 달리, 우리가 치유라는 의(醫)의 목적을 통해 제시한 대로 해석된 덕목은 그러한 변화를 덜 겪는다.

원칙과 의무는 의료윤리의 조문(條文)인 반면 의료윤리의 정신을 따라 사는 삶은 덕에 달렸다. 의료윤리는 아픈 사람의 선(善)을 중시해 왔고 그렇게 남아 있어야 한다. 원칙과 의무는 의사에게 선을 행하게끔 하지만, 덕은 그들이 선한 사람이 되도록, 즉 역량 있는 전문직의 숭고한 이가 될 수 있도록 하는 데서 차이가 난다.

제 14 장

의(醫)에서 덕을 가르칠 수 있는가

소크라테스여, 덕이 가르칠 수 있는 것인지 말해 줄 수 있나?
아니면 덕은 실천으로부터 오는가?
아니면 사람에게 덕을 가져다주는 것은 가르침도 실천도 아니라
자연적인 소질이나 혹은 다른 어떤 것인가?
_『메논』

소크라테스는 메논과의 유명한 대화, 답을 직접 제시하지 않는 그 특유의 화법인 대화 방식으로 윤리학의 비판가들뿐만 아니라 친구들까지도 여전히 괴롭게 하는 질문을 던지는데, 그 질문은 바로 이것이다. 좋은 품성은 가르칠 수 있는 것인가? 이 책의 목적에 맞게 더 특수하게 들어가자면, 좋은 의사의 형성에 필수적인 덕목은 가르칠 수 있는가? 만약에 그렇다면, 어떻게 가르칠 수 있는가?

이 질문에 답하기 위해서는 소크라테스가 메논에게 지적했듯, 무엇이 덕인지를 알아야 하고, 그러고 나서 어떤 방식으로 덕을 가르쳐야 하는지 알아야 한다. 이 책에서 우리는 소크라테스 이후 아리스토텔레스와 아퀴나스, 그리고 다른 사상가들이 제공한 통찰을 통해 일반적인 의미에서의 덕과 의(醫)의 목적을 달성하는 데에 중요한 개별적인 덕목을 규정하려 했다. 이제, 확신의

정도는 더 낮으나 소크라테스의 질문에 대한 조건이 붙은 답변으로 넘어가 보자. 그렇다, 좋은 의사가 되는 데에 필수적인 덕목은 가르치는 것이 가능하다. 적어도 부분적으로라도, 어느 정도의 성공의 희망을 가지고 가르칠 수 있다고 우리는 생각한다.

우리의 입장에 관한 구체적 반박은 『메논』에 설득력 있게 제시되어 있다. 이 책에서 소크라테스는 메논에게 아버지만큼 유덕하지는 못한 아들을 둔 훌륭한 사람들의 세 가지 사례를 제시한다. 그는 테미스토클레스, 아리스티데스, 페리클레스를 예로 든다. 그들은 유덕한 사람이었지만 자신들의 덕목들을 아들에게 가르칠 수 없었고, 그렇게 할 어떤 다른 사람도 찾지 못했다. 그러나 그들은 다른 많은 개념과 기술들은 가르칠 수 있었다. 왜 그들은 덕을 가르칠 수 없었는가? 대화의 끝에서, 덕이 규정되기 전까지는 논의가 끝나지 않는다고 경고하면서, 소크라테스가 결론 내리기를 사람은 "신성한 영감"[1)]에 의해서만 덕을 배운다고 했다.

나중에 소크라테스가 회부된 재판에서 그를 사형에 처해야 한다고 주장한 아니투스는 이와 반대되는 관점을 취했다. 그는 덕은 가르칠 수 있다고, 그리고 이를 배우기 위해 해야 하는 전부는 '좋은' 아테네 시민을 관찰하는 것이라고 아주 확신했다. 아니투스는 좋은 예시와 좋은 모델에 의해 덕을 가르칠 수 있다고 주장한 것이다.

오늘날 회의주의자들은 우리가 덕이 무엇인지 모르기 때문에 덕을 가르칠 수 없고, 품성이 타고나는 것이라는 소크라테스의

---

1) Plato, *Meno*, 70a 1-5. 이 인용은 오기로, 제명(epigraph)에 관한 인용이다. 각주 1에 해당하는 부분은 같은 책 99e에서 찾을 수 있다.

주장에 손을 들어주면서 적어도 한 사람이 의과대학에 입학할 때에는 그 품성이 완전히 발달한 상태라서 이를 바꿀 수가 없다고 할 것이다.

"여느 준수한 점잖은 아테네 시민"[2]이라면 누구든지 덕을 가르칠 수 있다는 아니투스의 확신에 찬, 실로 오만한 주장에 우리는 동의할 수 없다. 그렇다고 덕은 정의할 수 없고, 따라서 가르쳐질 수 없고, 덕을 덕목의 신성한 주입이라고 믿을 수밖에 없다는, 『메논』에서의 소크라테스에게도 동의할 수 없다.

『국가』에서의 플라톤처럼, 아리스토텔레스, 아퀴나스, 듀이(Dewey)와 같이 우리는 실천을 통해, 예시를 통해, 그리고 심지어는 윤리학 공부를 통해서도 덕을 가르칠 수 있다고 믿는다. 이 주장을 하는 데에 있어 우리는 기대치를 적당한 수준으로 유지할 것이다. 하지만 덕을 가르치는 것이 무익하다는 주장은 완고하게 거부할 것인데, 별로 가망이 없어 보이는 상황에서 덕을 가르치는 것에서도 마찬가지다.

의료적 덕목을 가르치는 것에 대한 회의적인 시선

오늘날 회의주의자들이 내세우는 주요한 반대 의견들부터 다루어 보자.

첫째, 덕은 학교, 가정, 종교 공동체인 교회, 유대교 회당, 이슬람 사원에서 가장 잘 가르칠 수 있다고 주장한다. 물론 이는 대

2) *Ibid.*, 92e.

부분 사람에게 맞는 말이다. 의과대학생들은 입학 때 잘 정립된 어떤 근본적인 도덕적 가치를 담지하고 온다.[3] 실제로 우리 중 한 사람(펠리그리노)이 수행한 조사[4]에서 이러한 가치는 윤리 수업으로도 거의 바뀌지 않는 것으로 드러났다.

하지만 우리는 여기서 구분을 해야 한다. 우리가 의과대학에서 가르치고자 바랄 수 있는 것은 의(醫)에 적합한 덕목이다. 그러니까 의(醫)의 목적(*telos*), 즉 특정한 환자에게 옳고 좋은 치유하는 행위라는 의(醫)의 목적(*telos*)이라는 관점에서 판단했을 때 좋은 의사를 만드는 덕목들 말이다. 우리는 의과대학이, 특히나 다원주의 사회에서 근본적인 종교적 믿음이나 신념의 부재를 바꿀 수 있다고 가정하지 않는다. 이러한 일반적 가치관들은 의과대학 경험에 의해 필연적으로 재검토될 것이다. 의과대학 교수들은 가정이나 교회나 학교를 대체할 수 없다. 교수가 가르칠 수 있는 것은 우리가 이 책에서 밝힌 것처럼, 의사가 의사 본연의 의미에서 좋은 의사가 되는 것이란 무엇인지, 좋은 의(醫)를 위해 필요한 덕목을 실천하고 소중하게 여기는 것이란 무엇인가 하는 것이다.

의사가 그 자체로서 의사의 덕목에 관해 강조한다고 해서 우리가 사람으로서 덕목의 중요성을 무시하는 것은 아니다. 미묘한 방식으로, 좋은 사람의 덕목과 좋은 의사의 덕목은 중첩된다. 한

3) 옮긴이 주: 이 책에서 쓴 미국의 의학 교육 기관은 의학전문대학원의 형태임을 염두에 둘 필요가 있다.

4) Edmund D. Pellegrino / Thomas K. McElhinney, *Teaching Ethics, the Humanities, and Human Values in Medical Schools: A Ten Year Overview*, Washington, DC: Institute on Human Values in Medicine and the Society for Health and Human Values, 1982.

영역의 덕을 가르치는 것은 다른 영역에 분명히 영향을 끼친다. 하지만 우리는 의사로서 덕목으로 정립되는, 의(醫)에 있어서 좋은 품성 형성으로 검토의 대상을 한정한다.

만일 우리가 의과대학에 적합한 덕 교육의 목표로 이를 받아들인다면, 의과대학 시기가 덕을 가르치기에는 너무 늦은 것이라는 논지는 힘을 잃는다. 의과대학생은 의사가 되기 위한 교육을 받고자 하는 바로 그 목적으로 의과대학에 온다. 이 사실의 타당성과 불가피함 때문에 품성 교육이 실제로 현실성을 띠게 된다. 교수가 바라든 바라지 않든, 교수는 자신의 모든 말과 행동을 통해 덕이나 악덕을 가르친다. 이는 기초 과학자와 임상의에게 모두 동일하게 적용된다.

자신의 교육에 대해 성찰하는 모든 의사는 자신이 롤모델이라는 현실 상황을 인정할 것이다. 실로, 의료 전문직의 가장 두드러진 특징 중 하나는 히포크라테스 전통, 구체적으로 말하자면 선서의 전문(前文)[5]의 유산으로서, 의사가 그들의 스승을 예우하는 방식이다. 의사 각자가 의(醫)를 이해하는 방식, 실무에서 매일 일어나는 딜레마를 직면하는 방식, 의료적 결정에 관해 사고하는 방식은 좋은 모델과 나쁜 모델로부터 영향을 받는다. 모든 의사는 본받고 싶은 스승을 만나기도 하고 어울리고 싶지 않은 스승을 맞닥뜨리기도 한다.

특정한 교수자 모델에 대해서 학생들이 초기에 매료되는 것은 대개 그 교수자가 자기 분야에서 보여 주는 수월성에 의한 것이다. 당연하게도 가장 영향력 있는 모델은 그 학생이 들어가고 싶

5) Hippocrates, *Oath in Hippocrates I*, Loeb Classic Library, W.H.S. Jones(tr.), Cambridge, MA: Harvard University Press, 1962, p.299.

어 하는 분야의 모델이다. 교수, 연구자, 임상가로서 뛰어난 수행은 학생에게 전문적으로 어떤 사람이 되고 싶은지에 관한 일련의 생각을 갖게 함으로써 자연스럽게 학생의 흥미를 끈다. 그리고 그 교수자 모델의 품성적 특질 또한 무의식적으로 모방하게 된다. 실제로 그 교수자 모델의 과학자나 임상가로서 전문직업적 지위는 교수자 개인의 윤리적 행동까지도 종종 정당화한다. 그 행동은 학생들이 이전에는 도덕적으로 미심쩍거나 받아들일 수 없는 것이라고 생각했던 그런 행동일 수도 있다.

유감스럽게도 의과대학의 수련은 종종 공격성, 우월감, 환자들과의 의사소통 부재, 그리고 우리가 지금까지 검토한 덕목에 전격적으로 위배되는 품성적 특질의 온상이 되곤 한다. 의과대학 수련에 대한 일반적인 비판은 이러한 경험에 바탕을 둔 것이다. 이전에는 이타적이었던 학생들이 이타주의를 약화시키고 이기주의와 경쟁을 가치 있게 여기는 조직적 압력에 너무도 자주 노출된다. 성공하기 위해, 그리고 경력을 위험에 빠뜨리지 않기 위해 순응해야 한다는 압력을 받으면 유덕한 학생마저도 이에 저항하기 위해 더 많은 용기가 필요할 것이다.

좋은 쪽으로 혹은 악한 쪽으로 행동을 형성하는 교수자 모델의 힘은 엄청나다. 이는 윤리에 관한 강의나 수업의 힘을 훨씬 능가한다. 이러한 힘은 교수자들과 의과대학으로 하여금 그들이 표명하고 전달하는 가치 체계에 관해 비판적이기를 요구하는 실질적이고 진지한 의무를 생성한다. 앞서 우리는 기관이 양심을 가진다고, 혹은 기관 행동에 대해 책임을 진다고 말할 수 있는지 하는 문제를 다루었다. 의과대학이 이러한 기관의 좋은 예다. 의과대학은 실제로 교수와 학생의 행동을 형성한다. 따라서 의과대학은 의대가 가르치는 가치에 대해 책임이 있다. 여기서 도전이 되는 것은 그 형성 과정을 의(醫) 실천의 유덕한 방식으로 방향을 잡는 것이다.

윤리적인 과학이나 의학이라는 계율을 어기는 행위를 학문적 자유가 정당화하지 않는다. 오늘날 전문직 윤리의 가장 슬픈 단면 중 하나는 원로 교수나 존경받는 교수가 이해 상충, 자료의 날조와 선택적 보고, 환자의 필요에 대한 무심함, 연구이든 치료이든 시술에 관한 부적절한 동의, 혹은 역량이 부족한 동료에 대한 묵인과 같은 행동을 자행하고 정당화하는 것이다. 이러한 나쁜 예가 현재와 미래 세대의 과학자와 임상가에게 미칠 장기적인 영향은 헤아릴 수 없이 크다.

도덕적으로 미심쩍은 행동의 예들은 불행히도 아주 많다. 오늘날 많은 의사가 제약회사와 의료 기기 제조사로부터 받은 자금에 의해 이해 상충에 빠져들고 있다. 겉보기에 그들이 이에 관한 적절한 주의 사항을 가지고 있는 것으로 보이도록 할 수는 있지만, 그들의 명성과 수익은 종종 특정한 시술, 방법, 의약품과 너무나 밀접하게 연결되어 있다.[6] 무책임한 자료 보고, 조수에 대한 부적절한 감독, 주요 학술 기관과 연구자가 전면적 사기에 관한 의심을 샀고 결국 그것이 들통이 나기까지 했다. 미국 국립보건원의 과학진실성사무국(Office of Scientific Integrity)은 볼티모어와 클리블랜드 클리닉, 프랑스의 의사들이 각각의 곳에서 보여 준 연구 진실성에 관한 부정적인 보고를 1991년 발표하고 국립보건원 원장으로부터 맹비난을 받았다.[7] 나중에 이 사무국은 문을

---

6) *Consumer Reports* (July 1991), pp.6~8에 드러난 레이저 시술에 대한 경고에 주목하시오.
7) John Crewdson, *Column, Chicago Tribune* July 21, 1991, Sec.1, 3; also

닫았다!

이러한 도덕적 탈선은 부분적으로는 현 과학 연구에 대한 지원이 구조화되는 방식에서 기인한다. 하지만 궁극적으로 각각의 과학적인 시도에 도덕적 성격을 부여하는 것은 연구자의 품성이다.[8)]

이러한 도덕적 일탈은 의(醫)로 한정되지 않는다. 법, 교육, 그리고 성직 모두가 그들의 전통적인 윤리 기준을 유지하는 것에 해이해졌다. 몇몇 실무자가 대중을 사취하고, 의심쩍은 연구 결과로 돈을 벌고, 내부자 거래로 공공의 신뢰를 무너뜨려, 결국 이들은 감옥에 갔다. 이 결과 모든 전문직이 오늘날 공공의 신뢰를 상실하여 괴로워하며, 자유재량을 제한당하고 궁극적으로 환자, 고객, 신자 또는 학생의 최선의 이익에 맞게 행위할 수 있는 능력을 제한당할 정도의 외부 규제를 받게 되었다.[9)] 지성만으로는 충분하지 않다. 인사(人事)에 있어서는 품성과 덕이 지성보다 우선해야 한다.

덕의 해이는 외부에서 부과되는 규칙과 규제에 의한, 전문직에 대한 사회적 통제의 증가라는 비극적 결과를 낳는다. 이는 위에서 말한 것처럼 전문직업적인 재량을 축소시켰을 뿐만 아니라 인간으로서 전문 직업인도 또한 사라지게 했다. 덕이 실천되지 않는다면, 외부 규칙이 도덕 생활을 좌우할 것이다. 덕목은 내면화

Chicago Tribune, July 28, 1991, Sec.1, 4; and *Chicago Tribune*, July 31, 1991, Sec.1, 2를 보시오.

8) Edmund D. Pellegrino, “Character and the Ethical Conduct of Research”, *Accountability in Research* 2(1)(1992), pp.1~12.

9) Thomas Jefferson to Peter Carr, August 1785, in Julian P. Boyd(ed.), *The Papers of Thomas Jefferson*, Vol.8, Julian P. Boyd(ed.), Princeton, NJ: Princeton University Press, 1953, p.406.

되지 않고 덕목의 실천을 통한 도덕적 성숙의 기회가 사라진다. 최종 결과는 인간 잠재력의 감소와 전문직 자아실현의 축소다.

어떤 경우에서든 학생이 실제로 교수자의 윤리적인 기준, 특히나 그 교수자의 전문직업적 윤리에 영향을 받는다는 사실은 덕과 악덕을 가르칠 수 있다는 것의 증거로 충분하다. 그 결과 전문직 교육 기관은 이러한 교육 내용과 윤리적 정직성, 질에 대해 의식적으로 주의를 기울여야 할 책임이 있다.

이는 의과대학이 기관으로서 한 번도 주의를 기울인 바 없는 책임이다. 하지만 사회는 의과대학이 해당 졸업생의 품성에 대해 어떤 보장을 하리라는, 하다못해 암묵적인 기대일지라도 가지고 있다. 의과대학 학위가 학생들에게 부여하는, 남에게 해를 끼칠 수도 있는 힘과 좋음을 행할 수 있는 힘을 생각할 때, 의과대학 교수들이 적어도 품성에 있어서 엄청난 결함을 찾아내고 이를 교정해야 하는 공동체적인 책임을 지닌다고 우리 중 한 사람(펠리그리노)은 주장해 왔다.[10] 의과대학생 대부분은 자기 환자를 믿고 맡길 수 없는 학급 일원이 누구인지 쉽게 알아차릴 수 있다고 말할 것이다.[11] 하지만 의과대학 교수들 대부분은 그러한 판단을 내릴 만큼 학생들의 행동에 대해 충분히 알고 있지 못하다.

어떤 이는 의과대학이 단 하나의 책임만을 지닌다고 주장할지도 모른다. 즉 그 학위에 맞는 지성적 학습 요구 사항을 만족시켰음을 보장하는 것이라는 주장이다. 우리는 이것으로 충분하지 않다고 생각한다. 덕을 가르치는 것은 사회적으로 위임받은 권한

10) Edmund D. Pellegrino, "The Medical Profession as a Moral Community", *Bulletin of the New York Academy of Medicine* 66(3)(May-June 1990), pp.221~232.
11) Edmund D. Pellegrino, "Medical Education", *The Encyclopedia of Bioethics*, Vol.2, Warren T. Reich(ed.), New York: Free Press-Macmillan, 1978, pp.863~870.

과 학교가 사회와 함께 맺은 서약에서 나오는 책임이다. 신학대학이, 그 기관이 마땅히 그래야 하는 대로 미래 성직자의 영성 형성에 관심을 쏟을 때, 의과대학이 졸업생의 품성을 무시할 수 있는가? 우리가 생각할 때 이에 대한 답은, 치유가 갖는 본질적인 도덕적 성격 때문에, 의과대학생에게 기술적인 지식뿐만이 아니라 덕도 불어넣기 위해 노력할 수밖에 없다는 것이다.[12] 혼동하지 않도록 다시 한번 밝히자면, 우리는 여기서 의사로서 의사의 덕목을 말하는 것이지, 사람으로서 의사의 덕목, 더 넓고 더 사적인 기획인 그러한 덕목을 이야기하는 것이 아니다.

윤리를 가르치는 것과 덕목의 역할

유덕한 행동을 가르치는 가장 좋은 방법은 모범을 보이는 것을 통해서이지만 학문 분야로서 윤리를 가르침으로써 몇몇 의미 있는 진전이 가능하다.[13] 물론, 윤리에 관한 지식 그 자체가 사람을 유덕하게 만들 것이라는 보장은 할 수 없다. 전문적 윤리학자의 도덕적 일탈은 선(善)을 아는 것과 이를 행하는 것 사이에 상관관계가 부족함을 보여 주는 증거다. 하지만 윤리를 가르치는 것은 학생들이 무엇이 윤리적 쟁점이며 문제인지에 대해 민감해지도록 한다. 적절하게 교육되었을 때, 윤리 교육은 자기비판을 강화하며 자기 자신의 가치관에 대해 검토하도록 만든다. 윤리를

12) Edmund D. Pellegrino / David C. Thomasma, *Health and Healing* (in press).
13) Edmund D. Pellegrino, "Teaching Medical Ethics: Some Persistent Questions and Some Responses", *Academic Medicine: The Journal of the Association Medical Colleges* 64(12)(December 1989), pp.701~703.

적절히 가르치는 것은 도덕적 선택에 근거를 대는 것을 필요로 하고 반대되는 관점에 적절한 반응을 하도록 요구하며, 모든 윤리적 주장에 깔려 있는, 말하자면 논리 이전에 추정된 것을 밝히도록 장려한다.

이러한 최종 결과 중 어떤 것이든 부분적이라도 달성이 된다면, 이는 학생의 품성에 어떤 영향을 끼칠 수밖에 없다. 이 때문에 우리는 의과대학의 정규 교육 과정에 윤리를 포함시켜야 한다고 촉구해 왔다.[14]

덕을 가르칠 수 있다고 주장하는 이를 되받아칠 때 가장 선호되는 응수는 평가에 관한 것이다. 당신의 교육이 효과가 있다는 것을 어떻게 증명할 것인가? 학문 분야로서 윤리를 가르치는 경우가 덕을 가르치는 경우보다 대답하기 더 용이하다. 이때 교육 목표는 윤리적 분석 기술에 관한 지식이나 경쟁하는 윤리 이론들에 관한 지식, 윤리적 담화에서 쓰이는 용어의 의미, 의료에서 맞닥뜨리는 일상적 딜레마와 연관된 것으로 윤리적 주장과 실무에 관한 증가하는 문헌들을 알아 가는 것이다. 이러한 목표는 객관적으로 평가될 수 있기 때문에 다른 모든 학문 분야에서와 마찬가지로 교육의 효과성을 평가할 수 있다.[15]

하지만 덕에 있어서는, 최종 목표가 인간 품성의 변화, 유덕한 의도와 실천의 강화, 아무도 보고 있지 않을 때조차도 도덕적으로 옳은 일을 하려는 성향의 심화다. 이러한 결과들을 확인하려면 덕을 가르치려는 우리 시도의 전과 후에 다양한 도덕적 상황

14) Pellegrino / McElhinney, *Ten Year Overview.*

15) Edmund D. Pellegrino, "Can Ethics Be Taught? An Essay", *Mt. Sinai Journal of Medicine* 56(6)(November 1989), pp.490~494.

에서 대상자를 관찰해야 할 것이다. 이러한 연구의 방법론적인 어려움은 확실히 엄청나다.

이러한 어려움이 덕을 가르치려는 모든 시도를 쓸모없게 만들거나 의미 없게 만드는가? 우리는 그렇지 않다고 생각한다. 의학교육에서 우리가 하는 것 중에 용이하게 평가 결과를 도출하기 어려운 것들도 많다. 우리가 효과성을 용이하게 평가할 수 있다고 여기는 학문마저도 비슷한 정도로 불안정한 근거에 기초하고 있기도 하다. 예를 들어 기초 과학 수업들이 더 좋은 임상적 결정을 내리는 데 있어 얼마만큼의 도움을 주는지 알고 있는가?(여러 해 동안 펠리그리노가 그러했듯이) 의사로서 기초 과학적 측면을 어느 정도 가르쳐 본 사람이라면 일부 아주 훌륭한 임상가의 경우에서도 병태 생리에 대한 이해가 얼마나 불안정한지를 잘 알 것이다. 평가의 불확실성에도 불구하고 우리는 생리학이나 분자생물학을 가르치는 것이 임상가들에게 쓸모가 없다고 주장하지는 않을 것이다.

위에서 우리가 제안했듯이 어떤 경우에서든 의과대학 교수는 기초과학이나 임상의학을 가르칠 때 불가피하게 덕 혹은 악덕을 가르치게 된다. 교수자로서 그들은 교육 도중에 그들 자신의 도덕적 가치를 드러낼 수밖에 없다. 따라서 최종 결과가 평가 가능하든 가능하지 않든, 품성을 위한 자리를 우리 교육에 남겨 둘 도덕적 의무가 있다.

모든 임상적 만남에서 어느 순간에는 환자의 최종 안전과 안녕이 의사의 품성에 의해 결정되는 순간이 온다는 사실은 피할 수 없는 진리다. 모든 지시는 항상 의사를 거친다. 특정한 환자의 안녕에 영향을 미칠 정책과 결정에 협력하거나 저항해야 하는 이는 바로 의사다. 종종 의사는 의사 결정 능력이 없는 환자의 경우에 있어, 경제적이거나 감정적이거나 이기적인 동기로 인해 그의 대리인이 선택에 영향을 받을 때 환자를 지킬 마지막 보호 장치다. 의사는 **'치유 관계'**에 내재한 **'신뢰의 서약'**으로부터 도망칠 수 없다. 그 서약의 함의에 그들이 얼마나 민감할지는 그들이 어떤 종류의 사람이 되느냐에 달려 있다. 도덕 행위자와 도덕적 행위는 임상 결정의 순간에 불가분하게 묶여 있다.

바로 이 불가분한 특성 때문에 의과대학 교수들은 품성 계발에 좋든 싫든 어느 정도 책임을 질 의무를 실질적으로 갖고 있다. 적어도 그 품성 계발이 좋은 의사의 덕목을 갖추는 것과 연관된 것이라면 그들의 책임이 된다. 교수들은 우선 실험실과 임상에서 모범을 보임으로써, 그리고 학문 분야로서 윤리를 가르침으로써, 그리고 학생들의 도덕적 감수성에 대한 공유된 책임을 짊어짐으로써 그 책임을 완수할 수 있다. 의과대학과 의료 전문직은 도덕적 공동체이며,[16] 유덕한 의사의 실무가 지속되기 위해서는 그 공동체의 도덕적 합의가 꼭 필요하다.

도덕적 공동체라는 개념은 환자와 사회, 과학적 기획 그 자체를 위험에 빠뜨릴 수도 있을 심각한 품성상의 결함이 학생이나 교수 구성원에게 존재한다는 충분한 증거가 있을 때는 언제나 적합한 행동을 해야 한다고 요구한다. 의학 교육에 있어 독단적이거나 교조주의적이거나 구속하는 방식을 권고하는 것이 아니다. 정작 필요한 것은 불행하게도 모든 환경에서 벌어지고 있는, 분명하게 도덕적으로 벗어난 행동에 대한 민감성과 대응이다. 충

16) Pellegrino, "Medical Profession as Moral Community."

성에 관한 잘못된 개념이나 개혁에 대한 실현 가능성 없는 약속들로 인해 특허에 관한 부정직함, 과학적 사기, 역량 미달이 너무도 자주 간과되고 은폐되고 있다. 학문 공동체는 위와 같이 할 것이 아니라, 윤리적 감수성을 보이는 구성원의 행동을 강화시켜야만 한다. 우리는 제10장에서 이에 대해 다뤘다.

덕 증진 방안으로서 입학 전형

좋은 품성을 지닌 학생을 선발하는 것은 모든 의과대학 입학 위원회의 희망이다. 만약 위원회가 이 목적을 달성하는 데 성공한다면 학교는 유덕한 의사 양성의 주요한 첫걸음을 뗀 것이다. 그런데 아래에서 볼 수 있듯이 여기에는 문제가 있다.

만약에 품성과 덕이 의사-환자 관계 내의 도덕적 행동에 있어 그렇게나 필수적이라면, 애초부터 품성에 기초해 학생을 뽑음으로써 문제를 단순하게 해결하면 되지 않는가? 이는 매력적인 아이디어며 분명 문제를 개선할 것이다. 그러나 안타깝게도 지원자의 품성을 평가하기 위한 신뢰할 만하거나 실질적인 방법은 없다.

어떤 이들은 입학 면접이 최고의 방법이라고 말한다. 『메논』에서 아니투스처럼, 그들은 누가 좋은 의사가 될 수 있을지를 판단할 그들 자신의 능력을 확신하고 있다. 또 어떤 이들은 인간 품성에 대해서 신뢰할 만한 관찰자라고 알려진 사람들이 써 준 추천서에 의지한다. 다른 이들은 태도와 도덕적 가치에 관한 심리 검사를 채택할 것이다. 또 다른 이들은 사회봉사 기록을 살필 것이다. 이러한 방법이 가치가 없는 것은 아니다. 하지만 이들이 제시한 각각은 심각한 오류를 일으킬 수 있으며 남용될 가능성까지 존재한다. 이러한 오류와 남용은 지원자들 사이에 심각한 부정의(不正義)를 일으킬 가능성이 있는데, 특히 주류 사회 집단 혹은 주류 인종 집단에 속하지 않는 지원자에게 정의롭지 못하게 작용할 수 있다.

면접관도 사람이기 때문에 자신의 가치관과 가장 비슷한 가치관을 지닌 지원자를 후하게 평가하는 경향이 있다. 소송이 팽배한 이 시대에 품성을 놓고 추천을 받는 것을 신뢰할 수 없다는 것은 주지의 사실이다. 심리 검사는 오차 범위가 크고, 영리한 시험 응시자는 너무도 쉽게 정답을 '맞춘다.' 끝으로, 사회봉사 기록이 이타주의에 의한 것인지 입학위원회를 감명시킬 것을 알고 한 것인지 어떻게 구분할 수 있는가? 많은 경우 의과대학 지원자는 무엇이 면접관과 위원회를 감명시키는지 철저한 지도를 받는다. 그 결과 우리는 '면접을 잘하는' 방법을 알고 있는 이들을 뽑는 것에 그칠지 모른다.

분명 입학위원회는 지원자의 품성과 관련된 모든 가능한 자료를 활용해야 한다. 하지만 전반적으로 의과대학생은 미국 사회 가치관들의 표본처럼 구성될 것이다. 그리고 이 중 일부는 좋은 의사가 되기에 필요한 것과 일치하지만 다른 일부는 일치하지 않을 것이다. 의과대학 그 자체의 도덕적 풍토가 의사상(像) 형성에 영향을 주는 강력한 방식을 고려할 때, 의과대학 교수가 학생에게 전달하는 도덕적 가치에 관해 주의를 기울여야 한다는 것이 우리의 주장이다. 이상적으로는 의과대학 교수가 그들 자신이 믿는 도덕적 가치를 인지하고 있으면서 이를 그들의 환자와 동료와 함께 논의할 수 있어야 할 것이다.[17]

하지만 실질적인 품성 교육과 이에 수반되는 의과대학의 책임을 인정한다는 것이 학생에게 이후 삶에서 도덕적 일탈에 관한 책임을 면제받게 한다는 뜻은 아니다. 우리 자신의 부정직, 부정행위, 과실, 경쟁심, 의료적 사기를 놓고 의과대학 탓을 하는 것은 도덕적 '핑계'다. 의과대학이 강력한 영향을 미치기는 하지만 한정된 시기의 경험을 제공하는 것에 그친다. 의사는 평생에 걸쳐 의사로서 자아상을 빚어나간다. 우리의 악덕을 놓고 수련 과정을 탓하는 것은 솔직하지 못한 일이다. 최악의 경우, 만약 의과대학이 역량이 부족하거나 사이코패스이거나, 혹은 둘 다인 학생을 알면서도 졸업시켰다면 과실 기여로 의과대학을 누군가가 고발하는 예도 충분히 생각해 볼 수 있다.

결 론

우리는 의과대학에서의 덕 교육과 품성 계발에 집중했다. 우리가 말한 것은 전공의 수련과 실무 환경에서 훨씬 더 강한 영향력을 지닌다. 전공의 수련에서 교수와의 만남은 더 밀접하고 따라서 순응에의 유혹과 압박에 버티기 힘들다. 게다가 전공의 수련에 있어서 전공의는 자신을 규정하는 그 분야를 선택한 상황이다. 왜곡된 도덕적 가치에 반대하기 위해서일지라도 "평지풍파를 일으킨다"는 것은 그 자신을 소외시키고 경력을 위험에 빠뜨리는

17) David C. Thomasma / Patricia M. Marshall, "The Clinical Humanities Program at Loyola University of Chicago", *Academic Medicine* 64(12), December 1989, pp.735~739. 이 저널의 64권 12호 전체가 주요 의과대학에서의 중요한 의료윤리 프로그램을 기술하는 데 할애되어 있다.

것이다.

최근 주요 임상과(臨床科)들이 이러한 압력들을 인지했고, 그 주요 임상과에서 전공의에게 윤리교육을 시행하자는 주장이 나왔다. 이러한 교육 프로그램의 일부는 야심 차게 기획되었다. 예를 들어 세 학회만 거론하자면 미국 정형외과학회, 미국 내과학회, 미국 안과학회는 그에 대한 엄격한 요구 사항을 갖추고 있다. 하지만 우리는 그들이 윤리와 여타 인문학에 이렇게 전공의들을 노출시킴으로써 해당 기예(art)에 있어 더 유덕한 의사가 되도록 보장할 것이라고 학회들이 생각하고 있다면, 이내 실망할 것이기에 우려스럽다. 가장 악독했던 나치 당원 중 하나였던 라인하르트 하이드리히(Reinhard Heydrich) 또한, 어쨌거나 가장 전통적인 교육을 받은 이였다. 그는 반제(Wansee)의 교외 지역에서 열렸던 "유럽 내 독일 세력권의 유태인 문제에 대한 전면적 해결"[18] 회의의 의장을 맡았다.

실무에서 순응에 대한 압박은 훨씬 더 강하다. 환경을 바꾸는 것은 더 어렵다. 기존에 표준으로 자리 잡은 실무가 이 실무의 도덕적 지위에 대한 어떠한 적절한 고찰도 없이 옳은 실무로 받아들여지는 경우가 너무도 자주 발생한다. 마지막 장에서 우리는 도덕적 공동체로서 전문직이 갖는 함의를 짚어 본다. 여기서는 품성과 덕에 대한 교육이 한 의사의 전 생애에 걸쳐 일어난다고만 말해 두자. 전문직의 역량과 마찬가지로 도덕적 성숙함은 시간과 계발 및 비판적인 자기 평가를 필요로 한다.

---

18) John K. Roth / Michael Berenbaum(eds.), *The Holocaust: Religious and Philosophical Implications*, New York: Paragon House, 1989, p.xxiv.

제 15 장

의(醫)에 관한 포괄적 철학을 향하여

이 책에서 우리는 의(醫)의 도덕철학의 한 가지 양상인 덕 이론이 점유하는 위치와, 덕 이론이 원칙 기반 이론과 의무 기반 이론에 대해 갖는 관계를 고찰했다. 이것은 의(醫)에 고유한 통합적이거나 완전한 도덕철학에 필수적인, 실천적 구조의 완전한 해석과는 거리가 멀다. 그런 도덕철학은, 올바르고 좋은 의의 도덕성 자체에 상응하는 원칙, 의무, 덕이 좀 더 근본적인 것에 기반할 것을 요구한다. 그런 근본적인 것으로는 의(醫) 이론이나 도덕적 질서의 어떤 이론(그것의 존재론, 인식론, 가치론)이 있을 수 있는데, 그런 이론이 의(醫) 이론에 연관되거나 적용되기 때문이다.

오늘날 우리가 그런 포괄적인 도덕철학에 다다르기까지는 갈 길이 멀다. 이를 달성하는 데는 개념적·실천적 측면 모두에서 많은 장애물이 있다. 그 장애물 중 한 가지는 의사들의 도덕적 행동을 인도해야 하는 원칙의 근원으로서, 어떤 위대한 도덕적 전통에 기대야 하는지에 관한 합의가 없다는 사실이다. 도덕적 지식을 갖고 있다는 것이 무엇을 의미하는지, 즉 도덕적 지식이 환상에 불과한지 혹은 그것을 주장하는 주체 외부에 어떤 토대가 있는 것인지에 대한 합의가 없다. 더욱이 의와 도덕의 관심 대상이 인간이기 때문에 우리는 의의 도덕철학이 인간에 대한 어떤 합의된 개념, 즉 개별적 인간과 집단적 인간의 존재 목적에 대한 어떤 합의된 개념에 그 뿌리를 갖기를 기대할 수도 있다. 철학적 인간학 없이는 '인간 가치들', 그것들의 정의, 혹은 그것들의 순서 또는 우선순위에 대한 광의의 담론은 가치론의 기층(基層)을 결여할 것임에 틀림없다.

통합적인 의료윤리의 결정 요인에 대한 의견이 뚜렷이 나누어져 있기 때문에, 의료윤리에서 일어나는 대다수의 동요, 히포크라테스 전통에 대한 회의주의와 그 전통과의 단절이 발생한다. 매킨타이어와 다른 이들이 보여 준 대로, 이런 차이는 오랜 역사를 지니지만, 미국에서는 1960년대 중반 이후에야 드러나기 시작했다. 얼마간은 조건부 원칙이라는 장치를 써서 일반 윤리와 의료윤리 이론 사이에 벌어진 간극을 미봉하는 것으로 충분해 보였다. 그러나 최근에 조건부 원칙에 대한 비판이 집중적으로 증가하면서, 원칙에서 발견된 결핍을 보완하기 위해서 대안적 이론이 제기되었다. 그러나 이런 대안 중 어떤 것도 원칙을 온전하게 대체하거나, 혹은 의에 대한 도덕철학이 요구하는 개념적 근거를 제공하는 데에 충분하지 못할 가능성이 크다.

이 마지막 장에서 우리는 전통적 윤리의 철학적 구조, 조건부 원칙이 해당 내용과 방법에 미친 영향, 조건부 원칙에 대해 경쟁하는 이론에 의해 제기된 비판을 검토한다. 그리고 기획으로서 철학 자체가 정립되어 있지 않은 상태가 의료윤리에 대한 포괄적인 이론과 실무를 가까운 미래에 구축하려는 어떠한 시도이든 어렵게 만들고 있음을 검토할 것이다.

기원: 히포크라테스 윤리를 재논의하며

2500년간 의료윤리의 중추는 히포크라테스 윤리였는데, 이것은 히포크라테스 선서와 히포크라테스 전집의 의무론적 서적들로 이루어져 있다.[1] 철학적으로 이 전집의 윤리는 상이한 시기에 작성된, 그리고 고대 그리스 철학 주요 학파 대부분으로부터 영향을 받은 도덕적 규율들의 조합이다. 진정으로 도덕적인 규율 대부분을 담고 있는 히포크라테스 선서는 피타고라스 철학으로부터만 영향을 받은 것은 아니지만, 이 철학에서 강한 영향을 받은 것으로 여겨진다.[2] 히포크라테스 선서는 선행의 의무, 해악 금지의 의무, 비밀 유지의 의무, 임신 중절 금지, 안락사 금지, 환자와 성적 관계 금지, 그리고 '순수하고 거룩한' 삶의 장려와 같이 진정으로 윤리적인 규율 대부분을 담고 있다. 다른 한편, 그의 의무론적 서적들은 에티켓의 영역에 더 가깝거나 분별 있는 신사에게 기대되는 것에 대해 다룬다. 이 서적들은 복장, 험담, 평판, 행동거지, 청결함, 진실 말하기, 다른 의사들과의 자문, 의

1) Hippocrates, *Hippocrates* (I and II), W.H.L. Jones(tr.), *Loeb Classical Library* (No. 147 and 148), Cambridge, MA: Harvard University Press, 1972와 1981: *The Oath* (I, 289~302); *Precepts* (I, 303~333); *Law* (II, 263~265); *Decorum* (II, 279~299); and *The Physician* (II, 311~313).

2) P. Carrick, *Medical Ethics in Antiquity*, Dordrecht: D. Reidel, 1985, p.163.

사의 교육에 대한 규칙들을 강조한다. 훗날 스토아학파의 영향으로 의무[3)]와 연민[4)]에 대한 강조가 더해졌다.

의사 결정 방식은 주어진 유형의 행동이 이런 규율들과 부합하는지에 관한 판단으로 구성되었다. 도덕적 선택에 대한 현대적 의미에서의 비판적 분석이 행해졌다는 증거는 없다. 이것은 아리스토텔레스, 소크라테스 그리고 플라톤 도덕철학의 일반적 특징이다. 이 철학자들은 선(善), 정의, 덕목들의 함양과 같은 도덕적 삶의 전반적 목표에 집중했다. 이런 관점에서 유덕한 의사는 용기, 절제, 정의의 덕목들과 그 선서의 도덕적 규율에 부합해 행동하도록 습성적으로 성향 지어진 사람이었다. 우리가 본 대로, 핵심이 되는 덕목은 실천적 판단의 덕인 분별이었는데, 이 덕목으로 인해 의사들은 개별적인 상황에서 행하기에 옳고 선한 것을 분별할 수 있었다. 이것은 덕목에 대해 고찰했던 이 책의 제2부에서 재차 강조되었다.

그리스 의학과 철학은 서로를 받아들여 더욱 발전했다. 소크라테스, 플라톤, 아리스토텔레스는 교수법 수단으로, 특히 지식의 윤리적 사용 모델로 의학을 광범위하게 사용했다.[5)] 그들은 의학을 유추의 소재로 삼았고, 몸의 건강(의학)을 정신의 건강(철학)에 비유하였다. 이처럼 건강에 대한 의학의 규범은 도덕적 삶의 규범에 대한 모델이 되었다. 히포크라테스학파 의사들이 어떤 시점

3) Cicero, "De Officiis", *Cicero* (XXI), Walter Miller(tr.), Loeb Classical Library (No.30), Cambridge, MA: Harvard University Press, 1975.

4) Edmund D. Pellegrino / Alice A. Pellegrino, "Humanism and Ethics in Roman Medicine: Translation and Commentary on a Text of Scribonius Largus", *Literature and Medicine* 7(1988), pp.22~38.

5) W. Jaeger, *Paidea: The Ideals of Greek Culture*, Vol.3, New York: Oxford University Press, 1945, pp.3~45.

에서는 그들의 독자성을 주장했어야 할 정도로, 의학과 철학은 긴밀하게 동일시되었다.[6]

흥미로운 것은 그런데도 히포크라테스 전집의 윤리가 결코 그 자체로 공식적인 철학적 검토의 주제가 된 적이 없다는 것이다. 플라톤이나 아리스토텔레스 혹은 그들의 후대인 스토아학파도 의사들의 윤리만 중점적으로 다룬 글을 따로 쓴 적이 없다. 이것은 심지어 헬레니즘 시대 때도 마찬가지였는데, 그 당시가 주요 철학 학파들이 질병과 건강에 대한 의학 이론에 강하게 영향을 미쳤던 시기였음에도 불구하고 그러했다.[7]

물론 고대와 현대의 철학자들은 항상 임신 중절, 안락사, 자살, 죽음 그리고 유아 살해와 같은 근본적인 윤리적 쟁점들에 대해서 기술해 왔다. 이런 문제들은 오늘날 활용하는 생명 의료윤리의 척도에 들어맞을 것이다. 그러나 의사의 결정과 환자의 안녕 간의 균형을 맞추는 데 있어 지렛목 역할을 하는 의사-환자 관계의 윤리에 대해 체계적 정당화나 추론이 공식적으로 행해진 적은 없다.

심지어 철학자였던 의사들, 즉 고대에서는 알크매온(Alcmaeon)과 엠페도클레스(Empedocles), 그리고 현대에서는 존 로크와 윌리엄 제임스(William James)와 같은 의사들조차 그들이 훈련을 받았던 전문직 윤리에 대해 철학자로서 거의 말하지 않았다. 칼 야스퍼스(Karl Jaspers)는 의사-환자 관계에 대해 두 편의 비공식적인 에세이를 썼지만, 의료윤리의 진정한 도덕적 탐구에 대해 저술한

---

6) Hippocrates, "The Art", *Hippocrates* (II), W.H.L. Jones(tr.), Loeb Classical Library(No.148), Cambridge, MA: Harvard University Press, 1981, pp.185~217.

7) R.O. Moon, *Hippocrates and His Successors in Relation to Philosophy of Their Time*, New York: Longmans, Green, 1923, pp.91~162.

적은 없다.[8)]

히포크라테스 윤리가 위대한 종교적 전통과 조우하게 되면서 역사적으로 어떤 변천 과정을 거쳤는지 여기서 다룰 것은 아니다.[9)] 이단적 기원의 흔적을 없애기 위한 사소한 변형만 있었을 뿐 핵심 내용은 거의 유지된 채 히포크라테스 윤리는 영국의 퍼서벌(Percival)과[10)] 그레고리(Gregory),[11)] 그리고 미국의 후커(Hooker)와[12)] 같은 가장 영향력 있는 의사들의 저서에 남아 있다. 기본적인 히포크라테스 문헌은 의무와 덕에 관한 스토아학파의 개념, 성경과 가르침에서 유대교와 그리스도교가 서로 일치하는 부분들, 그리고 신사에게 기대되는 노블레스 오블리주(noblesse oblige)와 모두 뒤섞였다. 이러한 조합은 1847년 미국 의사협회의 최초 강령의 영감이 되었다. 이것은 뒤따른 버전의 강령들에서 점차 약화되었지만, 대부분의 미국과 영국 의사들이 결정한, 그리고 여전히 그렇게 결정하고 있는 윤리적 선택의 도덕적 배경으로 남아 있다.

히포크라테스적 조합을 구성하는 철학적 구성물의 모자이크는 그 전체 역사 대부분의 시간 동안 당연하게 받아들여진 윤리적 체계였다. 이러한 윤리 체계는 대중들의 더 나은 교육, 시민권,

---

8) K. Jaspers, *Philosophy and the World: Selected Essays and Lectures*, Chicago: Regnery Gateway, 1963, pp.153~167.

9) O. Temkin, *Hippocrates in a World of Pagans and Christians*, Baltimore, MD: Johns Hopkins University Press, 1991.

10) Thomas Percival, *Medical Ethics*, London: S. Russell, 1803.

11) J. Gregory, *Lectures on the Duties and Qualifications of a Physician*, London: Strahan and T. Cadell, 1772.

12) W. Hooker, *Physician and the Patient or, a Practical View of the Mutual Duties, Relations, and Interests of the Medical Profession and the Community*, New York: Arno Press and the New York Times, 1972.

여성주의, 소비자 운동을 통한 참여 민주주의의 확산, 공통적으로 공유된 가치의 의미 쇠퇴, 강화된 윤리 의식, 권위와 온갖 종류의 제도에 대한 불신 등 일련의 사회적 변화의 결과로 미국 사회에서 발생했던 도덕적 가치의 일반적 격변의 일부로 1960년대 중반에 이르러서야 비로소 비판적 검토의 대상이 되었다. 이런 동력들은 의료윤리 쟁점의 수와 복잡성의 증대와 함께 보건의료의 전문화, 분업화, 제도화, 비인간화에 의해 강화되었다.

그 결과 사회 일반, 그리고 특히 의의 전통적·도덕적 지축에 의문을 던지고 의료윤리를 가르치고 실행하는 것에 있어서 대안적 모델을 요구하게 되었다.

진지한 철학적 탐구를 위한 길이 열리게 되었는데, 왜냐하면 제기된 질문들은 궁극적으로 도덕적 가치에 관한 질문이었고, 이것들은 도덕 철학자들이 자신에게 지속적이고도 반복적으로 던진 질문이었기 때문이다.

사회가 이렇게 양극단으로 나뉘면서 복원·해체·재건이라는 세 가지 유형의 해결책이 제시되었다. 덕 기반 윤리와 원칙 기반 윤리를 결합시키려 할 때 제기된 어려움에 비추어 각각을 살펴보자.

의료윤리를 아주 깨끗한 강직함으로 복원시키는 것에 대해 많은 이가, 특히 나이든 의사들이 찬성했다. 그들에게 의료윤리의 총체와 실체는 히포크라테스 선서에 포함되어 있고, 그 위상은 성경이나 다름없었다. 이런 관점의 옹호자들은 그 선서에 남아 있는 항목들을 비판적으로 살펴보지 않고 종종 이런저런 금지를 복원하는 것만을 다루었다. 예컨대 인공 임신 중절에 대한 금지의 복원만을 찬성하면서도 선서와 히포크라테스 전집이 오늘날 우리가 직면하는 윤리적 쟁점의 범위를 다루기에는 부적절하다는 데 동의할 수도 있다. 히포크라테스 선서의 원칙 중 몇 가지는 악의 없는 권위주의, 환자 상태 고지 거부, 사회적 책임의 부재, 기밀성 보호 위반에 대한 절대적 금지와 같이 도덕적으로 옹호할 만한 것이 전혀 아니다. 이런 항목들은 시대가 변했기 때문이 아니라 애초에 도덕적으로 불안정하기 때문에 바꿀 필요가 있다.

그러면 해체, 즉 고대 체계의 와해에 대해서는 어떠한가? 의(醫)의 윤리, 특히 의료적 관계를 텍스트(text)로, 맥락(context)과 동떨어진 텍스트처럼 진리와 의미를 부여할 수 있는 교과서로 간주해서는 안 되는가? 이것이 특히 안락사, 임신 중절, 환자와의 성적인 관계와 관련해 오늘날 증가하고 있는 경향이다. 해체주의자의 관점에서, 텍스트는 우리가 그것이 의미한다고 생각하는 것, 혹은 그것이 의미하기를 우리가 원하는 것으로 해석된다. 이런 관점에서 의사와 환자는 전통적인 교과서적 의미를 해체하고 그들 고유의 것을 재협상하는 데 자유롭다. 각각의 상황과 각각의 의사와 환자 관계에 해당하는 텍스트 또는 윤리가 있다. 그 결과는 규범이 없고, 지속적으로 재규정되며, 허무주의식 텍스트 읽기, 즉 교과서의 존재가 사라지는 것이다. 존재하는 유일한 '윤리 강령'은 의사와 환자가 그 텍스트에 그들 고유의 개인적인 의미를 부여할 자유를 갖는다는 것이다. 만일 교과서(text)라는 것이 있다면, 그것은 인위적으로 텍스트와 맥락 사이 필연적 관계가 깨졌을 때 언제나, 관계 내의 개별 당사자들이 자기 자신의 동기와 행위를 검토하는 배경에 불과하다.

복원과 해체의 경로는 둘 다 옹호될 수 없다. 대신 필요한 것은 의료윤리의 재구축, 전통에서 도덕적으로 타당한 것, 타당하지 않은 것, 누락된 것, 변화되어야 할 것, 첨부되어야 할 것에 대한 기초를 재검토하는 것이다. 이것은 여전히 착수되어야 할 시도다. 그것은 의료적 관계의 본성에 관한 윤리 원칙, 그것이 대표하는 인간 활동의 유형, 그 활동으로부터 생기는 의사와 환자 둘 모두에 대한 구체적 의무, 행위자의 덕목이 이런 특질에 대해 갖는 관계 등 이 모든 것에 관한 비판적 평가를 포함한다. 어떻게 보면 이 과정은 의료윤리를 도덕적 주장의 영역에서 합리적인 도덕적 담론의 영역으로 이동시킨다. 물론, 그런 합리적 고찰이 이끄는 곳으로 따라가다 보면 우리는 다시 이 책의 시작에서 언급했던, 해결되지 않은 일차적 질문으로 돌아오게 된다. 즉 의료가 어떻게 도덕적 공동체로서 작용하는가, 이런 삶의 경험이 어떻게 덕목과 도덕적 품성을 빚어내는가, 의의 목적이 어떻게 의사의 실무와 훈련 및 우리가 그들에게 기대하는 덕목을 형성하는가, 어떻게 덕목이 도덕적 규칙과 원칙에 관계되는가 하는 질문들 말이다.

어쨌든, 우리가 제기한 질문은 일시적인 규범이나 해석학적 느슨함이 허용하는 것 이상의 구조를 가진 어떤 의료윤리 모델 없이는 답이 불가능하다.

조건부 원칙의 조상

히포크라테스적인 종합의 쇠퇴로, 몇몇 의사는 법원 결정이나 입법에서 길잡이를 모색하거나 윤리에 대해 완전히 허무주의적인 관점을 취했다. 그러나 대부분은 법이나 경제학을 윤리학과 혼동하거나 전문직 윤리를 개인적 의견에 지나지 않는 것으로 축소시키는 것의 위험을 인식했다. 그들에게 도덕철학은 어떤 매력적인 특질을 지녔다. 도덕철학은 윤리적 딜레마에 접근하는 체계적이며 상대적으로 객관적인 방식을 제공했다. 도덕철학의 논리적 엄격함은 윤리적 딜레마를 다룰 필요와 새로운 방식으로 의료윤리를 가르칠 필요를 인지한 학계 임상의들의 관심을 끌었다. 신앙적인 신념에서 자유롭다는 점이 의과대학생들의 도덕적·종교적 이질성에 적합했다.

의료윤리를 고찰하기 시작한 철학자들은 그런 고찰을 담고 있는 다양한 유형의 잘 정립된 도덕적 전통을 들여왔는데, 대부분 통상적으로 몇 가지 변형된 행위 기반 혹은 규칙 기반의 의무론이거나 결과주의였다. 그런데 한 가지 이론, 즉 W.D. 로스의 조건부 원칙 이론은 의사들에게 특히 호소력을 지녀서 곧 '윤리를 하는' 주도적 방식이 되었다.[13] 이런 접근은 임상의들에게 가장 영향력 있었던 교재인 비첨과 칠드레스의 『생명 의료윤리의 원칙들』을 통해 의료윤리에 도입되었다.[14]

비첨과 칠드레스는 윤리에 대한 가장 근본적인 기반인 선(善)의 본성, 도덕성의 궁극적 근원, 그리고 도덕 지식의 인식론적 위상에 대한 합의를 획득하는 것의 어려움을 인지했다. 그들은 이런 문제들을 우회하기 위해, W.D. 로스가 취한 방향을 따라 조건부 원칙, 즉 그것들을 기각하는 것을 정당화시켜 줄 어떤 강

13) W.D. Ross, *The Right and the Good*, Indianapolis: Hackett, 1988, p.19.
14) Tom L. Beauchamp / James F. Childress, *Principles of Biomedical Ethics*, 3d ed., New York: Oxford University Press, 1989.

한 상쇄하는 이유가 없다면 항상 존중되어야 하는 원칙들을 선택했다. 이런 조건부 범주에 있는 4원칙, 즉 해악 금지, 선행, 자율성과 정의가 특히 의료윤리에 적합했다.

이런 4원칙은 의무론적 이론과 결과주의 이론, 그리고 심지어는 덕 이론의 몇 가지 측면과 양립할 수 있는 이점을 지녔다. 의료 윤리학자들, 특히 의료 전문직들은 4원칙을 곧장 윤리적 딜레마를 해결하기 위한 방안으로 활용하였다. 우리가 초기 장들에서 고찰한 이런 4원칙 도식은 임상의들에게 여러 가지 호소력을 지닌다. 첫째, 4원칙 도식은 많은 윤리적 논쟁에서 나타나는 몇 가지 느슨함과 주관성을 줄이는 것을 약속했다. 둘째, 상당히 구체적인 행위 지침을 제공했다. 셋째, 진단과 치료 문제를 임상적으로 고찰하는 것에 유사한 방식으로 윤리적 문제를 정밀하게 고찰할 질서 잡힌 방식을 제공했다. 마지막으로 인공 임신 중절, 안락사, 그리고 생식 기술의 이용과 같이 아주 다루기 힘든, 분열을 초래하는 문제에 대한 직면을 피했다.

게다가 선행과 해악 금지라는 두 가지 조건부 원칙들은 환자의 최선의 이익을 위해 행동하고 해를 입히는 것을 피하라는 히포크라테스 선서와 동일했다. 다른 한편 자율성과 정의는 친숙하지 않고 어떤 의미에서 선행과 해악 금지에 상반되기도 했다.

자율성은 히포크라테스 윤리의 전통적인 권위주의와 온정적 간섭주의에 모순되는데, 히포크라테스 윤리는 임상적 결정에서 환자가 참여할 자리를 주지 않았다. 이 원칙은 종종 선행에 반대되는 것으로 잘못 해석되기도 하기 때문에 현대 의사들은 이 원칙과 관련해 가장 큰 어려움을 겪었다.[15] 의사들은 뒤늦게 자율성의 원칙을 광범위하게 받아들이게 되었다. 왜냐하면 이것이 충분한 정보에 의한 동의에 가장 중요하며, 개인주의적인 성향과 프라이버시 및 자기 지배와도 일관되기 때문인데, 이것들이야말로 의료윤리의 초기 변형의 움직임을 시작하게 했다. 그러나 많은 임상의가 아직도 일차적 원칙으로서 자율성의 건전함에 대해서 온전히 확신하지 못한다. 많은 이가 그것의 절대화를 두려워하는데, 그것의 절대화는 훌륭한 의료적 판단을 기각하거나 의사가 무심해지는 것을 부추길 수도 있다.

4원칙 중 정의는 전통적인 의료윤리로부터 가장 멀리 떨어져 있다. 플라톤과 아리스토텔레스 철학에서 정의가 두드러졌음에도 불구하고, 정의는 히포크라테스 윤리에서 어떠한 특별한 관심도 받지 못했다. 왜냐하면 히포크라테스 윤리는 사회가 아니라 개별 환자의 복지에만 중심을 두었기 때문이다. 역사적으로 정의는 통상적으로 의사의 법의학적 의무와 관련해서 의료윤리에 훨씬 나중에 들어갔다.

최근 몇 년 동안 보건의료의 분배에서 불공정함이 더욱 명백해짐에 따라 정의가 의료윤리에 포함되어야 함이 더욱 강력히 요청되었다. 의사들이 환자가 아니라 일차적으로 재정적 또는 사회적 목적을 따르는 행위자가 될 수도 있다는 가능성이 매일 증가한다. 문지기나 할당자로서 행동하는 것은 전통적인 사고를 하는 많은 임상의에게 우려할 만한 의무 상충의 문제를 제기한다. 그런데도 롤스(Rawls)가 공들여 만든 계약주의 정의 이론과 이에 관한 의무와 원칙들의 사전 편찬식 순서는 정의를 의료윤리의 선두

15) Tom L. Beauchamp / Laurence B. McCullough, *Medical Ethics, the Moral Responsibilities of Physicians*, Englewood Cliffs. NJ: Prentice-Hall, 1984, pp.22~51; Hippocrates, "The Oath", in *Hippocrates*(I), W.H.S. Jones(tr.), Loeb Classical Library (No.147), Cambridge, MA: Harvard University Press, 1972, pp.299~302.

에 정면으로 위치시켰다.16) 이런 측면에서 다니엘스(Daniels), 비치(Veatch), 매킨타이어(MacIntyre)가 한 일을 존경하지만, 의료에 내재적인 덕목으로서 정의에 관한 분석이 우리가 이 책에서 할 수 있는 것 이상으로 여전히 필요하다고 생각한다.17)

지난 17년 동안 케네디윤리연구소의 교수들은 매년 그 유명한 생명윤리 집중 강좌를 통해 수천 명의 보건 전문직들에 4원칙 접근을 가르쳤다. 매년 2백여 명 내외로 배출되는 졸업생을 통해서 이 강좌는 의과대학에서 학생들을 가르치거나 임상 환경에서 자문하는 보건 전문직과 윤리학자들의 교육과 연구에 강한 영향력을 미쳤다. 상당수 젊은 보건 전문직은 이 졸업생들로부터 윤리를 배웠는데, 이제 이 졸업생들이 다수의 생명윤리 연구소를 이끌고 있다. 4원칙 전통은 이제 너무도 광범위하게 받아들여져서 이에 대한 기발한 비판자 중 몇몇은 그것을 건전한 도덕적 근거지음 없이 자동적으로 적용하는 "만트라"(mantra)라고 불렀다.

4원칙 접근의 저자들은 로스의 조건부 의무들의 한계를 물론 잘 알고 있는데, 예컨대 그 한계로는 개별 사례에서 일련의 추상적 원칙을 실무에 적용하는 데 있어서의 어려움 혹은 원칙의 어떤 위계나 사전 편찬식 순서 지우기도 없이 조건부 원칙 간의 갈등이나 단일한 원칙 내에서 갈등을 줄이는 데 있어서의 어려움 등이 있다. 잘못된 것과 옳은 것 간의 최선의 균형을 맞추는 행

16) John Rawls, *A Theory of Justice*, Cambridge, MA: Harvard University Press, 1971, pp.302~303.

17) Norman Daniels, *Just Health Care*, New York/Cambridge: Cambridge University Press, 1985; Robert Veatch, *A Theory of Medical Ethics*, New York: Basic Books, 1981; Alasdair MacIntyre, *Whose Justice, Which Rationality?*, Notre Dame, IN: University of Notre Dame Press, 1988.

위를 취하는 로스의 다소 모호한 방식은 이런 문제들을 다시 묻게 한다. 우리는 여전히 그 균형의 적절함을 측정할 수 있는 어떤 원칙이 필요하게 되는 것이다.[18]

이런 단점들을 수용하기 위해서 비첨과 칠드레스는 조건부 원칙이나 의무의 '위반'을 정당화하기 위해 충족되어야만 하는 네 가지 요구 조건을 제안했다. 즉 ① 모색되는 도덕적 목적이 현실적이어야 한다. ② 도덕적으로 선호할 만한 어떤 대안이 가능하지 않다. ③ 가능한 최소한의 위반이 모색되어야 한다. ④ 행위자는 위반의 영향을 최소화하기 위해 행위해야 한다.[19] 저자들은 이런 식으로 원칙의 절대주의와 상황 윤리의 상대주의 사이의 길을 가기를 바란다. 그들의 가이드라인은 도움이 되긴 하지만 차례로 순서 매기지 않은 일련의 조건부 원칙이라면 내재한 한계를 뿌리 뽑지 못한다.

원칙주의와 덕 이론 대안에 대한 비판의 증가

원칙주의의 이런 제한들은 『의(醫)와 철학』(*The Journal of Medicine and Philosophy*)에서 언젠가 심각한 비판의 대상이 되었던 바 있다.[20] 해당 호에서, 브로디(Brody)는 4원칙이 그 자체로 이성적인 정당화가 필요하고 위대한 도덕적 전통 중의 하나에 더 엄격하게 근거 지을 필요가 있는 "중간 단계" 원칙이라 불렀다.[21] 클

18) K. Danner Clouser / Bernard Gert, "A Critique of Principlism", *Journal of Medicine and Philosophy* 15(2)(April 1990), pp.219~236.
19) Beauchamp / Childress, *Principles of Biomedical Ethics*, p.53.
20) *Journal of Medicine and Philosophy* 15(2)(April 1990).

로우저(Clouser)와 거트(Gert)는 그 원칙들을 함께 묶고 그들이 필요로 하는 개념적 근거를 제공할 단일화된 도덕 이론이 없음을 비판했다. 그런 이론이 가능하다면, 원칙들이 불필요해질 것이다.[22] 호옴즈(Holmes)는 이전에 매킨타이어와 마찬가지로 철학적 윤리 자체가 제한적인 가치만을 갖는다고 주장한다.[23] 그는 "도덕적 지혜"를 요구하는데, 이는 철학이 마련해 주는 것이 아니다. 구스타프슨(Gustafson)은 철학이 광의의 생명 의료윤리 과제들에 직면하는 데 불충분한 도구임을 주장한다. 그는 예언적이고, 서사적이며, 공공 정책적 요소를 담론에 포함시킬 것을 요구한다. 그가 느끼기에, 보건의료에서 주요한 윤리적 쟁점들을 해소하는 데 이런 것들이 원칙들보다 더 적합하다.[24]

4원칙에 대한 여타의 비판주의는 대체로 철학적 공동체의 외부로부터 온다. 원칙들은 너무 추상적이고 너무 합리주의적이며 도덕적 선택이 실제로 이루어지는 도덕적·심리적 환경으로부터 너무 동떨어져 있다고 언급된다. 즉 원칙들은 인간의 품성, 인생 이야기, 문화적 배경, 젠더 등을 무시한다는 것이다. 이런 비판에 따르면, 원칙들은 도덕적 결단에서 기술적 완벽함을 은연중에 시사한다. 그러나 도덕적 결단의 기술적 완벽함은 개별 도덕 행위

---

21) Baruch A. Brody, "Quality of Scholarship in Bioethics", *Journal of Medicine and Philosophy* 15(2)(April 1990), pp.161~178.

22) Clouser / Gert, "Critique of Principlism."

23) R.L. Holmes, "The Limited Relevance of Analytical Ethics to the Problems of Bioethics", *Journal of Medicine and Philosophy* 15(2)(April 1990), pp.143~160; Alasdair MacIntyre, "A Crisis in Moral Philosophy: Why Is the Search for Foundations So Frustrating?", *Knowing and Valuing*, H.T. Engelhardt / D. Callahan(eds.), Hastings-on-Hudson, NY: Hastings Center, 1980, pp.18~43.

24) J.M. Gustafson, "Moral Discourse About Medicine: A Variety of Forms", *Journal of Medicine and Philosophy* 15(2)(April 1990), pp.125~142.

자의 심리적 고유함이나 행위에 의해 좌절되기 마련이다.

많은 처방이 조건부 원칙을 대체하고 우선순위를 정하고 보완하고 보충하기 위해 제공된다. 예컨대 엥겔하트는 선행[25]에 앞서 자율성[26]을 우선순위의 맨 앞자리에 놓는다. 우리는 그 자리에 신뢰 안의 선행을 놓을 것을 선호하는 한편,[27] 다른 이들은 해악 금지나 정의를 선택한다. 원칙 기반 이론의 추가적 대안들은 덕에 기반을 둔 윤리, 돌봄, '경험', 결의론 혹은 의료 도덕의 신뢰할 만한 유일한 근거로서 신학적이며 성서적 원천으로의 복귀를 포함한다.

원칙 기반 의료윤리의 대안을 찾으려는 노력은 점차 커지고 있는데, 현재까지 급격하고 근본적인 대전환이 이루어졌음에도 완전하지는 못하다는 점을 분명하게 보여 준다. 이러한 이론들이 의료윤리의 미래에 어떻게 영향을 미칠지는 의문으로 남아 있다. 그러나 다음 세대에는 4원칙 접근에 맞춰 사고해 온 의사들이 제안된 대안들을 하나씩 정리해야만 한다는 것이 분명하다. 그 의사들은 원칙주의가 살아남을 수 있는지, 살아남아야 하는지, 그리고 대안 이론들이 어떤 형식으로 어느 정도까지 원칙주의를 보완하고 대체해야 하는지를 결정해야 한다.

---

25) H.T. Engelhardt, *The Foundations of Bioethics*, Oxford University Press, 1986.
26) H.T. Engelhardt / M.A. Rie, "Morality for the Medical-Industrial Complex — A Core of Ethics for the Mass Marketing of Health Care", *New England Journal of Medicine* 319(16)(October 1988), pp.1086~1089.
27) E.D. Pellegrino / D.C. Thomasma, *For the Patient's Good: The Restoration of Beneficence in Health Care*, New York: Oxford University Press, 1988.

대전환에 대한 전망

원칙은 살아남을 것인가

현재 형태로의 원칙주의가 다음 십 년간 아무런 상처 없이 살아남을 것 같지는 않다. 그러나 이 한계에도 불구하고 몇 가지 이유로 원칙들이 완전히 사라질 것이라고 믿지는 않는다.

첫째, 의무나 규칙과 같은 구체적인 행위 지침이 도출되고 정당화되는 기본적인 원천인 원칙은 어떠한 윤리적 체계에든 내재해 있다. 예컨대 히포크라테스 윤리는 덕에 기반을 두지만, 그것의 행위 지침은 규칙과 원칙이었다. 둘째, 원칙주의에 대한 어떠한 대안적 이론이든 동등하게 심각한 한계가 있다. 셋째, 우리가 실제 사례에 대안적 이론을 적용하려 할 때 원칙의 필연성과 유용성이 점차 명확해진다. 마지막으로 원칙이 본질적으로 다른 이론과 양립할 수 없는 것은 아니다. 도덕철학 자체만큼이나 오래된 진정한 문제는 보편적 원칙에서 어떻게 개별적인 도덕적 결정으로 갔다가 다시 돌아오는가다.

의료 전문직이 어떤 이론을 차용하든 그것을 해석하고 적용하는 것은 행위자이기 때문에, 확실히 행위자의 품성은 의료윤리에서 중요하다. 덕은 우리가 검토한 삼십 년의 시간 전까지 전통적인 의료윤리의 암묵적 이론이자 주도적인 이론이었다. 그러나 의료윤리의 기초로서 덕으로의 완전한 복귀를 촉구하는 것은 지나치게 단순한 대처가 될 것이다. 매킨타이어는 덕 이론이 요구하는 형이상학적 합의를 획득하는 것이 얼마나 불가능한 것인지 명석하게 보여 주었다.[28] 덕 윤리는 그 자체로 충분하고도 명확한 행위 지침을 제공하지 않는다. 그것은 너무 개인적이며, 덕이나 유덕한 사람에 대한 개별적 정의(定義)에 치우치기 쉽다.

덕 이론은 덕목의 정의를 가능하게 하는 옳음과 좋음에 관한 선행하는 어떤 이론, 그리고 인간 본성에 대한 선행하는 어떤 이론에 정박해 있어야 한다. 덕은 또한 그것의 실천을 지속하기 위해 가치 공동체를 요구한다. 어떤 미래 유형의 생명 의료윤리가 되었든, 통합된 의료윤리에서 덕과 품성이 포함될 것이다. 이러한 포함을 위해 의무, 규칙, 결과, 그리고 분별의 덕이 특별한 역할을 하는 도덕 심리와의 개념적 연결이 필요할 것이다.[29]

이 책에서 탐구된 덕 이론 외에도 의료 전문직에 매력적인 두 번째 대안은 분명 치유 관계의 최상의 목적인 돌봄의 윤리다.[30] 이런 관점의 지지자들은 윤리적 결정에 접근하는 방식에서 여성이 남성보다 더 돌보는 경향이 있다고 주장한다. 여성은 개인의 주장보다 관계에, 초연함보다는 애착에, 지배하기보다는 양육하는 데에 더 관심이 있을 것이라고 상정된다.

의료윤리에 대한 어떠한 포괄적인 이론에서든 돌봄에 대한 설명의 필요성을 부인하고자 하거나 부인할 사람은 거의 없을 것이다. 그러나 이 도덕적 추론 모델에 대해 경험적이며 철학적인 반대가 있다.[31] 예컨대 젠더 차이(gender differences)는 프로이트나

---

28) A. MacIntyre, *After Virtue*, 2d ed., Notre Dame, IN: University of Notre Dame Press, 1988.

29) A. MacIntyre, *Three Rival Versions of Moral Enquiry*, Notre Dame, IN: University of Notre Dame Press, 1990, p.139.

30) H. Nelson, "Against Caring", *Journal of Clinical Ethics* 3(1)(Spring 1992), pp.8~15; C. Gilligan, *In a Different Voice: Psychological Theory and Women's Development*, Cambridge, MA: Harvard University Press, 1983.

31) N. Noddings, *Caring, A Feminine Approach to Ethics and Moral Education*, Berkeley: University of California Press, 1984; S. Callahan, *In Good Conscience:*

콜버그(Kohlberg)가 말한 발달 심리보다는 사회 계층, 문화, 자기 이미지, 개인적 이상에 더 기반을 둔 것일 수도 있다.[32] 이런 젠더 차이와 의료윤리에 대한 그것의 기여는 확실히 미래의 어떠한 생명 의료윤리에서든 고려해야 하는 것이다. 그러나 '돌봄'에 대한 해석은 너무도 다양하고 광범위하기에 이것도 역시 구체적인 윤리적 의사 결정으로 신뢰할 만한 지침이 되기 위해서는 원칙 혹은 규칙에 어떤 바탕이 필요하다. 도덕 심리는 윤리적 원칙을 보조하는 역할을 할 뿐, 그것을 대체하지는 못한다.

세 번째의 대안은 결의론의 부활인데, 이는 구체적이고 개별적인 사례에 초점을 맞추기 때문에 특히 임상의들에게 호소력이 있다.[33] 결의론자는 원칙의 명백한 예가 되는 사례들, 즉 모두는 아닐지라도 대부분의 관찰자 사이에 높은 정도의 동의가 확실히 있을 그런 사례를 모색한다. 그런 다음 결의론자는 확실한 것에서 모호한 사례로 이동하며, 어떤 원칙하에서 범례와 유비에 따라 그것들의 순서를 정한다. 그러므로 결의론은 원칙들을 피하지도 않고 원칙들과 양립 불가한 것도 아니다. 그것의 천적은 원칙의 절대화다.

결의론자는 현대 사회의 도덕적 다원주의를 우회하려고 한다. 그러나 결의론은 특정 원칙들(예컨대, 십계명)에 대한 합의가 있었던 시대인 로마와 중세 시대 문화의 산물이다. 이것은 그런 합의

Reason and Emotion in Moral Decision-Making, San Francisco: Harper-Collins, 1991.

32) O. Flanagan, *Varieties of Moral Personality: Ethics and Psychological Realism*, Cambridge, MA: Harvard University Press, 1991.

33) A.R. Jonsen / S. Toulmin, *The Abuse of Casuistry: A History of Moral Reasoning*, Berkeley: University of California Press, 1988.

가 없는 때에는 어려움에 부딪히는데, 왜냐하면 한 사회의 도덕적 관점은 어떤 것이 딜레마나 범례적 사례로 간주되는지를 결정하기 때문이다. 가톨릭 윤리신학에서 쓰이는 대로, 결의론은 하느님에 대한 공통된 믿음, 인류의 운명, 이중 결과의 원리와 전체성의 원칙 및 개연론을 수용하는 맥락에서 작용한다.[34] 오늘날처럼 도덕적으로 이질적인 사회에서는 가톨릭에서조차 그런 합의는 존재하지 않는다. 결의론은 도덕적 이론이나 실천에 대한 신뢰할 만한 지침이 아니라 사례 분석의 한 방법으로 기능할 수 있다.

원칙주의에 대해 제안된 대안들은 의료윤리의 어떤 이론이든 분명히 풍성하게 할 수 있다. 어떤 이론도 원칙, 규칙, 의무 등에 동떨어져 있을 수 없는데, 이런 것이 없이는 주관주의와 상대주의의 쇠약함에 굴복할 것이다. 위대한 도덕적 전통을 원칙들과 규칙들에, 그리고 도덕 심리에 대한 새로운 강조에 연결시켜 줄 의료윤리에 대한 어떤 포괄적인 철학적 토대가 요구된다. 이것은 정중한 절충주의 이상의 것을 명백히 요청한다.

의류윤리의 새로운 토대를 고심하는 것은 현대 철학과 윤리의 위험한 상태, 그리고 두 분야에서의 허무주의와 회의주의의 강한 경향 때문에 엄청나게 복잡해질 것이다. 예컨대 철학에서 로티(Rorty)는 철학을 통한 진리 도달 가능성을 부인하며 실재에 대한 어떤 이론의 관련성도 부인한다.[35] 마찬가지로 데리다(Derrida)도 어떠한 진리가 있다는 것을 부인하면서, 그것이 어떤 의미를 가

34) K.M. Wildes, "The Priesthood of Bioethics and the Return of Casuistry", *Journal of Medicine and Philosophy* 18(1)(in press).
35) R. Rorty, *Philosophy and the Mirror of Nature*, Princeton, NJ: Princeton University Press, 1979.

지게 될지 몰라도 우리가 부여하는 낱말들과 외양만 있다고 말한다.[36] 윌리엄스(Williams)도 윤리와 도덕적 설명력에 대한 동일한 회의주의적 관점을 취한다.[37] 이런 저자들은 니체(Nietzsche)의 유산에 완전히 항복하여 철학, 신학, 윤리를 동시에 허물어 버린다.[38] 니체는 유일한 진리라는 생각이 환상에 불과하다고 보았다. 그에 따르면 우리가 논의할 수 있는 모든 것은 통약(通約) 불가능한 무수한 관점들로부터 바라본 다수의 진리이다.[39]

그런 급진적인 상대주의는 도덕성에 있어서 문화적 헤게모니가 세계적으로 급증하면서 강화되었다. 히포크라테스를 대신해 온 의료윤리는 이런 관점에서 서구의 산물이며 다양한 근거에서 다른 문화들과 양립 불가능한데, 자율성에 관해서는 특히 더 그렇다. 서구 문화가 다른 문화와 접촉할 때, 우리는 갈등과 합의의 지점에 대한 더 뚜렷한 정의(定義)를 기대할 수 있다.[40]

의료윤리에서는 어떤 다른 영역의 윤리에서보다도 원칙, 규칙, 덕목에 대한 더 나은 토대를 기대할 수 있다. 그런 기대는 질병과 치유의 경험이 갖는 보편성과 의가 지닌 당장의 목표와 궁극적인 목표에 기초한다. 4원칙 접근의 이점은, 우리가 초기 장들

---

36) G.B. Madison, “Coping with Nietzsche’s Legacy-Rorty, Derrida, Gadamer”, *Philosophy Today* 34(1)(Spring 1992), pp.3~19.

37) B. Williams, *Ethics and the Limits of Philosophy*, Cambridge, MA: Harvard University Press, 1985; B. Williams, *Moral Luck*, Cambridge, MA: Harvard University Press, 1981.

38) Madison, “Coping.”

39) MacIntyre, *Three Rival Versions*.

40) H.E. Frack / E.D. Pellegrino(eds.), *African-Americal Perspectives in Biomedical Ethics*, Washington DC: Georgetown University Press, 1992; E.D. Pellegrino / P. Mazzarella / P. Corsi(eds.), *Transcultural Dimensions in Medical Ethics*, Frederick, MD: University Publishing Group(in Press).

에서 주장한 대로, 만일 그것들이 의사-환자 관계라는 실재에 기반을 둔다면 보존될 수 있고, 심지어 차례로 순서를 매기는 것도 가능하다는 점이다.

의료윤리 모델

우리 입장이 어떠한 근본적이고 예비적인 질문과 도덕적 전제 위에 있는지와 상관없이, 이 책에서 우리는 의사-환자 관계와 그것의 기본적인 목표에 기초해 덕 기반 윤리와 원칙 기반 윤리에 관한 논쟁을 검토했다. 현재 고려 중인 많은 의료윤리 모델들이 있지만, 통합적인 의료윤리에 대한 우리의 논증은 두 가지의 일반적 유형으로 요약할 수 있다. 이 두 가지 유형은 조직화하는 윤리적 원칙으로서 환자의 자율성을 강조하는 유형과 선의를 강조하는 유형이다.

자율성에 기반한 모델

윤리학자와 법학자 가운데 오늘날 가장 인기 있는 모델은 환자의 자율성을 강조하는 모델이다. 이 모델은 전반적으로 전통적인 히포크라테스 모델의 온정적 간섭주의에 맞서는 것으로 생겨났다. 이 모델은 온건한 권위주의의 도덕적 결함, 특히 죽음과 죽어감에 관한 결정에서 도덕적 결함을 폭로하는 데 잘 작용했다. 이 모델은 죽음이 임박하거나 불가피하게 보일 때 가해지는 과도하게 열성적인 치료에 대한 공포, 자기 생명에 대한 통제 상실이라는 공포를 막기 위해 고군분투한다.

자율성 모델은 두 가지의 일반적 유형, 즉 소비자 모델과 협상 계약 모델로 나타난다. 소비자 모델에서는 의사가 대안에 대한 사실들을 제공하고 환자는 자신의 가치에 따라 각 대안을 평가한다. 의사는 단순히 기술적 보조인에 지나지 않는다. 의사의 가치나 혹은 환자의 가치에 대한 의사의 판단은 상관이 없다. 환자의 자율성이 중심적이며 주도적인 원칙이다. 환자의 의향이 죽음을 의도하는 데 있어서 결정적이며 그의 유효한 대리인의 의향도 그러하다.

계약 혹은 협상 모델에서, 의사와 환자는 그들의 상보적 상호 가치를 논의하고 건강과 관련된 가치, 그들의 도덕적 체계와 관련된 가치를 논의한다. 의사는 정보를 주는 사람, 해석하는 사람, 교육자로서 환자의 바람을 도출하고 조율하면서 다양한 정도로 행위한다. 의사와 환자는 한 가지 경로를 함께 모색하는 데 동의하고 자유롭게 서로 계약 관계로 들어간다는 점에서 자율적이다. 그들은 안락사나 의사 조력 자살에 의해 죽음을 앞당기기로 할 의도를 공유할 수도 있는데, 이런 의도는 그들 간에는 협상할 수 있으나 제삼자가 개입할 여지는 없다. 왜냐하면 환자와 의사는 그들이 선택하는 대로 서로 계약하는 데 있어 항상 자유롭기 때문이다.

자율성 모델은 대체로 수단적이고 거래적이며 절차적이다. 그들은 어떠한 외부적인 일련의 규범을 따를 필요가 없다. 계약 당사자들이 그들 고유의 '텍스트'를 창조하고 그들이 선택한 윤리적 의미를 그것에 부여한다. 그들은 근본적인 도덕적 물음과 상황을 완전히 우회하며 옳거나 그른 의도라는 생각을 무관한 것으로 만든다. 따라서 그들은 사실상 해체주의자이다.

자율성 모델을 받아들이는 것은, 도덕이 계약 원칙에 의해 규정되는 경우를 제외하고는 의의 공통 도덕이란 개념이 모두 죽었음을 받아들이는 것이다. 자율성 자체나 선행과 같은 원칙은 계약 당사자들에 의해 정의되는 정도로만, 그리고 정의되는 측면에서만 힘을 갖는 조건부 원칙들이 될 것이다.

자율성 모델의 위험은 심각하다. 그들은 도덕적 원자론과 도덕적 무질서의 경향이 있다. 그들은 실제로 자기 반박적인데, 왜냐하면 계약 당사자들이 지식과 권력에서 동등하지 않기 때문이다. 그들은 자율성의 이름으로 자율성을 전소시키고 마는데, 왜냐하면 예컨대 안락사에서 무엇이 견디지 못할 만한 고통인지, 무엇이 가치 있는 삶인지, 무엇이 행하기에 옳은 것인지에 대한 의사의 가치와 해석은 미묘한 방식으로 불가피하게 계약의 조건과 그 이행에 스며들게 될 것이기 때문이다. 질병 경험에 맞춰진, 환자 안녕의 우선성에 기초한 어떤 도덕적 구조(construct) 없이는, 의사의 의지와 의도가 대다수 사례에서 우세할 것이다.

도덕적으로 더 건전한 모델, 즉 의사와 환자 둘 모두의 자율성을 보호해 주면서 선행이라는 제약하에 둘 모두를 위치시킬 모델이 선호될 만하며, 그것이 임상적 상황의 실재에 더 적절한 대응책이다.

목적에 기반한 선행 모델

의사-환자 관계는 독특한 인간 경험, 즉 어느 두 사람도 동일하게 경험하지 않는 것인 질병 경험을 중심으로 한다. 이런 관계는 아픈 사람이 가치 있게 여기는 특정한 목적을 획득하도록 도울 수 있는 의사의 전문 지식과 기술을 모색할 때 시작된다. 이런 목적들은 세 가지다. 장기적인 목적은 건강이다. 단기적인 목적은 질병과 통증 및 장애의 치유, 억제, 개선, 혹은 예방이다. 이런 관계에 가장 근접하며 직접적인 목적은 개별 환자를 위해 그리고 개별 환자와 함께 내려지는, 기술적으로 올바르며 도덕적으로 좋은 치료 결정이다. 이런 세 가지 목적은 의료적 관계에 특별한 근본 원칙을 부여하는데, 말하자면 의사 그리고 환자의 행동이 갖는 도덕적 성질은 그런 행위가 의의 목적을 실현하는 것을 용이하게 하거나 파괴하는 정도를 통해서 규정될 수 있다.

그렇다면 이런 의미에서 우리가 공표한 의(醫)의 윤리는 목적론적인 윤리다. 목적론적 윤리라 할 때 우리가 말하는 것은 현대적 의미에서 결과주의적 윤리가 아니라 고전적 의미에서 목적론적인 것인데, 말하자면 윤리의 내용이 의 활동의 특수한 목적에 의해 규정되는 것이다. 이런 목표와 목적은 의에 독특한 특성을 부여하며 의를 다른 종류의 인간 활동으로부터 구별 짓는 바로 그런 활동에 내재되어 있다. 이런 목적들은 도덕적 특성을 규정하고, 이 책에서 우리가 구체적으로 논의한 덕목들의 융합체를 규정한다. 의사와 환자의 의도와 덕목이 도덕적으로 적절해지는 것은 바로 특정한 목적을 향하는 방향성이다. 예를 들자면 건강(health), 치유(cure), 특정 질병에 대한 돌봄(care)이라는 의의 세 가지 목적을 향한 방향성, 그리고 옳고 좋은 치유 결정을 향한 방향성 속에서 의사와 환자의 의도와 덕목이 도덕적으로 적절해진다고 할 수 있다.

이러한 구조는 도덕적 의도와 도덕적 선택과 도덕적 행위가 그 안에서 판단될 수 있는 틀을 구성한다. 이것은 인간적이고, 실존적이며, 개인적인 현상들이며, 의료윤리에 특정한 도덕적 풍토를 제공한다.

그래서 의의 내적 도덕성은 의료적 관계의 특수한 본성을 고려하는 것으로부터 발생하는 원칙, 의무, 책임, 품성으로 이루어진다. 그런데 이때 의료 관계는 의(醫)의 세 가지 목적, 의료적 관계의 세 가지 현상이라는 두 벌의 삼합(三合)으로 표현된다. 이런 삼합은 의에 특수한 목적을 공동으로 모색하는 의사와 환자 모두에게 부여된 의무들에 대한 개념적 기초를 제공한다.

그래서 선행과 해악 금지의 원칙은 의사가 반드시 환자의 최선의 이익, 말하자면 선이 일차적인 목표가 되도록 행동해야 한다는 것을 말하는 것이다. 어느 정도까지 자기 이익을 소거하고 환자의 선을 고양하는 것은 이런 원칙에 의해 규정된 책임이다. 환자에게 가해진 의도적인 위해는 모두 그 정의상 치유와 도움이라는 의의 목적을 무효화시킨다.

자율성의 원칙은 환자의 가치, 바람, 선호가 의료적 선택에서 결정적인 요인이 되게 할 것을 요구한다. 이 원칙은 환자의 의사결정 능력을 개입시키고 고양시키며 보호할 책임을 부과한다. 환자의 자율성을 침해하는 것은 실제로 그 자체로 해악인데, 왜냐하면 그것은 환자의 이성과 판단의 온전한 작용과 연관된 환자의 인간 됨에 대한 직접적인 공격이기 때문이다. 충분한 정보에 의한 동의는 확실히 환자의 자율성 존중의 가장 본질적인 조건이다.

정의는 의사가 환자에게 마땅히 주어야 하는 것을 제공하는 방식으로 행동할 것을 요구하므로, 의의 내적 도덕성에서 세 번째 원칙이다. 의사가 환자에게 마땅히 주어야 하는 것은 의의 목적의 적절한 성취, 그리고 의료 관계에서 의사와 환자를 묶는 독특한 실존적 상태에 대한 반응이다. 정의는 또한 환자의 요구를 적절하게 조율할 것을 요구한다. 특히 제삼자 지불자의 요구와 의사 자신의 요구에 견주어 환자의 자율성이 요구하는 것을 적절하게 균형 잡는 것이 필요하다.

유사한 방식으로 진실 말하기, 약속 지키기, 기밀 보호라는 보조적 원칙들이 의의 목적과 **'치유 관계'**의 특별한 현상에서 도출될 수 있다. 만일 우리 논증의 주요 노선이 정합적이라면, 보조적 원칙들도 당연히 따라올 것이다.

의의 내적 도덕성은 환자가 따라야 하는 원칙과 의무도 또한 규정한다. 의료적 관계는 여느 도덕적 관계와 마찬가지로 상호 책무적이지만, 이는 자주 망각된다. 그래서 환자는 기술적으로 올바르고 좋은 즉각적인 결정뿐만 아니라 우리가 기술한 의의 세 가지 목적, 즉 건강(health)·치유(cure)·돌봄(care)을 획득하기 위해 그 관계 안으로 들어간다.[41)]

그러므로 환자는 그런 목적들을 방해하는 것이 아니라 성취하게 해 주는 의무들을 완수하는 데 있어서 원칙에 따라 행동할 책무를 의사와 공유한다. 의료적 관계 안으로 들어가는 것은 몇 가지 방식으로 환자들에게 책무를 준다. 환자는 의사에게 필요한 데이터를 정직하게 제공하는 한편, 합의한 처방을 준수하고, 상충하는 권고나 주어진 권고에 대한 의문을 공개하고, 한 인간으로서 의사의 요구를 고려하며, 의사의 자율성과 도덕적 가치들을

41) Pellegrino / Thomasma, *For the Patient's Good*, pp.99~110.

존중해야 한다.

이와 유사한 방식으로, 좋은 의사와 환자의 덕목을 의료 관계라는 특별한 환경과 연관 지을 수 있다. 이런 관점에서 의사의 덕목은 의(醫)의 목적이 고양되거나 풍성해질 수 있는 방식으로 행동할 습성적 성향이다. 정직, 정의, 선의, 겸손, 용기는 좋은 환자의 덕목인 동시에 또한 좋은 의사의 덕목이다. 왜냐하면 이런 덕목은 의의 목적과 관련해서 양 당사자들이 잘 행동하도록 해줄 성향이기 때문이다.

결 론

만일 의료윤리에서 현재 논쟁을 통해 다음 세기(世紀) 의사의 품성과 덕목들을 형성하려면, 규칙, 원칙, 공공 정책의 측면으로 압축된 이러한 도덕적 분석은 의의 목표, 임상적 만남의 목적, 그리고 다가올 수십 년 동안 우리가 개별 의사와 환자에게 기대할 수 있는 덕목들에까지 주의를 기울여서 반드시 확장되어야 한다.

현대 포스트모던 철학의 상태가 아무리 위태롭다고 해도 의사나 환자와 같은 평범한 사람들은 "내가 해야 할 올바르고 좋은 일은 무엇인가? 환자에게 무엇이 진정한 선이며 어떤 종류의 행위가 그 선을 성취하게 할 것인가?" 하고 물을 것이다.[42] 실제적인 윤리적 결정을 내리는 어느 사람도, 심지어 전문적 회의론자

42) A. MacIntyre, "Plain Person and Moral Philosophy: Rules, Virtues, and Goods", *American Catholic Philosophical Quarterly* 46(1)(Winter 1992), pp.1~19.

나 허무주의자인 철학자조차도 이런 질문들을 피할 수 없다. "참호에는 무신론자가 없다"라는 말이 있듯이, 어느 환자도 자신의 건강이나 안녕이 걸려 있을 때 진정으로 허무주의자나 완전한 회의주의자가 될 수는 없다.

지난 삼십 년 동안, 의료윤리의 철학적 토대는 심대한 '대전환'(Metamorphosis)을 겪었다. 철학과 윤리학 그 자체가 침식되어 가고 있는 지금, 이 대전환이 다음 세대에 우리를 어디로 이끌지 우려스럽기만 하다. 만일 의사와 그 외 다른 보건 종사자들이 자신들의 전문직 윤리를 재구축하고자 한다면, 무엇보다 현대 도덕철학의 변화들에 익숙해져야 한다. 그들은 현대 철학의 허무주의와 회의주의를 놓고 '현실 검증'의 단계를 밟을 필요가 있다. 의료윤리는 역사가 매우 오래되었고 너무나 본질적인 실재이므로 철학적 유행의 우연적 흐름에 완전히 맡겨 둘 수 없다.

의(醫)의 덕 윤리에서 비롯된 쟁점에 관한 우리의 탐구는 이런 엄청난 도전 상황에서 첫걸음일 뿐이다.

옮긴이의 글

의료윤리라는 분야는 의(醫)라는 활동이 존재하는 모든 순간에 있었다고 할 수 있다. 그러나 별도의 학문 분야로서 발전하게 된, 현대적 의미의 생명 의료윤리(Biomedical Ethics), 생명윤리(Bioethics)는 1960년대 말에야 시작하였다. 이 책의 저자 중 한 사람인 에드먼드 펠리그리노(Edmund Pellegrino)를 이 시기를 이끈 선구자 중 한 사람으로 꼽는 데에는 이견이 없을 것이다. 그리고 그와 함께 의사-철학자 간 조합의 가장 이상적인 모습을 보여 준 데이비드 토마스마(David Thomasa)의 기여가 없었더라면 이 분야의 필수적인 성취는 불가능했거나 미뤄졌을 것이다. 펠리그리노와 토마스마는 이 책, 『무엇이 좋은 의사를 만드는가』(원제: *The Virtues in Medical Pracitce*, 의(醫)의 실무에서 덕에 대하여) 이외에도 여러 편의 논문과 책을 함께 썼으며 그 영향력은 두 저자가 깊은 신앙을 가지고 있던 가톨릭 밖으로도 널리 퍼졌다.

이들의 여러 편의 저작 가운데, 가장 중심적인 주장을 담고 있으며 종교에 무관하게 의(醫)에 종사하는 이와 의(醫)로부터 치유를 바라는 모든 이에게 호소력을 갖는 문헌은 바로 이 책, 『무엇이 좋은 의사를 만드는가』라고 할 수 있다. 이 책에서 저자들은 현대적 의미의 생명 의료윤리에서 충분한 주목을 받지 못했던 덕과 덕 기반 윤리를 아픈 이를 치유하는 활동의 본질과 목적에 단단히 결합된 형태로 제시한다. 저자들은 역사에 기반한, 철학적 논변을 제시하는 한편 동시대의 학술적 지형을 세심하게 고려한다. 4원칙 접근으로 일컬어지는 비첨(Tom Beauchamp)과 칠드레스(James Childress)의 이론적 체계, 그리고 원칙-기반 윤리가 현대 생명 의료윤리에 미친 상당한 영향 속에서 저자들은 '덕-기반 윤리'가 '원칙-기반 윤리'와 맺는 관계를 상세하게 기술하며 생명 의료윤리 담론을 통합적으로 만들기 위해 애쓴다. 한편, 저자들은 의학 교육의 현실도 고려한다. 특히 제14장, 의(醫)에서 덕을 가르칠 수 있는가는 폭증하는 의과학 지식을 전달하는 데에 시간을 할애해야 한다는, 이미 성인인 학생의 인격에 개입하는 것은 불가능하다는 동료들을 설득하는 논변이었음을 짐작할 수 있다.

이 번역서의 출간을 앞둔 2024년, 우리 의료와 의학 교육은 의정(醫政) 갈등으로 엄청난 어려움을 겪고 있다. 그리고 그 과정에서 환자와 의사 모두가 각자가 처한 상황에 분개하며 깊은 상처를 입었다. 우리는 우리 동료들인 의과대학 교원들이 신뢰에의 충실성을 지키기 위해, 그러면서도 당면한 위기에 합리적으로 대응하기 위해 고군분투하였음을 증언할 수 있다. 그러나 그 같은 노력에도 불구하고 이 사태가 결과적으로 환자-의사 관계와 그 안의 신뢰에 비극적인 영향을 미치게 될 것임을 가슴 아프게 인지한다. 게다가 이 사태는 그동안 우리 동료들이 어렵게 부여잡고 있던 환자-의사 관계를 무너뜨림으로써, 의(醫)를 재정적 이득과 같은 외재적 선의 도구로 바라보는 그간의 사회 움직임을 가속화할 수 있기에 더욱이 우려스럽다.

우리 사회에서 이른바 "의대 블랙홀", 즉 수많은 이들이 의과대학 진학을 희망하며 자원을 쏟아붓는 현상이 지속된 지도 수년이 흘렀다. 그리고 이에 대한 사회의 냉소와 우려도 심화되고 있다. 그럼에도 불구하고 의사가 되기를 열망하는 이들 중 적어도 일부에게는, 혹은 이들의 마음속 한켠에는, 펠리그리노가 그러하였던 것처럼 의(醫)를 "특별한 도덕적 기획"이라고 바라보는 믿음이 존재함을 안다. 이는 의과대학 교원이라는 특권을 통해 우리가 학생들을 관찰하며 알게 된 바이다. 마찬가지로, 우리의 여러 동료가 여전히 이 믿음을 가지고 자신의 삶 속에서 고군분투하고 있음도 알고 있다. 의(醫)가 도덕적 공동체임을 믿는 이러한 (예비) 의료 전문직들에게 이 책이 언어를 되돌려 줄 수 있기를, 그간 냉소주의가 휩쓸어 가버린 내면의 성취에 관한 언어를 되돌려 주는 데에 도움이 되기를 소망한다.

저자들도 그렇게 말하였듯, "돌봄의 관계"와 "타인을 돌보겠다는 신념에 함축되어 있는 공적인 신뢰"로부터 나온 이 여덟 가지 덕목이 의(醫)의 실천을 모두 포괄하지는 않을 것이다. 많은 제자와 동료를 감화시킨 인격에도 불구하고, 저자들은 그들의 시대와 환경, 신념 체계가 허락한 빛으로 의(醫)를 비추었을 것이다. 1920년과 1939년에 태어난 두 독실한 가톨릭 신자 백인 남성이 명료하게 호명한 덕목 이외에도 다른 목소리로 불러야 할 덕목이 있을 것이다. 또한 같은 덕목도 다른 균형점과 연결 고리, 맥락, 설명으로 발전 가능할 것으로 생각한다.

이 번역서의 초안은 두 옮긴이가 가톨릭대학교 의과대학 인문사회의학과에서 함께 근무할 때 작성하였다. 연속된 회의와 교육 사이에 두 사람이 연구실에 함께 앉아 서로의 번역을 검토할 수 있었던 시간은 우리 일의 본질을 되새길 수 있게 하였다. 작업을 늘 응원하여 주신 가톨릭대학교 의과대학 인문사회의학과 김평만 신부님과 동료 교수님들, 직원 선생님들, 그리고 번역을 처음으로 제안하여 주신 이화여자대학교 권복규 교수님께 사의를 표한다.

옮긴이 중 한 사람이 경력 초기에 여러 기관을 옮겨 다니느라 출간이 미뤄졌으나, 한편으로는 그 덕에 이화여자대학교와 동아대학교의 동료들과 학생들에게 검토를 받을 기회를 얻기도 하였다. 특히 김성은 교수님, 천상명 교수님, 김도경 교수님, 김아리 학생은 치명적인 번역 오류도 지적하여 주었다. 그러나 여전한 오류와 번역 투의 문장은 오롯이 옮긴이들의 책임이다.

마지막으로 좋은 책의 취지에 공감하여 출간의 기회를 제공해 주고 여러 차례의 편집과 교열 과정을 거쳐 준 가톨릭대학교출판부에 깊이 감사드린다.

옮긴이 김수정, 김정아